ペリオドンタルメディスンに基づいた

抗菌療法の臨床

編　集

三辺　正人　　吉野　敏明　　田中　真喜

執　筆
（執筆順）

三辺　正人　　吉野　敏明　　田中　真喜
中川　種昭　　吉野　宏幸　　吉江　弘正
両角　俊哉　　河野　寛二　　松井　定江
田島　祥子　　新田　　浩　　東　　克章
巻島 由香里

医学情報社

◆執筆者一覧◆

（執筆順）

三辺　正人	神奈川歯科大学大学院教授　歯学研究科　口腔科学講座　歯周病学分野
吉野　敏明	吉野歯科診療所　歯周病インプラントセンター（横浜市）
田中　真喜	吉野歯科診療所　歯周病インプラントセンター（横浜市）
中川　種昭	慶應義塾大学医学部教授　歯科・口腔外科学
吉野　宏幸	吉野歯科医院（川口市）
吉江　弘正	新潟大学大学院教授　医歯学総合研究科　歯周診断・再建学分野
両角　俊哉	新潟大学助教　医歯学総合病院　予防・保存系歯科　歯周病科
河野　寛二	こうの歯科医院（奈良県斑鳩町）
松井　定江	松井・中村歯科医院（姫路市）
田島　祥子	吉野歯科診療所　歯周病インプラントセンター・DH（横浜市）
新田　　浩	東京医科歯科大学大学院准教授　歯科医療行動科学分野
東　　克章	東歯科医院（熊本市）
巻島由香里	吉野歯科診療所　歯周病インプラントセンター・DH（横浜市）

序

歯周治療に薬物は必要である．たとえば，歯周治療開始時によく見られる歯周炎の急性症状である歯周膿瘍に対する緊急処置としての消炎鎮痛剤と抗菌薬の投薬や，分岐部病変や歯内歯周病変などに対する対症療法として，初期治療から再評価検査までの間に薬物を投薬あるいは貼薬すること，また歯周外科治療後の感染防止のために抗生物質を投与するのは当然であるし，超高齢社会によって増加している生活習慣病としての糖尿病や循環器系疾患，特に人工弁などを装着している患者に対しては，外科処置に先んじて前投薬することなど，多岐にわたる．またペリオクリン®などの局所療法薬は，再評価検査後に投与するのみならず，それ以前にも急性症状に対する応急処置として貼薬することが，保険治療で認められている．このように，我が国の歯周治療において，薬物療法なしでこれを行うことは考えられない．

しかしながら，我が国において米国歯周病学会のポジションペーパーで示されるような，感染症としての歯周炎に対する長期投薬であるいわゆる抗菌療法は，保険治療としては認められていない．またニューキノロン系などの新しい合成抗菌薬などは歯科の保険に適応されていないものがかなり多く，1970年代から欧米では使用され，かなりエビデンスレベルの高い抗生物質であるメトロニダゾールですら，歯科適応としては承認されていない．保険治療制度，薬事の承認など，海外ではエビデンスが確立しているものであっても，保険治療としては適応できない薬物，あるいは投与方法もかなり多い．

一方，自由診療としては，我が国では歯周病に対する抗菌療法が普及し過ぎている感は否めない．内服の抗生物質や抗真菌剤の併用のみならず，各種含嗽薬においては雨後の竹の子のように新しいものが出ては消えを繰り返している．それは歯周治療において，SRP（Scaling root planing）などの技術的熟練が必要なメカニカルな治療に依存せず，より簡便な感染治療を行いたい，ということなのであろう．しかし，培養やPCR法などによって菌種とその比率が同定されうる検査法が行われ，その結果，抗菌薬の投与が他の治療法と比較して有効であると診断されたのであれば問題ないが，単に顕微鏡で観察したから，あるいは「楽だから」「歯周病がよくわからないから」「そう聞いたので」などという理由で薬物を安易に投与することは，社会正義に反する．なぜならば，そもそも薬物には生命に重篤な副作用を起こす可能性があるのみならず，安易な投薬は耐性菌を発生させるからである．それでは，なぜこのようなことが起こってしまっているのであろうか？

その理由として，歯周治療に対する抗菌療法が，歯科大学教育レベルでは十分に教育されているとはいえないことが挙げられる．それは歯科学そのもの（補綴，保存，口腔外科，矯正など）は全て，内科的治療ではなく外科治療に分類される学問だからであり，加えて前述の通り，医療制度そのものも，歯科の内科的視点での診断と治療が十分に整っているといえる状況ではないからである．それにも関わらず，抗菌療法がなお注目され続けているのは，現実問題として歯周病患者が増加していること，そして超高齢社会によって全身疾患を伴う歯周疾患患者なども増加していること，またこれらの状況において，十分な歯周治療がなされないままインプラント治療が行われ，インプラント周囲炎が増加していること，そして，少なからず存在する侵襲性歯周炎や重度広汎型の慢性歯周炎に対しては，薬物療法の併用が効果的であるからであろう．

歯周治療に，外科処置は必須である．広義においては，SRPなどの歯根面のデブライドメント，歯内歯周病変などに対する抜髄なども外科的手技であり，内科的投薬によって歯石が剥がれ落ちたり，失活歯が復活したりすることはないからである．当然，メインテナンスに移行するために必要な歯周環境の整備としての角化歯肉獲得術，根面被覆術，骨の平坦化や口腔前庭拡張術はもちろんのこと，また再生療法によって保存不可能であった歯を保存することも可能であるし，インプラント治療によって咬合支持域を増やし，残存歯の負担を減らすことも可能である．では，歯周治療における内科的治療のポジションはどのようなものであろうか？

それは，本書のコンセプトそのものである「内科治療である抗菌療法を医学的に正しく理解し，全身疾患も視野に入れ，医療事故を回避した効果的な薬物療法の基本を日本の歯科医療界に拡めること」である．そのためにもペリオドンタルメディスンへの学術的理解も必要であり，本書のタイトルも『ペリオドンタルメディスンに基づいた抗菌療法の臨床』とし，概念ではなく，あくまで実践的な臨床のガイドブックとして，製作・編集したつもりである．

本書を通じ，歯科医学が医学と医療道徳の発展に寄与することを，願って止まない．

2014年4月

編　者

目　次

Ⅳ章　ペリオドンタルメディスンに基づいた抗菌療法の実践

プロローグ

―本書を製作するにいたる社会的背景と，コンセプトについて―

抗菌療法や薬物療法によって歯周病を治療しようという試みは，Alexander Flemingが1928年にペニシリンを発見した20数年後の1950年代には，すでに文献として表れている．その後，抗生物質は研究と開発が進み，細菌以外のウイルスや真菌などによる感染症に対する抗生物質が次々と開発され，また天然物を化学的に修飾して改良したり，近年では化学合成で生産されたりするもの（合成抗菌薬）などができた．

歯周治療に対しては，1970年代からテトラサイクリンやメトロニダゾールを中心としての研究と応用が世界的に盛んであったものの，細菌の検索と同定には主に培養であったために，実際の歯周治療の臨床，特に我が国においてはあまり拡がりを見せなかった．1990年代に入り，サンスター株式会社からペリオチェック®が発売され，酵素法ではあるものの，細菌検査に基づく抗菌療法の黎明期が始まった．またこの頃より，糖尿病などの生活習慣病患者の増大とともに，我が国でも歯周病と全身疾患の関連の重要性が臨床家にも叫ばれ，商業誌や学会などでもしばしば取り上げられるようになった．

このような背景により，歯周病患者における全身との関わり（ペリオドンタルメディスン）と，抗菌療法が普及する素地は我が国において，2000年代初頭にできあがったと思われる．その後，間を置かずして株式会社BMLより，リアルタイムPCR法による細菌検査が商業的に開始され，我々臨床家も簡便・迅速かつ，きわめて正確に細菌検査ができるようになった．リアルタイムPCR法の普及により，歯周病と全身疾患との関わりを数値化して示すことが可能になり，数々の研究が発表された．そして，いくつかの他社の同検査法の発売と普及もあって，現在我が国は，世界でも最も細菌検査の普及した恵まれた歯科事情であると思われる．

一方，諸外国から批判されるように，抗生物質の安易な処方や濫用による耐性菌の問題が，我が国にはある．歯科医療だけが悪者ではないものの，確かに歯周炎の急性症状の回避には抗生物質が有効である反面，その後，適切な原因除去療法が行われずに腫れたら投薬の繰り返し，また他科との連携が取られず科を跨いで抗生物質が投与されるなど，医療制度的要因も存在している．そのため，抗生物質で歯周炎の症状を抑える，いわゆる歯周内科的治療が蔓延しやすいのも我が国の悪い特徴である．

薬物療法には必ず副作用との戦いがあり，またその副作用が健康や生命に危害を加える可能性を含む治療法であるため，薬物に対する正しい理解と，問題が起きたときの対処法を熟知しておく必要がある．残念ながら我々歯科医師は，薬物療法に対する系統的な学問としての大学教育を十分には受けていない．それは歯科が基本的に外科系で，耳鼻咽喉科，皮膚科，眼科などと同じく解剖学的治療部位の学問であり，内科のように循環器内科，神経内科，内分泌内科，血液内科などの臓器ごとの分類がされ，治療は検査に基づいて診断し，投薬や指導などが原則である学問と大きく異なるからである．しかるに，我々が受けた教育の主体は，補綴や保存，そして口腔外科など罹患部位を除去あるいは切除して補う治療であり，また矯正や小児歯科などであっても，薬物療法で行う治療ではなかった．

本書は内科治療である抗菌療法を医学的に正しく理解し，医療事故を回避する効果的な薬物療法の基本を我が国の歯科医療界に拡めることを主旨としている．同時に，上述のごとく歯科治療における薬物療法の適応症は全身疾患に関連することが多く，ペリオドンタルメディスンへの学術的理解も必要であり，かつ臨床実践の方法論も重要である．これまで，概念的にペリオドンタルメディスンを示した教科書は多かったが，臨床実践となるとエビデンスに乏しい分野であるため示されることが少なく，本書でもケースシリーズを主体としている．

加えて，本書では外科治療の概念を主体としている歯科治療の概念を変えるのでは決してなく，新たに歯周治療に内科治療の概念を付加することによって，幅広い患者に対する歯周治療の適応を安全に行うことを目的としている．

吉野 敏明

Ⅰ章 抗菌療法とは

吉野歯科診療所　歯周病インプラントセンター　吉野 敏明

はじめに》

抗菌療法に対しては，期待と誤解がある．まずは歯周炎がどのような病態の疾患であるか，そしてどのような治療が歯周炎治療の原則であるのかを，再考する必要がある．

歯周治療は，プラークの機械的除去と感染物の除去である歯根面のデブライドメントが原則中の原則であり，抗菌薬の投与のみで歯周炎を治療することは不可能である．その理由は，一般の軟組織（内胚葉，中胚葉由来の組織）であれば，体腔内脈管系を経由して抗生物質などの薬物によって標的の臓器を殺菌することが可能である一方，硬組織においては，齲蝕が典型であるが，外胚葉由来であるエナメル質や，中胚葉由来でも象牙質など象牙細管のような細い脈管しか有さない組織は，機械的に感染部位を除去するという形での感染治療しかできないからである．

では歯周炎とはどのような病態なのであろうか．歯周炎を惹起する細菌は，薬剤に抵抗性を示す「バイオフィルム」という形態で存在し[1]，またこれら細菌の代謝物や死菌の一部が歯肉溝滲出液や血液とともに石灰化した歯石が，象牙質や同じく硬組織で脈管系に乏しいセメント質に付着し，ときとして剥離したセメント質内や象牙細管内まで波及して強固に付着している[2]．加えてセメント質，象牙質などの硬組織にグラム陰性細菌の内毒素であるLPS（Lipopolysaccharide，リポ多糖）などを含む有害な物質が付着，あるいは剥離したセメント質や象牙細管内に入り込んでしまう．しかも，歯肉縁下歯石は32～78%が無機質であるため[3]，これらには薬剤が浸透しにくいことから，齲蝕のように全てを除去するというほどではないにせよ，病理学的には歯石の除去と原因となる細菌の除菌，あるいはプラークコントロール（菌数の抑制，常在菌の保持と，外因性感染となる細菌の除菌）が主たる治療であることがわかる．

つまり，仮に抗生物質の大量長期投与を行って歯周病原細菌を完全に除菌したとしても，起炎物質であるサイトカインなどを誘発するLPSなどの毒素が歯石あるいはセメント質や象牙質中に包埋されていれば，炎症は消退しないのである．つまり，プラークコントロールに引き続いて行う歯根面のデブライドメント（SRP；Scaling root planing）までの治療，すなわち歯周基本治療がその名のごとく，歯周炎の基本の治療なのである．

しかしながら，前述のように抗生物質などの抗菌薬は辺縁歯肉や歯根膜，あるいは歯髄や歯槽骨などには脈管系を通じて効果的に移行できる．特に，局所が歯周膿瘍のような急性症状の病態を呈していれば，血管の透過性が亢進している状態であるため抗生物質が軟組織に移行しやすく，臨床的にも経験的にも，我々歯科医師はペニシリン系やセフェム系などの広域スペクトルの殺菌的抗生物質を投与し，同部の寛解を得ることができるのである．ここの前者での治療を“外科的”，後者での治療を“内科的”と考えれば理解を得やすいであろう．

AAP（American academy of Periodontology，米国歯周病学会）の分類，または日本歯周病学会の分類における通常の慢性歯周炎[4]であれば，上記のコンセプトで十分治療可能である．問題となるのは，この治療では歯周炎を100％網羅できない症例である．それはどのような症例かといえば，免疫系が強く影響する軟組織および歯槽骨に問題が起き，その原因が宿主の免疫と感染源である細菌に問題が生じている場合である．つまり，これらの病態を呈す症例が抗菌療法の適応となるのである．すなわち，ある特定の病原性の強い歯周病原細菌に強く感染している場合であり，①全身あるいは局所の非特異的免疫が低下，もしくは異常を呈している場合，②これら歯周病原細菌に対する特異的免疫が低下している場合，③これらの組み合わせ，となる．その原因は，①の多くは糖尿病などの全身疾患や，抗癌剤や放射線治療などによる影響，②の多くが侵襲性歯周炎[4]であり，これら①～③に内科治療として抗菌療法が選択されるのである．

1 外科治療と内科治療のコンセプトの違い

歯周基本治療には内科と外科の概念があることは先述したが，そもそも内科と外科は治療に対するコンセプトが異なるということが，我々歯科医師および歯科衛生士をはじめとするコデンタルスタッフにはよく伝わっていないのが，日本の歯科治療の現状である．たとえば抗菌薬の選択に際して，我々歯科医師の多くは「○○菌が検出されたら，ある特定の抗菌薬を投与する」という基準があると曲解している．もちろん，これに準じた歯科医学的ガイドラインは存在する[5]．しかしそのガイドライン以前に，2つの点で我々一般臨床家には誤解があるので，まずこの点を氷解したい．

第一の誤解は，上述のようにある細菌が検出されたら，その細菌に対して特定の抗生物質を使用するという考え方自体が外科治療の延長線上にあり，内科的な思考の治療ではないということである．歯科治療は分類上，外科治療に属し，教育も外科的な発想と思考のもとに行われている．保存できない歯を抜歯する行為，齲蝕を除去する行為，歯石を除去する行為，痛みで抜髄する行為，など全て症状の原因を感染罹患組織あるいは臓器の一部を切除，または除去する思考で日常診療を行っている．外科は解剖学的部位で分類されるので，脳外科，整形外科，耳鼻科，皮膚科，眼科，そして歯科などとされ，感染源や腫瘍などは全て取り除くことが原則である．矯正治療や小児歯科の発育誘導でさえ，基本は成長と発育の異常をセファロ分析などで診断して治療するが，なぜそのような生活習慣になったのか，その生活習慣になった思考や行動，そしてそれに影響する親の教育コンセプトなどに対して，精神科的診断，内科的診断と治療，およびカウンセリングを行うことは少ない．

一方，内科は臓器ごとの分類が原則であり，神経内科，循環器内科，血液内科，そして腫瘍内科などに分類される．内科治療が不可能な場合は，内科医の紹介にて外科治療が行われる（癌の治療などが典型）．

第二の誤解は，歯科医師と患者の双方が，日本の保険医療制度のもとでは歯周治療に対する抗菌療法は十分に行えないということを知らないことである．日本の保険医療制度では，歯科治療に対する薬物療法として，急性症状の回避のための一次投薬，および外科処置後の感染予防のための投薬しか認められておらず，一部LDDS（Local drug delivery system，薬物局所配送療法，ペリオクリン®，ペリオフィール®など）のように，局所応用薬のみが抗菌療法として認められている．たとえエビデンスレベルが高いとしても，AAPのPosition paper（図1）[6]に書かれているような，3週間や4週間といった抗菌薬の投与は保険医療制度では認められていないのである．

つまり，歯周炎に対する抗菌療法は自由診療で行う治療であり，保険請求はできない．保険で抗菌療法ができると誤解しているのは主に患者であるが，保険医療制度で認められた治療がエビデンスレベルが高いとは限らないことも，社会には周知されていない．この点を十分に患者にカウンセリングして同意を得なければ，薬を飲む，あるいは注入や注射をするという行為は，ときとして健康に甚大な被害を及ぼすことがあるため（最悪は死亡することもある），十分に理解してから治療にあたっていただきたい．

抗菌薬	成人量
メトロニダゾール	500mg/分　3/8日
クリンダマイシン	300mg/分　3/8日
ドキシサイクリン/ミノサイクリン	100〜200mg/分　4/21日
シプロフロキサシン	500mg/分　2/8日
アジスロマイシン	500mg/分　1/4〜7日
メトロニダゾール＋アモキシシリン	250mg/分　3/8日；両薬とも
メトロニダゾール＋シプロフロキサシン	500mg/分　2/8日；両薬とも

図１　AAPのPosition paperによる，抗菌薬投与のレシピの一部．最長で21日の投与期間がある

2 抗菌療法の症例選択の基準

そもそも抗菌療法ありきの歯周治療ではないので，いかなる状況で抗菌療法を選択するかの診断を，まず行われなければならない．

抗菌療法を選択する基準としては，

1．特異的歯周病原細菌の感染があり，これが重度歯周炎を惹起している重度広汎型慢性歯周炎，侵襲性歯周炎，重度インプラント周囲炎など
2．特異的歯周病原細菌の感染があり，未発症あるいは軽度であり，発症前診断と発症前治療が必要と考えられる場合．家族に侵襲性歯周炎患者が存在する場合の家族内感染の抑止など（現在では*Helicobactor Pylori*；ピロリ菌の除菌のための抗菌療法がこれにあたる）
3．再生療法やインプラント治療のための骨再建外科など，無の空間に組織再生を意図する場合．リスクコントロールとして特異的歯周病原細菌を，基準値の高い/低いに関わらず，排除する必要があると判断した場合
4．糖尿病などの全身疾患によって宿主の免疫機能が低下し，抗菌薬による歯周病感染のリスクコントロールが必要と判断した場合
5．血清抗体価検査の結果，ある特定の歯周病原細菌に対する抗体の産生が不十分であり，それによって歯周炎が悪化していると判断した場合
6．免疫抑制剤，抗癌剤，放射線治療によって，あるいはAIDSなどで後天的に免疫不全になり，弱毒菌であっても歯周治療のリスクとなり，抗菌薬によって歯周治療のリスクを下げる必要がある場合
7．その他，免疫低下（白血病など）で，歯周炎が生命に危険を伴う全身疾患を惹起する可能性がある場合

となる．すなわち日常臨床において，抗菌療法が必須となることはさほど多くはないと考えられる．

種々の疫学調査とそのシステマティックレビューから，通常の基本治療で反応しない群，あるいはメインテナンス中に予後不良の経過を辿る群は，概ね10％程度の値を示すことが多く[7)]，抗菌療法が必要となる対象者は，これらのデータに発症前治療が必要となる者を加えたとしても，多くとも20％程度ではなかろうか．つまり，きちんとした歯周基本治療が行われれば，抗菌療法が不要な群は8割程度ということを認識されたい．闇雲に歯科医療者の判断で「歯周治療が楽になるから」「歯周炎がよくわからないから，とりあえず抗菌薬を使用して…」などということは，医学的にも倫理的にもあってはならない．しかしながら，加齢や全身疾患まで鑑みれば，2割程度は抗菌療法が奏功する可能性がある症例も存在するという事実もまた，重要である．

3 細菌検査と免疫検査

一般に，全ての感染治療では感染源の特定なくして抗菌療法はあり得ない．たとえばピロリ菌では，尿素の入ったカプセルの服用前と服用10数分後に呼気を採取して，そこに含まれる二酸化炭素の量を調べる呼気検査，および血液を採取し，そこにピロリ菌に対抗する血清抗体が含まれているかを調べる血液検査がある．これらによってピロリ菌の存在が確定された場合，PPI(Proton pump inhibitor，胃酸分泌抑制薬)，アモキシシリンおよびクラリスロマイシンの抗生物質を併せて1週間服用するという抗菌療法が行われる．つまり生命に関わる重篤な急性感染症を除き，慢性の感染症では予想や勘で抗菌療法を行うことはあり得ない．これを歯周治療に当てはめれば，①細菌検査によって感染源を特定し，その感染の度合いを調べ，②免疫検査によって，生体がどの程度，感染源と戦う能力を有しているかを調べ，そのうえで抗菌薬の選択というステップに進むのである．

歯周病の細菌検査において，現在の我が国は大変恵まれた環境下にあり，遺伝子の増幅を図るPCR（Polymerase chain reaction，ポリメラーゼ連鎖反応）系の検査や酵素を用いた検査などがいくつもあり，歯周病の重症度および感度と特異度によって，検査を選択することが可能である．すなわち，抗菌療法を念頭に置いた歯周治療を行う場合は，少なくとも細菌検査を行うことが現在では必須であり，できれば免疫検査も廉価で行えるので同時に行うことが推奨されるであろう．

次に，細菌検査結果および免疫検査結果から，現在の特異的歯周病原細菌の感染の種類と程度，生体の免疫応答を診断する．**表1**に現在考えうる特異的歯周病原細菌の感染の基準を示す．もちろん，これに先立って行われるプロービング値，BOP，動揺度などの歯周組織検査およびX線写真検査などは必須である．これらを包括的に診断し，抗菌療法の必要の有無を決定する．

表1　細菌検査による歯周病のリスク判定基準（OMTL：Oral Microbial Testing Laboratoryのデータより筆者らが改変）

	菌　数	対総菌数比率
A.a.	$<10^2$	＜0.01%
P.g.	$<10^3$	＜0.50%
T.f.		＜1.00%
T.d.		＜0.50%
Red Complex（*P.g.*＋*T.f.*＋*T.d.*）	$<10^4$	＜1.00%
P.i.		＜2.50%
F.n.		＜5.00%

4 抗菌薬選択の基準

抗菌薬の選択については先述のごとく「○○菌が検出されたら，ある特定の抗菌薬を投与する」という基準ではないこと，そして内科治療であることを述べた．ここでは，どのような思考が内科的であるのかを述べたい．

内科治療の原則は，検査による診断と投薬および指導である．内科学は主に身体の臓器を対象とし，手術によらない方法での診療とその研究を行う医学の一分野であり，これらによって疾病を発見して対処し，患者の社会生活を可能な限り健康的に維持するための臨床科学であると定義されている[8)]．これらの原則に基づいて抗菌療法を行うためには，医科一般の感染症に対する治療の原則を当てはめる．

すなわち，

1）細菌検査によって，感染源の特定と程度を把握する

2）抗体価検査などによって，感染源に対する免疫応答を診る

3）全身の免疫状態そのものを血液検査，生化学検査，アレルギー検査などで診る．場合によっては，ここで関連する全身疾患や，関連しない全身疾患が発見される

4）患者の病歴などの問診，患者一族の病態問診から，抗菌療法を必要とする患者の，遺伝的先天的疾患傾向，家族内感染の疑いとその程度を診て，投薬のリスクを診断する

5）患者個人の生活状態や精神状態から，投薬の投与方法などを検討する

6）投薬の反応によって，必要があれば追加の薬剤（整腸剤，胃粘膜保護剤など）や，投薬そのものの中止や薬剤の変更，代替療法への転換などを検討する

以上のプロセスを以て投薬することが，歯科医師が行う内科的思考による抗菌療法である．具体的に述べると，1）によって検出された細菌によって，抗菌スペクトルの範囲で選択されるべき薬剤が多数存在する．そして2）によって，すでに抗体価が高いものは生体が異物として認識しているので，むしろ抗体価が低い菌種を，より抗菌する対象として見ていく．3）で糖尿病・循環器系疾患などの歯周疾患関連の全身疾患の発見と把握，そして投薬のリスクを診断し，4）によって投薬禁忌の薬剤を除外する．5）によって，患者の生活の中で無理なく内服が続けられるスケジュールを組み（たとえば，夜勤などで1日3回食後という内服が困難であったり，パイロットのように一度勤務すると途中で睡眠などがとれず，日数という概念で投薬を履行すること自体が難しいなど），6）によって投薬を調整していく，ということになる（図2，3）．

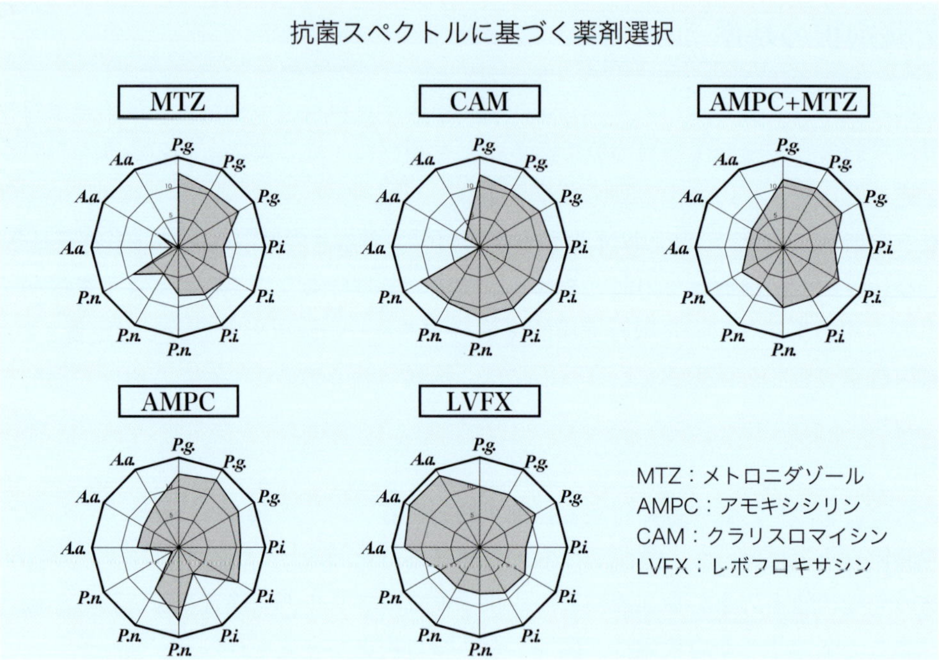

図2　各細菌に対する抗菌薬スペクトル．これらを鑑みて，薬剤の候補を挙げていく（小川ら[9]より）

①細菌検査によって感染源の特定と程度を把握し，抗菌スペクトルを考慮し，いくつかの抗菌薬を選ぶ
②抗体価検査などによって，感染源に対する免疫応答を診る．より免疫応答の低い細菌を除菌する対象として，抗菌薬を絞り込む
③全身の免疫状態そのものを血液検査・生化学検査，アレルギー検査などで診る．これによって投与量や投与期間を検討し，必要があれば調整する
④患者の病歴などの問診，患者一族の病態問診から，抗菌療法を必要とする患者の遺伝的先天的疾患傾向と，家族内感染の疑いと程度を診て，投薬のリスクを診断する．ここで，投与できない薬物やリスクのある薬物を全て候補から外す
⑤患者個人の生活状態や精神状態から，投薬の投与方法などを検討し，さらに薬物を絞り込む
⑥投薬の反応によって，必要があれば追加の薬剤（整腸剤，胃粘膜保護材など）や，薬剤の変更，また投薬そのものの変更や中止，代替療法への転換などを検討する

図3　抗菌薬の選択方法．最も効果的な薬物を検査によって選択し，同時にアレルギーや他の疾患などで危険な薬剤を排除し，患者の生活習慣や投薬の反応を診て対応する

5　微生物発見から歯周治療の歴史まで

そもそもどのようにして抗菌療法が行われるようになって現在にいたったかを知り，その歴史から現在の問題点をあぶり出したい．

地球はビックバンの後，今から46億年前に誕生し，35億年前には生物が存在していた．そして生命は，原核生物から真核生物へと進化した．原核生物は数μmしかないが，真核生物ははるかに大きく数十μmの大きさである．さらに真核生物はDNAが核に収納され，ミトコンドリアや葉緑体という小器官を持っている．これは原核生物が“共生”すること，すなわち，バクテリアが集まりバイオフィルムになるがごとく，細胞が融合したからといわれている．つまり，独立に酸素を使ってエネルギーを得る能力を獲得した好気的な原核生物と，また光合成の能力を獲得した原核生物が，真核生物の祖先になる細胞内に共生し，それらがそれぞれミトコンドリア，葉緑体になって進化したといわれている（共生説）．

このように，1つの固体で各々の微生物が集合化するという性質が，少なくとも真核生物の発生したといわれる20億年前にはあったことに注視されたい．人類の起源は600万年前といわれる．口腔から肛門にいたるまでの常在菌がなくては，人類はおろか全ての生物は生きていけない．これら常在菌は口腔から入る食物を栄養として生きているので，どちらが寄生しているかは実際よくわからない状態である．

1．微生物の発見

微生物が発見されたのは300年程前，手製のガラスを研磨してつくった単眼の顕微鏡で細菌の存在を明らかにした，Antony van Leeuwenhoekである．Leeuwenhoekは何とデンタルプラークを観察して「rods」「cocci」「spirals」に分類し,「Royal Society of London」に報告した．微生物を顕微鏡によって直接目視できるようになることで，腐敗や発酵のようによく知られる自然現象にも，生物の存在が関係していることが明らかになった．

そこで，そうした微生物は自然発生するのか，それとも生物は生物から産まれるのか，という論争が湧き上がった．その論争に楔を打ったのはLouis Pasteurであり，1860年代に有名な白鳥の首フラスコを用いた実験系を考案し，微生物の自然発生説が否定された．これによって，今日では当たり前となる「外科治療前の消毒や滅菌」という概念が確立していくのである．そしてPasteurとともに近代細菌学の開祖とされるRobert Kochは，今日まで使われる寒天培地やペトリ皿（シャーレ）を発明し，細菌培養法の基礎を確立した．Kochは感染症の病原体を証明するための基本指針となる「コッホの原則」を提唱し，感染医学の発展に貢献した．さらにKochの研究所の近くの研究室で学んだW. D. Millerは『Micro-organisms of the Human Mouth』を著し，その中で，齲蝕は細菌が産生する酸による脱灰であることを明らかにし，“口腔微生物学の父”と呼ばれるようになった．

2．嫌気性菌の発見と培養

北里柴三郎は，嫌気性菌である破傷風菌だけを取り出す「破傷風菌純粋培養法」に成功し，また1890年には破傷風菌抗毒素を発見し，これをもとに菌体を動物に注射しながら血清中に抗体を生み出す画期的な手法（血清療法）を開発した．

北里の血清療法はジフテリア治療にも応用され，多くの人命を救った．血清療法に用いられた抗毒素の概念は，現代では「抗体」として現代免疫学の礎になり，本書でも述べる歯周病原細菌に対する血清抗体価検査は，この技術を応用したものである．明治初期には日本が西洋に追いつくため，北里のみならず，黄熱病を研究した野口英世，梅毒の特効薬を開発した秦 佐八郎など，多数の日本人が細菌学を修めた．

6 抗生物質の発見と開発

細菌学の発展とともに1900年代初頭にはさまざまな医師，細菌学者らによって抗菌薬が開発された．ちなみに，本章でも後で述べるPDT（Photodynamic therapy，光による殺菌）を，von Tappeinerの子弟のOscar Raabがゾウリムシの染色中に偶然発見したのが1900年，そしてTappeinerらが著したのが1903年である．PDTも殺菌の治療であるが，光を当てないと殺菌ができないなどの欠点があった．まだこの頃はLED（Light emitting diode，発光ダイオード）やレーザーなどが開発されていないため，太陽光による殺菌でしかPDTが行えなかったのである．いずれにせよ，1900年前後は著しい勢いで細菌学と抗菌薬の発展が行われていたが，いずれも副作用が強い，または臨床上応用しにくいなどの欠点があった．

ところが1928年，Alexander Flemingがブドウ球菌の培養実験中，シャーレに落下汚染したアオカビのコロニーの周囲に，ブドウ球菌の生育が阻止されている現象を偶然見つけた．Flemingはアオカビが産生する物質が細菌の発育阻止を発見し，アオカビを液体培養した後の濾液にも同じ活性があることを突き止め，後に単離された物質を，アオカビの学名（*Pcnicillium notatum*，現在は*P.chrysogenum*）にちなんで「ペニシリン」と名付けた．ペニシリンは，アオカビが周囲の細菌から自身を防御するための物質であったのだ．

当時の学者たちは「他の菌類にも，こうした物質をつくっているものがあるのではないか」と考え，他の菌からもさまざまな抗生物質が発見された（クロラムフェニコール，ストレプトマイシン，テトラサイクリン，エリスロマイシンなど）．これら次々に発見される新しい抗生物質によって感染症の治療は変化し，その後は天然の物質に頼るだけでなく，有機合成化学による抗生物質や抗菌薬も開発された．たとえば，セファロスポリンという化合物を合成的に変換し，毒性を下げるとともに抗菌スペクトルを広げるセフェム系，あるいはキノロン系など，完全に人間が化学合成した化合物などである．

薬物の発展と改良により，消化管吸収がよく，副作用も少なく，かつ抗菌スペクトルが低くなればなるほど薬物は頻用され，その結果，耐性菌の出現が問題となっていくのである．

7 耐性菌の出現

結核，ペスト，チフス，赤痢，コレラなどの死を伴う伝染病は人類にとって非常に大きな脅威であり，時代時代に大流行し，その都度大勢の人々が亡くなっていった．しかし抗生物質の発明により，人類は感染症から永遠に逃れられる…．ペニシリンが発明されてからしばらくの間は，本当にそう思われていたのである．

ところが早くも1950年代には，すでにペニシリンの耐性菌が出現してしまった．ペニシリンがFlemingによって発見されてから，わずか21年後である．抗生物質が出現する前から使用されている抗菌薬のサルファ剤も，終戦直後に赤痢が大流行した際に有効な治療薬として多用された結果，サルファ剤耐性の赤痢菌が出現しはじめ，1950年頃には何と赤痢菌の80％がサルファ剤耐性菌となってしまっていた（図4）[10]．その後，赤痢の流行はストレプトマイシン，クロラムフェニコール，テトラサイクリンなどといった，その後開発された抗生物質の投入によってほぼ食い止められ，赤痢による死亡率は大幅に低下したものの，1957年頃から赤痢菌はこれらの薬剤に対しても耐性を獲得しはじめ，後に導入されたアンピシリンやカナマイシンさえ効かない，六剤耐性菌までが出現したのである[11]．

ペニシリンも同様に，その有効性から濫用されて耐性菌が拡大し，1960年代には医療上の大問題になった．初期のペニシリン耐性菌は，β-ラクタマーゼというペニシリンの殺菌有効成分である，β-ラクタム環を加水分解する酵素を産生する．これは薬剤分解酵素の遺伝子を突然変異，あるいはファージやプラスミドを介して獲得したものであると考えられている．そこで，これらの分解酵素による分解を受けないペニシリン系抗生物質である，メチシリンが開発された．また，ペニシリンとクラブラン酸などのβ-ラクタマーゼ阻害剤を合剤とすることで，耐性菌の問題を解決してきた．しか

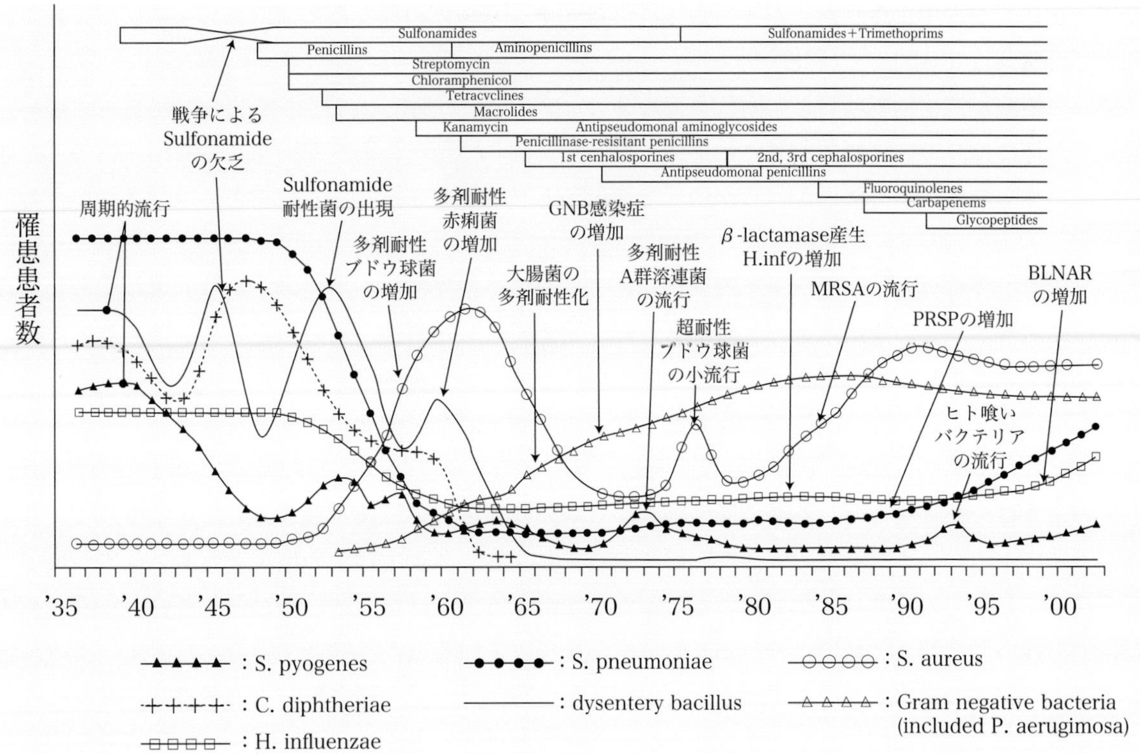

図４　抗菌薬開発と感染症の主たる原因菌の変遷の概略図．60～70年代では，下水道の整備と便所が水洗便所に置き換えられていったこと，またワクチンの普及などで全体として感染症は減少しているものの，病原菌の流行と抗生物質の使用と耐性化によって周期的に感染症の流行と沈静化が起こっている．本来はこのような経年的事実を冷静に，しかも謙虚に受け止めなければならなかったはずである．今日の多剤耐性菌の問題が，この図から垣間見える（紺野[10]より）

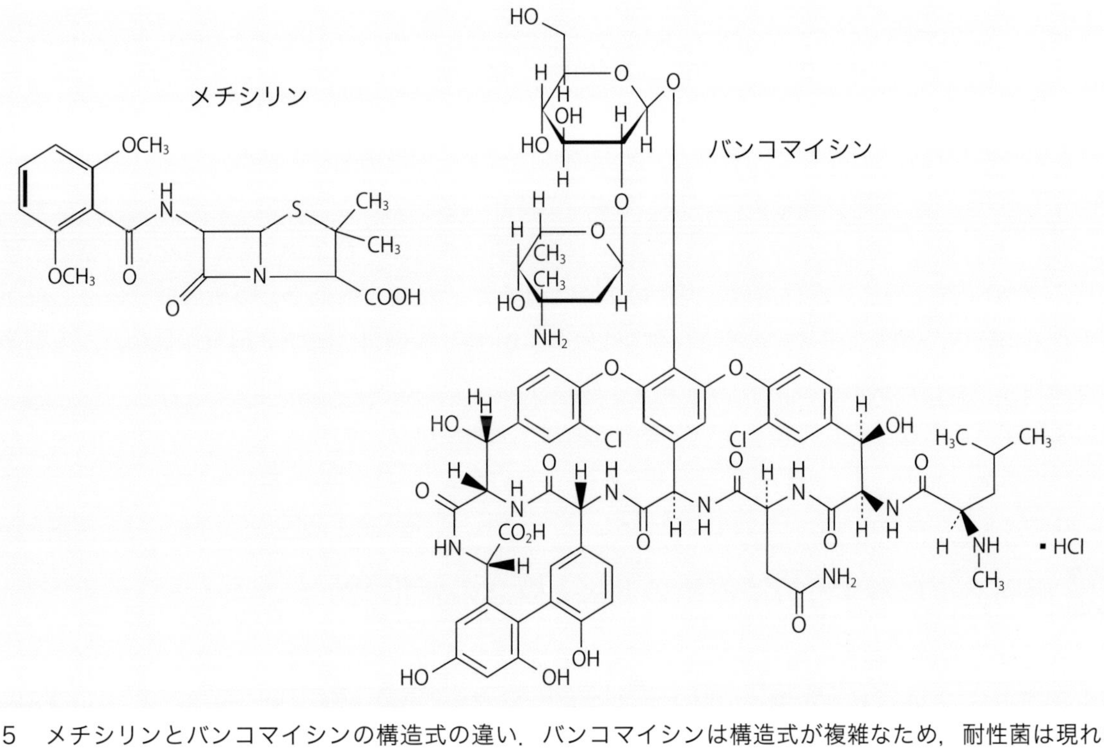

図５　メチシリンとバンコマイシンの構造式の違い．バンコマイシンは構造式が複雑なため，耐性菌は現れないだろうといわれ，1956年の登場以来40年以上も耐性菌が出現せず，抗生物質の最後の切り札を守り続けてきた．1997年，バンコマイシン耐性腸球菌（VRE）の出現が報告され，人類と細菌の戦いは終わらない

しメチシリンが実用化された，たった数年後にはメチシリンに耐性を持つMRSA（メチシリン耐性黄色ブドウ球菌）が出現した（図5）．

では，細菌が抗生物質に対して耐性を得るメカニズムは，一体どのようなものなのであろうか？耐性の獲得には，その病原体が新たに遺伝子が突然変異して独自の耐性機構をつくり出す場合と，他の薬剤耐性病原体が持つ機構が何らかの形で遺伝子として伝達され，それを新たに取り込む場合とがある．

そもそも微生物は外来の遺伝子を取り込んだり，同種の微生物同士で遺伝子をやりとりする仕組みを持っており[10]，この仕組みを介して，ある微生物が獲得した耐性が別の微生物に伝達されて，新たな耐性微生物が生じる場合がある．また細菌以外にも，インフルエンザウイルスのように分節した遺伝子を持つウイルスなども，比較的高頻度にウイルス同士で遺伝情報のやりとりが行われることが知られている．鳥インフルエンザが人間に感染しようとしているのも，そのメカニズムによるのである．

このように，耐性を獲得した非病原性細菌から病原性細菌への伝達が起きると，化学療法による治療が困難になるため，医学上の大きな問題になる．しかも，多剤耐性菌の出現メカニズムについても驚くべきことは，耐性菌は一剤ずつ順番に耐性を獲得するのではなく，一挙に多剤耐性となるための遺伝子を種の壁を超えて互いにやりとりし，耐性を広げているということである．たとえば，四剤耐性大腸菌と普通の赤痢菌を混ぜておくと，やがて耐性遺伝子が受け渡され，赤痢菌も四剤耐性になっていくのである．人類側も決して手をこまねいているわけではなく，次々に新しい抗生物質を開発しては医療現場に応用して戦っているものの，新たな抗生物質を開発しても開発しても耐性菌は出現し，そのいたちごっこには限りがない．皮肉なことに，こうした抗生物質の乱用こそが耐性菌の蔓延の原因となっているのである．さらに家畜の飼料に混ぜたり，病気の度に「念のため」と，抗生物質が安易に使用されているのが現実である．

このように，細菌の発見から抗生物質開発までの歴史を傍観してみると，どのような抗生物質といえども耐性菌が出現しないということはあり得ないことがわかる．そして，このいたちごっこを放置すれば「どんな薬剤も効かない，治療のしようが全くない感染症」がいつか必ず出現してしまうのである．現在，古くなった学問である病原細菌学を専攻する医師は極端に減少し，ましてやこれを専門にする歯科医師はさらに少ない．抗菌薬，抗菌療法に対する過度の期待と誤解，そしてその濫用が，医師にも患者にも，細菌感染症の恐ろしさをすっかり忘れさせてしまったのである．

“病気のない世界”は人類が地球上に出現して以来の夢であるが，抗生物質という魔法の薬の出現により，1970年代までに一度は実現したかのように見えた．人類と感染症との宿命の戦いはこれからもまだまだ続き，残念ながら終わることは決してない．そして歯科医師の立場から見れば，人類よりはるか遠くの昔，20億年以上前から存在する嫌気性細菌である歯周病原細菌を，我々の体内から完全に駆除することなど決してできないのである．我々歯科医師は，耐性菌をつくってきてしまった歴史を謙虚に受け止め，正しい抗菌療法を身につける努力をしなければならない．

8 歯周治療に対する抗菌療法の発展と概念の変化》

それではその抗生物質を歯科治療に応用してきた歴史を紐解いてみよう．前述のごとく，“口腔微生物学の父”と呼ばれるW.D.Millerは，1881年から1907年に164の論文を著し，『Die Mikroorganismen der Mundhöle（英語版：The Micro-organism of the Human Mouth）』を1889年に出版した．その中で，齲蝕病因に関する化学細菌説が説かれている．しかも副題に「口腔微生物によって起きる局所および全身疾患」という，本書でも大きく述べている命題があり，早くから細菌と口腔および全身の関わりについてはつまびらかにされていたのである．

しかし歯周病と細菌の関連性が明らかになるのは，もう少し後の，免疫が明らかになりはじめる1950年代のことである．細菌が発見され，歯周病の原因菌の多くが嫌気性細菌であることがわかる1800〜1900年代初頭までは，歯石が原因とされていたのである．歯周病の原因が歯石であると指摘したのはヒポクラテスとされていたが[11]，その後は，局所に存在する細菌が原因と考えられるようになり，歯石や唾液から歯垢へと，原因因子が求められるようになった．1950年代から，プラーク由来の毒素や酵素が次々と明らかになり，抗菌療法の考え方も歯周治療に根付いていったのである．

Medlineで「(periodontitis OR paradentitis)antibiotics」というワードで検索したところ，最も古い文献は，Ostrander F.D.の『Vitamins, sulfonamides and antibiotics in periodontal therapy. J Am Dent Assoc. 1948 Sep;37(3):279-288』で，唯一1940年代であり，その後1950年代になると8文献，1960年代になると69文献と劇的に増え，1950年代が歯周病における抗菌療法の黎明期であることがわかる．

黎明期では，ペニシリンと，新たに次々と開発されたエリスロマイシンやテトラサイクリンなどの抗生物質が歯周病に有効か，という文献であるのに対し，1970年代では歯周炎の成立機序がつまびらかになりつつある時代で，さまざまな口腔清掃の方法の比較検討に続き，歯周基本治療の術式や外科の有無，また外科治療の術式の違いなどに研究が集中した．その後1980年代になって，抗菌療法としてはテトラサイクリンとメトロニダゾールが有効なことが徐々にわかりつつあり，さまざまな実験デザインでの比較検討が行われるようになった．たとえば，有名なLöeの実験的歯周炎を惹起させ，口腔清掃でこれが治るなどの文献[12]や，Waerhaugらの歯周ポケットのどの深さまでキュレットは到達するか[13]，またRamfjord[14]やKnowlesら[15]が示したように，キュレッタージと外科処置，あるいは外科治療の術式の違いなどによって，どの程度治癒が同じか異なるかなど，現在にも通じる非常にベーシックな実験デザインによる研究が1960〜1980年までに数多く出されたのである．

抗菌療法による最もベーシックかつ今日でも参考になる研究は，ListgartenとLindheらの「Effect of tetracycline and/or scaling on human periodontal disease. Clinical, microbiological, and histological observations」[16]であろう．この研究は，重度歯周炎患者に対して抗菌療法として250mg錠のテトラサイクリンを1日4回，2週間の投与の後，50週まで1日1回250mgを処方するグループで，SRPを行うものと行わないもの，一方プラセボでSRPを行うものと行わないものの4群での調査が行われた．結果は**図6**に示す通り，アタッチメントレベルの改善ではSRPを行ったものがそ

臨床的パラメーターの変化				
	テトラサイクリン投与群		コントロール群	
	スケーリングあり	スケーリングなし	スケーリングあり	スケーリングなし
50週後　BOP	0%	14%	15%	100%
50週後　アタッチメントレベル	1.7±0.3mm	0.7±0.3mm	1.4±0.3mm	- 0.4±0.3mm

図6　LindheらのテトラサイクリンGを用いた抗菌療法併用のSRPの研究[16]

うでないものより治癒が良好であり，併用療法としてテトラサイクリンを用いると，より効果が期待できるものとなっている．

この実験の解釈は，一般には抗菌療法によって歯肉縁下細菌叢を改善してSRPの効果を上昇させるものと見られるが，一方，短期的にはSRPを伴わない抗菌療法も，ある程度アタッチメントレベルやBOPを改善して，SRPのみによる治療効果と類似した結果が得られるとも見られる．しかし耐性菌の問題などを鑑みれば，SRPの代替療法としての抗菌療法は認められないであろう．

この時代の，テトラサイクリンを用いた抗菌療法の一連の歯周治療の文献は，臨床パラメータの改善を認めるものの，あくまで歯周基本治療の補助療法であると解釈できる一方，若年性歯周炎や難治性歯周炎（現在の侵襲性歯周炎に相当）などに対し，テトラサイクリンの経口抗菌療法は有効であるとの意見が多い．

同時期にテトラサイクリンに加え，メトロニダゾールの文献も多く出はじめた．広範囲な抗菌スペクトルのテトラサイクリンに対し，歯周治療におけるメトロニダゾールの処方は，嫌気性菌が主なターゲットである．前出のLindheらが，似たような実験デザインで同じく重度歯周炎患者に対しメトロニダゾールの処方の有無とSRPの有無の4群とした文献がある[17]．結果もテトラサイクリンと同様であり，SRPの併用療法としてメトロニダゾールの有効性が示唆された．またWinkelらが，*Aggregatibacter actinomycetemcomitans*が存在せず，*Bacteroides forsythus*の存在するrefractory periodontitis（難治性歯周炎）患者に対し，メトロニダゾールを併用した歯周基本治療を報告した．結果は臨床パラメータおよび*B.forsythus, Porphyromonas gingivalis*および*Prevotella intermedia*が抑制されて，細菌学的にも有意に改善したことが示された[17]．

その後，*A.actinomycetemcomitans*の存在する重度歯周炎に関してはWinkelhoffらが，ピロリ菌の除菌などに用いられる，アモキシシリンとメトロニダゾール[18]という組み合わせの抗菌療法併用の歯周基本治療を行っている．治療の結果，96.6％の患者において*A.actinomycetemcomitans*が検出されなくなった．この研究ではコントロール群が設定されていないため，抗菌療法が有効なのかSRPが有効なのかは断定できないが，*A.actinomycetemcomitans*を保菌する重度歯周炎患者に対し，有効な抗菌療法の可能性が示唆された．

その後，1998年にBerglundhら[19]が，2001年にはWinkelら[20]がアモキシシリンとメトロニダゾールの投薬に関する比較対象のある研究を報告し，いずれも*A.actinomycetemcomitans*や*P.gingivalis*などの歯周病原細菌が抑止あるいは除去され，臨床パラメータも良好な改善を認めたことを報告している．これらの研究の討論では，抗生物質を全身投与することの可否，また細菌叢の後戻り，そしてそもそも抗菌療法の適応症などが問われてきた．歯周治療に対する抗菌療法の応用研究のブームが去った理由を考えてみると，軽度から中等度までの慢性歯周炎患者では，抗生物質を併用しなくともきちんとした歯周基本治療で再評価時に病態の改善が見られること，そして抗生物質を投与するための全身管理などが不要であり，かつ抗生物質の乱用の非難から逃れることができるからであろう．一方，これら研究の多くが限局型若年性歯周炎や，*A.actinomycetemcomitans*や*P.gingivalis*などを保菌する重度成人性歯周炎（今では侵襲性歯周炎にまとめられている）などを対象に，臨床的にも細菌学的にもパラメータでも良好な結果を得ていることから，冒頭で述べたように，細菌感染と免疫因子の一方あるいは双方に問題のある患者に，抗菌療法の適応を考えるべきなのであろう．

9 局所応用薬

前項での全身投与の問題点を解決すべく考えられたのが，1980年代から開発が進められた抗生物質の局所応用薬である．日本ではペリオクリン®が長く臨床家に親しまれ，またさまざまなエビデンスが得られたため[21~23]，発売当初の細菌叢の改善目的から急性症状の応用も保険適用されるなど，臨床において非常に有効に使用されている[24]．

抗生物質，抗菌薬および消毒薬の局所応用の黎明期では，全身投薬で有効であることが示されたメトロニダゾール[25]とテトラサイクリンに加え，グルコン酸クロルヘキシジン[26]やニューキノロン[27]などが試行され，発売されるにいたった．局所応用薬の利点は，もちろん抗菌薬の全身投与に比べてはるかに安全性が高いことである．特にテトラサイクリン系抗生物質はめまいや吐き気などの全身症状を伴うことが多く，局所応用ではそのような副作用はきわめて少ない．また歯周ポケットが深い部位などにピンポイントで投与できることも有利である．反面，欠点としてはあくまで歯周ポケット内にしか投与できないため，歯髄や歯槽骨に感染が及んでいる場合などには効果が期待できにくいこと，また日本で認可されている局所応用薬はテトラサイクリン系のミノサイクリンのみであり，静菌的抗生物質であるため長期間の投与が必要となる．保険適用の使用法では，4mm以上の歯周ポケットに対して1週間に1回を4回，すなわち28日以上の期間を必要とする．また，歯内歯周病変や複雑な分岐部の形態，また半埋伏歯など物理的に薬剤を注入しにくい部位や，薬剤の粘性で到達しない可能性がある．また内服に比べて著しく局所濃度は高いものの，耐性菌の問題もある．そのため，これらの欠点を補う薬剤の開発が期待されていた．

10 新しい抗菌療法への変遷

光の治療の時代の始まり：レーザー，a-PDT（Photodynamic Therapy）へ

歯周治療の感染物除去の変遷は，まず機械的なプラークや歯石の除去から行われた(図7)．“機械的清掃の時代”である．古代エジプト文明の墓には埋蔵品の中に爪楊枝が含まれているものがあり，ギリシア時代やローマ時代の古文書にも，人々が爪楊枝を使って歯をきれいにしていたことが記されている．また紀元前2000年前のメソポタミアの古代都市ニネベからは爪楊枝が見つかっている[28, 29]．古来人は歯を磨くには，歯ブラシに先行して爪楊枝を使っていた．爪楊枝を初めて使ったのは約10万年前のネアンデルタール人といわれ，歯の化石に堅い爪楊枝で歯を擦った跡だと推測される縦の筋

Mechanical Treatment
歯ブラシ，スケーラー，超音波スケーラー，回転ブラシなど
Chemical Treatment
抗生物質の静脈注射と内服，ポケット内貼薬（LDDS），含嗽薬
Photo Treatment
紫外線消毒，ハロゲンランプ，LED
Photo-Mechanical Treatment
レーザーによる軟組織除去，蒸散，レーザーキュレット，LANAP
Photochemotherapy
Anti microbial Photodaynamic Therapy

図7　歯周治療の発展とアプローチ法の変遷．現在でも機械的なデブライドメントが最も重要であり，上から順序よく行うことが重要である

が発見されている[30]．

現在でも，チンパンジーは木の枝で木の穴やアリ塚に木の棒を突っ込んでアリを食べ，その木の枝を爪楊枝のようにして食渣を取り除くことが知られている．多摩動物公園ではチンパンシー舎に鏡が置かれ，鏡を見ながら食渣を木の枝を爪楊枝にして歯を磨くチンパンジーがいる[31]．チンパンジーとヒトが分化したのがおよそ500万年前，そして約240万年前にサルからヒトに分化したといわれていることから，ヒトとサルの共通の祖先がとっていた行動が数多の進化の過程を経て，世代を重ねて現在のチンパンジーやホモサピエンスに受け継がれていると考えるのが妥当であろう．つまり我々人類は思いのほか，はるかな昔から口腔清掃を機械的に行っていたのだろう．歯ブラシに関しては時代は先に飛び，現存する最古の記録では唐王朝（619～907年）の時代に豚毛の歯ブラシを使っていたことが記録されている[32, 33]．1938年2月24日にはデュポン社がナイロン製の歯ブラシを初めて売り出し[34]，ほぼ現在のような機械的口腔清掃にいたったのである．

そして前述のごとく抗菌薬，抗生物質の発明は1900年代初頭であり，ここからが“化学的清掃の時代”である．詳細はすでに述べたが，顕微鏡の発明と細菌の発見，そして抗菌薬，抗生物質の発見や改良まで，人類が機械的清掃を始めてから少なくとも240万年以上待たねばならなかった．経口投与，局所応用も含め歯周治療の基本は，たとえ侵襲性歯周炎であっても機械的なデブライドメントが基本である．それは，細菌がデンタルバイオフィルムとして存在するからである．

バイオフィルム感染症としての歯周病が，結核やインフルエンザなどの感染症と異なる点は，第一に単一の細菌で起こる感染症ではなく，いくつかの歯周病原細菌の組み合わせで起こる疾患であること，そして第二に，これら歯周病原細菌の細胞壁に存在するLPSが白血球を活性化し，炎症を惹起することである．厄介なことは，LPSは細菌が死んでも歯石の中に封入されてこびりつき，ときにセメント質や象牙質の中にまで侵入して炎症を起こし続けることである．しかもこのLPSは抗生物質では無毒化することができず，熱にも強く，熱分解するためには250℃の乾熱滅菌で30分もかかり，化学的にもホルマリンでも無毒化することができない[1]．したがって，生きている人間の口腔内でLPSを無毒化するためにはプラークを歯ブラシで機械的に除去し，その後，歯からLPSの混入した歯石を剥がし，かつ表面を一層除去する必要がある．これを我々は「歯周基本治療」と呼び，口腔清掃指導とSRPがその主体を成すのである．つまり抗生物質だけ，すなわち“化学的清掃”だけでは歯周炎は治せないのである．仮に抗生物質を点滴などで長期に投与し，歯周病原細菌を完全に除菌したとしてもLPSが歯に付着していれば，すなわち歯石が歯の周囲に付着していれば，炎症は進行し続けるのである．第三の理由は，口腔内の細菌は浮遊している状態ではなく，バイオフィルムを形成し，あたかも1つの生命体のようになって，抗生物質や消毒剤の攻撃から抵抗する，巨大なアメーバのような形態をとっているからなのである．外側には薬剤などに抵抗性のある細菌が配列し，その情報を内部に

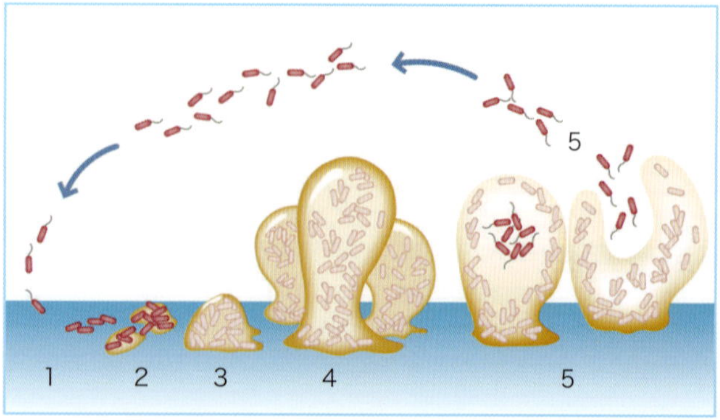

図8　口腔内では細菌は浮遊するのではなく（1の状態），互いに結びつきながら成長し（2～3），あたかも1つの生命体のように固まり，「バイオフィルム」という状態になっている（4の状態）．そしてこのバイオフィルムの外側には薬剤に強い細菌が，そしてこれらの情報を伝える細菌がより内部への細菌に情報を伝達し（Quorum sensing；クオラムセンシング），恒常性を保とうとしている（5の状態）．これは，単細胞生物が多細胞生物に進化する過程であるといわれている．バイオフィルムを歯ブラシなどで物理的に破壊しなければ，薬剤も効きにくい

伝えて（Quorum sensing；クオラムセンシング）細菌の配列を変化させるなどの連絡係の細菌が存在し，中央部には酸素を必要としない嫌気性細菌が生息している（図8）[1]．このため，薬物に頼らずに，まずは機械的にプラークを除去することが先行して行われなければならないのである．

そもそも歯周治療に対する薬物療法は，SRPで取り残したバイオフィルムや歯石に対する殺菌，あるいは歯肉縁下の細菌叢の改善目的で行われた．前述のごとく，抗生物質の内服あるいは局所療法の欠点を補う新しい殺菌法が期待された．それがレーザーとPDTであり，これらはいずれも光を利用した殺菌である．光を利用した殺菌には，主にレーザーの熱を用いた機械的切除や蒸散，熱殺菌を用いる「光－機械的治療；Photomecanical treatment」と光感受性物質を併用し，細菌のある構造体を光で破壊し，熱を全く伴わない光殺菌を用いた「光－化学療法；Photochemo therapy」がある．後者は本書でも後述するが，光治療の大きなメリットは，光による“非接触治療”であり，歯科治療の大きなパラダイムシフトである．

レーザーに関しては，特にEr：YAGレーザーやEr.Cr.YSGGレーザーは水分子に対する吸収度が高く，注水下ではほとんど温度上昇を伴わないため[34]，非接触によって殺菌[35]と歯石除去や感染セメント質の除去が行え，かつLPSの蒸散と分解[36, 37]によって同じく非接触でデブライドメントができる画期的な治療法が可能である．これまで外科的にフラップを開けないとSRPのできなかった細くて深い歯周ポケットや根分岐部病変などにも，懐中電灯で照らすがごとく光を当てることでSRPが行えるのである[38]．この温度上昇を伴わないことが硬組織，特に骨組織に対する安全性があるため[39]，骨外科処置にも応用可能であり，感染罹患部位を包埋して組織再生を促す歯周組織再生療法や，インプラント体などの構造的表面性状的に，従来の接触型機械的デブライドメントでは汚染物除去が困難であったインプラント周囲炎への応用が期待され，また結果が出はじめている[40, 41]．

光－化学療法であるPDT[42]は，光によって殺菌する局所治療である．誤解されがちなのは，PDTがレーザー光による熱殺菌と混同されていることであるが，PDTは温度上昇を伴わず，原始的な生物である細菌のほとんど，そして真菌類およびウイルスの一部を瞬時にして殺菌する治療である．

光治療は非接触であるため，ペリオクリン®などのGelとは違い，はるかに高い到達がある．そして最大の特徴は，①きわめて短時間でグラム陰性菌を含む歯周病原細菌を殺菌できる[43]，②Protease（プロテアーゼ；ペプチド結合加水分解酵素）などの炎症を惹起する物質を阻害する[44]，③バイオフィルムを破壊する作用が期待できる[45, 46]，④LPSなどの解毒作用が期待できる[47]ことである．これら光治療はまだ歯周治療に関しては新しい治療であり，エビデンスの集積と長期症例の積み重ね[48]が期待される．これら光による歯科治療を「Photo dentistry」といい，レーザー，LED，PDT，OCT（Optical coherence tomography，可視光線型断層撮影装置）などによって，これから最も開拓されていく歯科治療の分野であろう．

まとめ》

「故きをたずねて新しきを知る」「愚者は経験に学び，賢者は歴史に学ぶ」などという言葉がある．冒頭で述べた通り，抗菌療法を治療方法の断面でその良否の決着をつけるのではなく，人類がどのようにして細菌と戦い，抗菌薬を開発してきたかの経緯を探りながら，薬物療法の歴史を学び，我々歯科医師が将来の歯科医療に貢献する立場で，謙虚に正しい抗菌療法の適応をしなければならない．本書が少しでも，将来の細菌学的治療に貢献することを願ってやまない．

＜参考文献＞

1）奥田克爾：口腔内バイオフィルム－デンタルプラーク細菌との戦い．第2章6 会話してバイオフィルム集団となる，19-22，医歯薬出版，東京，2010.
2）Zander HA・The attachment of calculus to root surfaces. J Periodontol 24, 16-19, 1953.
3）和泉雄一，沼部幸博ほか：ザ・ペリオドントロジー．第2章 歯周疾患の特徴と関連因子，1．歯周疾患の局在性修飾因子と症状，1．歯石，66-67，永末書店，東京，2009.
4）アメリカ歯周病学会編，石川烈監訳：AAP歯周疾患の最新分類．クインテッセンス出版，東京，2001.
5）日本歯周病学会編：歯周病患者における抗菌療法の指針2010．医歯薬出版，東京，2011.
6）Position Paper：Systemic Antibiotics in Periodontics Journal of Periodontol，75（11）:1553-1356，2004.
7）Listgarten MA, Loomer PM：Microbial identification in the management of periodontal diseases. A systematic review. Ann Periodontol，8（1）：182-192, 2003.
8）杉本恒明，小俣政男ほか：内科学．朝倉書店，東京，2007.
9）小川智久ほか：歯周病原性細菌に対する抗菌薬の応用．歯薬療法，21（2），2002.
10）紺野昌俊：総説 抗菌薬の開発と薬剤附性菌の歴史．日本臨床微生物学雑誌，14（1），2004.
11）口腔細菌学談話会編：歯学微生物学 第4版．I．歯学微生物学の歴史，228，医歯薬出版，東京，1989.
12）Loe H, Theilade E, et al：Experimental Gingivitis in man. J Periodontol, 36：177-187, 1965.
13）Waerhaug J：Healing of the dento-epithelial junction following subgingival plaque control. II: As observed on extracted teeth. J Periodontol, 49（3）：119-134, 1978.
14）Ramfjord SP, Nissle RR, et al：Subgingival curettage versus surgical elimination of periodontal pockets. J Periodontol, 39（3）：167-175, 1968.
15）Knowles JW, Burgett FG, et al：Results of periodontal treatment related to pocket depth and attachment level. Eight years. J Periodontol, 50（5）：225-233, 1979.
16）Listgarten MA, Lindhe J, et al：Effect of tetracycline and/or scaling on human periodontal disease. Clinical, microbiological, and histological observations. J Clin Periodontol, 5（4）：246-171, 1978.
17）Lindhe J, Liljenberg B, et al：The effect of metronidazole therapy on human periodontal disease. J Periodontal Res, 17（5）：534-536, 1982.
18）Logan RP, Gummett PA, et al：“One week eradication regimen for Helicobacter pylori.”. Lancet 338: 1249-1252. 1991.
19）Berglundh T, Krok L, et al：The use of metronidazole and amoxicillin in the treatment of advanced periodontal disease. A prospective, controlled clinical trial. J Clin Periodontol, 25（5）：354-362, 1998.
20）Winkel EG, Van Winkelhoff AJ, et al：Amoxicillin plus metronidazole in the treatment of adult periodontitis patients. A double-blind placebo-controlled study. J Clin Periodontol, 28（4）：296-305, 2001.
21）Murayama Y, Nomura Y, et al：Local administration of minocycline for periodontitis. Double blind comparative study of LS-007. Nihon Shishubyo Gakkai Kaishi, 30（1）：206-222, 1988.
22）Nakagawa T, Yamada S, et al：Clinical and microbiological study of local minocycline delivery （Periocline） following scaling and root planing in recurrent periodontal pockets. Bull Tokyo Dent Coll, 32（2）：63-70, 1991.
23）Hagiwara S, Takamatsu N, et al：Subgingival distribution of periodontopathic bacteria in adult periodontitis and their susceptibility to minocycline-HCl. J Periodontol, 69（1）：92-99, 1998.
24）Umeda M, Tominaga Y, et al：Microbial flora in the acute phase of periodontitis and the effect of local administration of minocycline. J Periodontol, 67（4）：422-427, 1996.
25）Ainamo J, Lie T, et al：Clinical responses to subgingival application of a metronidazole 25% gel compared to the effect of subgingival scaling in adult periodontitis. J Clin Periodonto, 19（9 Pt 2）：723-729, 1992.
26）Addy M, Hassan H, et al：Use of antimicrobial containing acrylic strips in the treatment of chronic periodontal disease. A three month follow-up study. J Periodontol, 59（9）：557-564, 1988.
27）Higashi K, Morisaki K, et al：Local ofloxacin delivery using a controlled-release insert（PT-01）in the human periodontal pocket. J Periodontal Res, 25（1）：1-5, 1990.
28）マイヴィン・E・リング著，谷津三雄・森山徳長・本間邦則監訳：図解 歯科医学の歴史．西村書店，東京，1991.
29）Sammons, R："Control of dental plaque". Medical biofilms detection, prevention and control. Chichester：John Wiley & Sons, 223, 2003.
30）株式会社広栄社，つまようじ資料室，つまようじの歴史（http://www.cleardent.co.jp/siryou/index2.html）
31）東京ズーネット，多摩動物公園北園飼育展示係，木岡真一，チンパンジーの身だしなみチェック!?（2008.03.07）（http://www.tokyo-zoo.net/topic/topics_detail?kind=news&link_num=8537&inst=tama）
32）Kumar, Jayanth V："Oral hygiene aids". Textbook of preventive and community dentistry（2nd ed.）. Elsevier. 412–413. 2011.
33）Harris, Norman O：（ed）; García-Godoy, Franklin, ed. Primary preventive dentistry（5th ed.）. Stamford：Appleton

& Lange. 1999.
34) Taniguchi Y, Aoki A, et al：Optimal Er:YAG laser irradiation parameters for debridement of microstructured fixture surfaces of titanium dental implants. Lasers Med Sci, 28(4)：1057-1068, 2013.
35) Aoki A, Ando Y, et al：In vitro studies on laser scaling of subgingival calculus with an erbium：YAG laser. J Periodontol, 65(12)：1097-1106, 1994.
36) Folwaczny M, Aggstaller H,et al：Removal of bacterial endotoxin from root surface with Er：YAG laser. Am J Dent, 16(1)：3-5, 2003.
37) Yamaguchi H, Kobayashi K, et al：Effects of irradiation of an erbium:YAG laser on root surfaces. J Periodontol, 68(12), 1997.
38) 石川 烈 編：Er：YAGレーザーの基礎と臨床．第一歯科出版，東京，2011.
39) Yoshino T, Aoki A, et al：Long-term histologic analysis of bone tissue alteration and healing following Er：YAG laser irradiation compared to electrosurgery. J Periodontol, 80(1)：82-92, 2009.
40) Yamamoto A, et al：Treatment of Peri-implantitis Around TiUnite-Surface Implants Using Er：YAG Laser Microexplosions The international journal of periodontics and restorative dentistry 21-29, 33, Issue 1 January/February 2013.
41) Yoshino T, Ono Y, Yamamoto A：Tecnica rigenerativa innovativa per la risoluzione di perimplantiti con laser Er：YAG, basata su diagnosi microbiologica, 39-144, Identistamoderno settembre, 2012.
42) 吉野敏明，V. Benhamou 編著：フォトダイナミックセラピーを用いた“光殺菌”歯周治療入門．医学情報社，東京，2012.
43) Upadya MH, Kishen A：Influence of bacterial growth modes on the susceptibility to light-activated disinfection. Int Endod J. 2010 Nov；43(11)：978-987. doi：10.1111/j.1365-2591.2010.01717.x. Epub 2010 Aug 16.
44) Ondine Biopharma Periowave™ Program Overview February 12, 2009 AAP program.
45) Nikolacs S, Soukos J, Max G：Photodynamic therapy in the control of oral biofilms Periodontology 2000, 55：143-166, 2011.
46) Konopka K, Goslinski T：Photodynamic Therapy in Dentistry, J DENT RES, 86：694, 2007.
47) Usacheva MN, Teichert MC, Biel MA：The interaction of lipopolysaccharides with phenothiazine dyes. Lasers Surg Med, 33(5)：311-319, 2003.
48) 吉野敏明：抗菌光線力学療法（antimicrobial-PDT）を歯周治療に局所応用した歯周病原細菌の殺菌効果，日本歯周病学会会誌, 52：108, 2010.

1．歯周病の治療のための抗菌薬の基本知識

慶應義塾大学医学部 歯科・口腔外科学教室　中川 種昭

1 抗菌療法の原則

歯周病の治療における抗菌薬を中心とした薬物療法（抗菌療法）を行う際には，我々が使用しうる薬剤の種類を知り，それらの持つ抗菌力や作用機序を理解することで，患者に対してプラスとなる使い方をすることが重要である．使用する機会としては急性炎症の緩解，SRP（Scaling root planing）時，あるいはその後の使用，歯周外科治療後の感染予防が主になると考えられる．

対象となる歯周病原細菌群がバイオフィルムを形成している場合，石灰化した歯石，セメント質中の内毒素といった抗菌薬の効果が期待できないにも関わらず，治癒に影響を与えるものが存在することから，治療の成功をゴールと考えたとき，抗菌薬単独で抗菌療法が成立するわけではないことを認識しておく必要がある．

2 抗菌療法の安全性と薬物動態

抗菌療法の安全性について考慮すべきことは，投薬が患者の全身状態にマイナスの影響を与えないかどうかである．投薬の際には，患者の全身状態や薬剤に対するアレルギーの有無などを把握しておくことが重要である．

アレルギーに関しては，ペニシリンに対するアレルギーが最も問題になるといえる．投薬前にその既往を確認し，既往があった場合には構造が類似しているセフェム系投与にも注意が必要になる．また薬剤の代謝経路，副作用についても考慮し，たとえば腎疾患で腎機能の低下が疑われる場合，腎臓で代謝される薬剤は体内に高濃度で維持される可能性が高いので，減量することを考える．また，他の疾患で服用している薬剤との相互作用についても注意が必要であるため，現在服用している薬剤を確認し，使用予定の抗菌薬の添付文書をよく確認して，具体的な相互作用について確認することが重要である．

薬物動態については「PK-PD」と呼ばれる概念を理解しておきたい．PKとはPharmacokineticsのことで「薬物動態学」と表現され，PDとはPharmacodynamicsのことで「薬力学」といわれる．この両面から抗菌薬を理解し，より安全かつ有効に投与しようとする概念である．用いられる指標は図1，2に示す．

薬剤には大きく分けて，濃度依存タイプの薬剤と時間依存タイプの薬剤がある．濃度依存タイプの薬剤は抗菌薬の濃度が高いほど殺菌作用が強くなるものであり，ニューキノロン系やアミノグリコシド系がそれに該当する．マクロライド系の中で歯科においてよく使用されるアジスロマイシンは，濃度依存タイプである．

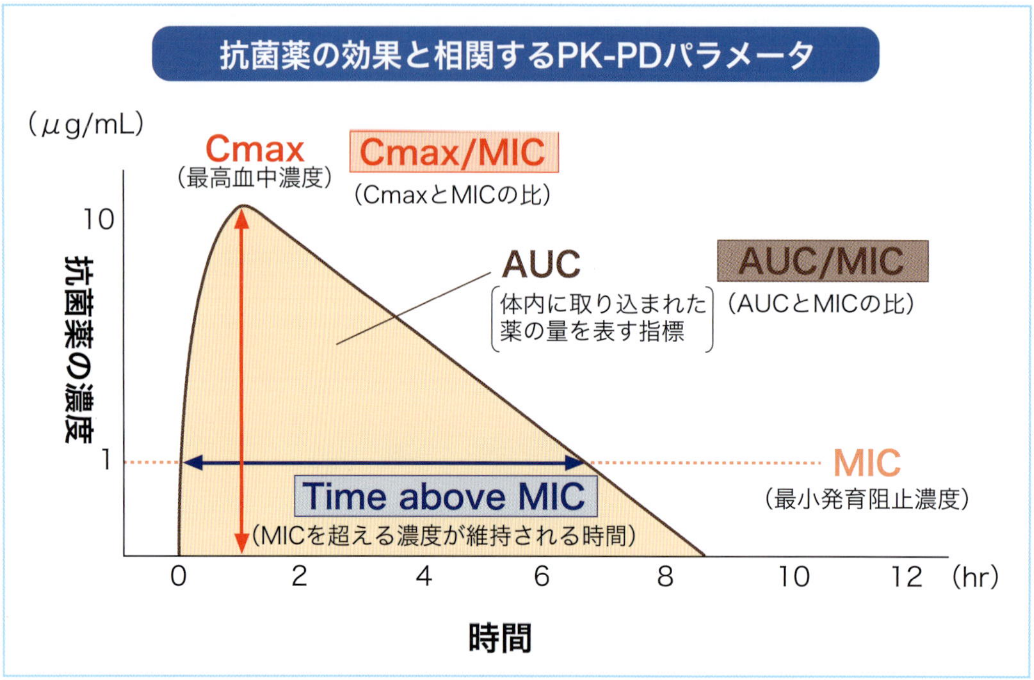

図1　抗菌薬の効果と相関するPK-PDパラメータ（戸塚[1]より）

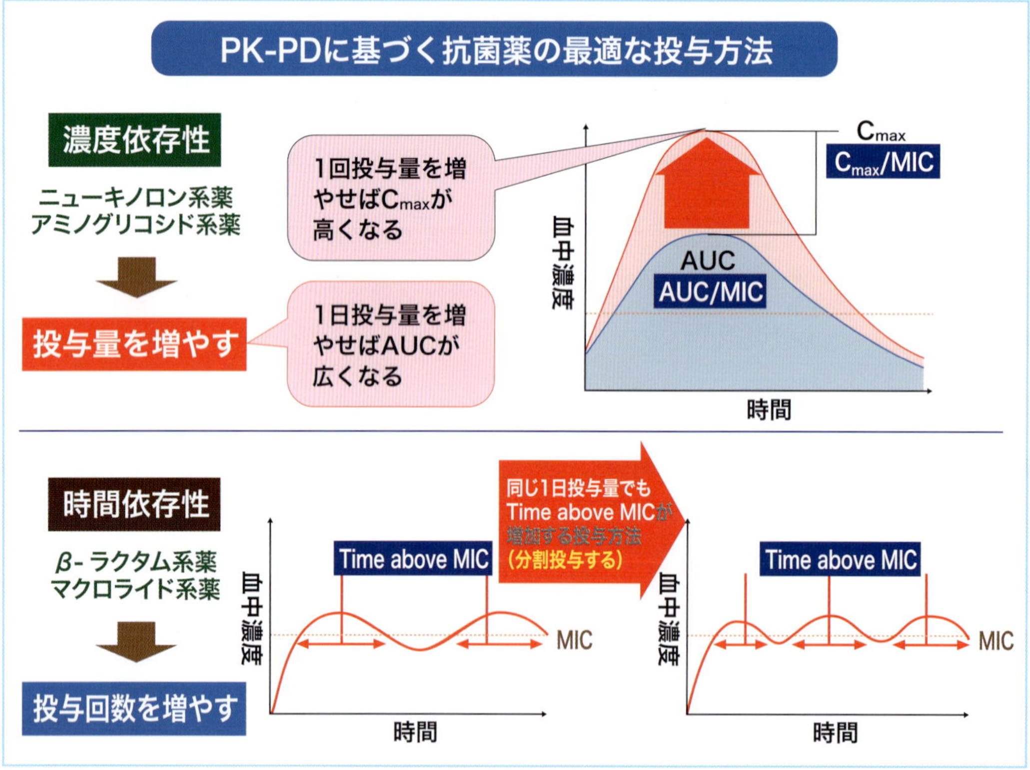

図2　PK-PDに基づく抗菌薬の最適な投与方法（戸塚[1]より）

PK-PDパラメータではCmax/MIC，AUC/MICが薬の作用と関連がある．時間依存タイプとは薬剤の血中濃度が最小発育阻止濃度（MIC）を上回っている時間（T/MIC）が長いほど効果が高いタイプであり，ペニシリン系やセフェム系といったβ-ラクタム系やマクロライド系がそれに該当する．臨床医としては使用する薬剤がどちらのタイプに属するのかを理解していれば，処方の仕方や患者への説明を行いやすいであろう．

3 抗菌療法に使用する薬剤の種類

本章では抗菌療法に使用する薬剤のうち抗菌薬に限定し，ポビドンヨード，クロルヘキシジンといった消毒薬，含嗽剤としての成分は除外，メチレンブルーなどを用いる抗菌光線力学療法（a-PDT；antimicrobial photodynamic therapy）などの新しい治療法については，成書をご参照されたい．

一般的に，感染症治療で使用される抗菌薬には以下のような種類がある．

1．ペニシリン系
2．セフェム系
3．マクロライド系
4．ニューキノロン系
5．テトラサイクリン系
6．抗真菌薬
7．メトロニダゾール，アミノグリコシド，クロラムフェニコールなど

この中から，日本における歯周病の治療で使用頻度の高い薬剤を中心に概説する．

1．ペニシリン系

1929年，Flemingがブドウ球菌の培養中に青カビが混ざってしまい，その周囲の細菌の発育が阻止された現象からペニシリンの発見にいたったことは有名な話である．ペニシリンは構造にβ-ラクタム環を持つことからβ-ラクタム系抗生物質に分類され，細菌の細胞壁構成成分であるペプチドグリカンを合成する酵素（PBP；penicillin-binding protein，ペニシリン結合タンパク）と結合し，その活性を阻害することで細菌の細胞壁合成を阻害する．細胞壁という，我々人間には存在しない構造体を攻撃することから，安全性は高いと考えられている．しかしペニシリンはアレルギー反応を引き起こしやすいため，既往についての確認が重要である．現在よく使用されるのは，アミノペニシリンに分類されるアモキシシリン（サワシリン®）である．歯周病原細菌に対する抗菌力は現在でも維持されているが，薬価があまりにも低く抑えられてしまったことが原因なのか，積極的に推奨されなくなっている．

ペニシリンはβ-ラクタム環という部分が作用点であり，一部の病原菌がこのβ-ラクタム環を攻撃するβ-ラクタマーゼを産生して耐性を獲得するようになったため，そのβ-ラクタマーゼを阻害するクラブラン酸を配合したアモキシシリン・クラブラン酸（オーグメンチン®）が欧米では使用されているものの，日本では歯科における保険適応はない．

2．セフェム系

セファロスポリンとして開発され，現在ではセファマイシンやオキサセフェムなどとともに「セ

フェム系」と呼ばれている．ペニシリンと同じβ-ラクタム環を持つ抗生物質で，その作用機序もペニシリンと同様，細胞壁のペプチドグリカン合成を阻害する．歴史的にいくつかの世代分けがされており，現在よく使用されているのは第3世代のセフェム系である．中でもセフカペン・ピボキシル（フロモックス®），セフジトレン・ピボキシル（メイアクトMS®），セフジニル（セフゾン®）の使用頻度が高い．細胞壁という，ヒト細胞にない構造の合成阻害作用により効果を発揮するので安全性も高く，ペニシリンほどアレルギーの頻度は高くないことから（慎重投与にはなっている），現在は最も広く使われており，日本歯周病学会のガイドラインでも第一選択薬とされている[2]．

2005年，2010年に行った筆者らの研究でも，歯周病原細菌には安定して効力を持つことから[3, 4]（図3，4），医科と異なり，原因菌を究明するような細菌検査を行うことのできない一般歯科臨床においては向いているであろう．しかし，近年セフェム系でも耐性菌の増加が問題になりはじめているため，口腔領域においても耐性菌などの出現に注意を払った投与が望まれる．

	アモキシシリン サワシリン	セフカペン フロモックス	セフジニル セフゾン	レボフロキサシン クラビット	アジスロマイシン ジスロマック
P.g.	0.008－0.03	0.008－0.06	0.002－0.03	0.12－0.25	0.25－1
A.a.	0.5－1	0.06－1	0.03－0.25	0.016－0.03	1－16
T.f.	0.03	0.12	0.03	1	2
Strepto coccus	0.03－0.06	0.016－0.12	0.06－0.25	1－2	0.25－0.5

図3　各種抗菌薬の歯周病原細菌に対する抗菌力（2005年）（前田ら[3] より）　MIC（最小発育阻止濃度）μg/mL

	アモキシシリン サワシリン	セフジトレン メイアクト	クラリスロマイシン クラリス	アジスロマイシン ジスロマック	レボフロキサシン クラビット	シタフロキサシン グレースビット
P.g.	0.015－0.06	0.008	0.06－0.12	1	0.12	0.008－0.015
A.a.	0.25－1	0.06-2	0.03－32	0.25－4	0.008－0.25	0.002－0.015
T.f.	2	0.12	0.25	4	0.5	0.015
Strepto coccus	0.015－0.12	0.015－0.12	0.06-0.12	0.25－1	0.5－4	0.06－0.12

図4　各種抗菌薬の歯周病原細菌に対する抗菌力（2010年）（穂坂ら[4] より）　MIC（最小発育阻止濃度）μg/mL

3．マクロライド系

化学構造としてマクロライド環（ラクトン環）を持つ抗生物質で，エリスロマイシンに端を発する．現在，歯科領域で主に用いられているのは14員環のクラリスロマイシン（クラリス®，クラリシッド®），15員環のアジスロマイシン（ジスロマック®）である．

マクロライドは，細菌のタンパク質合成部位であるリボソームの「50Sサブユニット」と呼ばれる部位に結合することにより，抗菌力を発揮する．この作用機序は静菌的に働くと考えられており，歯周病原細菌に対してもそのMICは比較的高い濃度である．代謝は肝臓で行われる．副作用は比較的少なく，安全性の高い抗生物質といえるが，最近では耐性菌の増加が問題になってきている．本薬剤は基本的に時間依存性と考えられているが，アジスロマイシンは濃度依存的な概念で効果が期待されている．そのため，1日1回500mg×3日の投与方法に加え，1回のみ服用する2gのシロップが開発された．また宿主細胞，特に白血球に取り込まれやすいという特徴を持ち，その白血球が有効成分を病巣に運搬することによって，感染病巣での濃度が高くなるという特徴がある．また，純粋な抗菌作用だけでなく，抗炎症作用やバイオフィルム形成抑制作用も期待されている．

「ニューマクロライド」といわれるアジスロマイシンは，日本人の歯周病患者を対象にその臨床細菌学的な有効性が報告されている数少ない薬剤といえ，歯周炎の急性症状にも有効性を認めるとともに，薬剤が有効濃度を維持する期間内にSRPを行う治療においての有効性が報告されている[5)]．

4．ニューキノロン系

キノロン系は1962年にナリジクス酸が合成されたことに端を発し，1984年にノルフロキサシンが承認されてから「ニューキノロン」と呼ばれるようになり，それ以降抗菌スペクトルが拡大され，抗菌活性が増強されている．その作用機序は，細菌DNAの立体構造を変換する「トポイソメラーゼ」という酵素の作用を阻害することで細菌の核酸合成阻害が起き，殺菌的に働くと考えられている．

本薬剤は濃度依存的な薬剤で，歯科領域の経口剤としてよく用いられるレボフロキサシン（クラビット®）が，従来100mgを1日3回であった服用方法が500mgを1日1回に変更されたのは，この理論に従って服用することでより効果が期待でき，耐性菌の生じる機会を減少させることができるからである．

レボフロキサシンの後継薬として開発されたシタフロキサシン（グレースビット®）は，歯周病原細菌に対する抗菌力が強く，従来ニューキノロン系が持つとされる，NSAIDs併用による痙攣誘発作用（誘発は個々に異なる）や光過敏症など，いくつかの副作用はほとんどクリアされており，組織移行性がよいため，用法・用量を守ることで，少なくとも歯周炎の急性症状の緩解に有効であるといえる[6)]．また，SPT（Supportive periodontal therapy）期の再発に対する有効性の報告も見られることから[7)]，今後は難治性の歯周炎治療に対しての有効性の確認などが期待される．上記2剤の排泄は腎臓で行われる．抗菌力が強いことから，歯科における第一選択薬として慎重であるべきだという意見もある．

5．テトラサイクリン系

テトラサイクリンは細菌のリボソームの「30Sサブユニット」という部位に結合し，タンパク質合成を阻害する抗生物質であり，基本的には静菌的に働くが，高濃度では殺菌的に働く．耐性がなければ広域スペクトラムを持つが，耐性菌の出現により使用頻度は低くなっている．

現在，歯科領域で使用されるのは内服薬としてはミノサイクリン（ミノマイシン®）であるが，本薬剤は胃腸障害が起きやすく，めまい感が出ることもあるので，患者に確認しながらの使用が大切であろう．

日本では内服薬としてよりも，2%塩酸ミノサイクリン軟膏（ペリオクリン®）の局所投与が広く行われている．使用に関しては，現在の保険システムにおいては歯周炎の急発と，歯周基本治療後に4mm以上の歯周ポケットが残存している部位に限定されている．

今後，歯周外科治療を行うことが困難な有病者の症例に対しての使用や，インプラント周囲炎に対してなど，実際に起こり得るケースでの認可が期待される．局所濃度は一時的に殺菌的なレベルまで上がるため，歯周ポケット内では殺菌的に働くと考えられる．

6．抗真菌薬

抗真菌薬には，真菌の細胞膜であるエルゴステロールに結合して細胞膜を破壊するもの（アムホテリシンB；ファンギゾン®）や，エルゴステロールの合成過程を阻害するもの（イトラコナゾール；イトリゾール®）がある．口腔領域ではカンジダ症における適応はあるが，歯周病の治療には認められていない．

ある時期，本薬剤が歯周病の治療に有効であると話題になったことがある．全身抵抗力が低下し，真菌が優位になった状態での歯周炎に対しての効果を全面否定するものではないが，一般的に使用されるべき薬剤ではないと考えられ，日本歯周病学会では否定的な公式見解を発表している[8]．

7．メトロニダゾール

日本においては「抗トリコモナス薬」として認識されている薬剤で，最近では*Helicobacter pylori*の除菌薬としても用いられている．偏性嫌気性菌のDNA鎖を切断して殺菌的に働くと考えられている．歯科領域での適応がないため現在は使用できないが，欧米では歯周病の治療におけるアモキシシリンとの併用で有効であるという報告が認められるため[9]，もし日本で認可されるようであれば，使用される可能性もあるので，知識としては持っておきたい．

4 投与方法について

抗菌薬の投与方法には，全身投与と局所投与がある．全身投与には点滴と内服があるが，歯周病の治療における抗菌薬の点滴投与はほとんど行われていない．内服による全身投与では，前述したように薬剤が濃度依存型か時間依存型かを理解して，指示された投与方法を守ることが重要である．

たとえば，ペニシリン系やセフェム系といった時間依存タイプでは，現在1日3回服用となっている．具体的には代表的なセフェムであるセフカペン，セフジトレン，セフジニルはどれも1回量100mgを1日3回投与する（1日量：300mg）．ペニシリン系ではアモキシシリンが代表的で，1回量250mgを1日3～4回投与する（1日量：750～1,000mg）．心内膜炎の患者などで処置前の予防投与を行う場合は，医師からの指示に合わせて投与することが想定されるが，1gや2gといった多量の服用を指示されるので，知識に入れておきたい．

濃度依存タイプのニューキノロン系では，レボフロキサシンは現在500mgを1日1回投与（1日量：500mg），シタフロキサシンでは100mgを1日1回投与か，50mgを1日2回投与（1日量：100mg），あるいは100mgを1日2回（1日量：200mg）まで増量する．投与期間については，歯周炎の急発の場合は3～5日間の投与が一般的である．アジスロマイシンは500mgを1日1回で3日間投与が基本である．最近，2g含有シロップを１回のみ投与する剤品も出されているが，これは本薬剤が濃度依存タイプであることからくるものと考えられる．

クラリスロマイシンは，一般的には1回量200mgを1日2回（1日量：400mg）服用する．テトラサイクリン系のミノサイクリンを全身投与する場合は，一般的に初回量100〜200mg，その後12時間ごとか24時間ごとに，100mgを投与する．

ほとんどの抗菌薬の投薬期間は一般的に3〜5日で，7日ぐらいまでが開発の際の想定であるといわれているので，それ以上の投薬期間を設定する場合には十分な注意が必要である．

局所投与に使用されるのは，2％塩酸ミノサイクリン配合の軟膏であるが，保険収載という観点からはSRP後に4mm以上の歯周ポケットが存在する部位に，1週間に1回で4回投与する方法と，単発的に歯周炎の急発部位に投与する方法が認められている．投与する際には，薬剤はゆっくり歯周ポケット内に挿入することで，患者が痛みを感じないように投与することが重要である．

代表的な薬剤の投与方法について述べたが，使用にあたっては副作用を含め用法・用量など添付文書をよく読んでから使用することが勧められる．

5 抗菌療法の適応症と禁忌症

歯周病感染における抗菌療法を考える際に，ターゲットとなる細菌を少し整理することが抗菌療法を考えるうえで重要であろう．我々はどのような細菌をターゲットにしているのであろうか．これまでの研究で慢性歯周炎の病原体として最も重要視され，病原性について明らかにされているのが*Porphyromonas gingivalis*である．本細菌は，骨吸収を誘導する内毒素や細胞傷害性を示すタンパク分解酵素，ジンジパインを持つ．そして，ほとんどの歯周病患者が本細菌に対して高い抗体価を示すという事実は，生体が本細菌を異物として強く認識しているということを示している．幸いこの細菌は多くの薬剤に感受性を示すことから一時的な除菌はしやすいと考えられるが，再発部位にも検出されることから，その消長をモニタリングするべき最重要な細菌と考えられる．*P.gingivalis*と同様，Socransky らによって慢性歯周炎と最も密接な細菌群として，Red complexに分類されている*Tannerella forsythia*や*Treponema denticola*は培養が難しいこともあり，病原因子についての報告はあるものの，*P.gingivalis*ほど病原性について詳細には明らかにされていない．*Prevotella intermedia/nigrescens*は健常者でも検出されることが多いことから常在菌に近い存在と考えられ，歯周ポケット内でその数を増やすことで病原性を発揮すると考えられる．*Fusobacterium nucleatum*は，この細菌自体の病原性よりもstreptococcus属のような早い時期に定着する細菌（Early colonizer）と*P.gingivalis*のようなlate colonizerに付着し，歯周病原性バイオフィルム形成に関わる細菌として重要視されている．

*Aggregatibacter actinomycetemcomitans*については，限局性の侵襲性歯周炎との関わりが強い菌種であり，グラム陰性菌の外膜を構成するLPS（Lipopolysaccharide，内毒素），「ロイコトキシン」と呼ばれる白血球に毒性を持つ外毒素や，「CDT；Cytolethal distending toxin」と呼ばれる細胞致死性膨化性毒素などが，病原性因子として示されている．本菌はニューキノロン系に感受性が高いため，検査で検出された場合にはそのような投薬が推奨される．

そういった細菌を病態と合わせてモニタリングすることで，歯周病原細菌の消長を知り，治療効果の判定や薬物の使用について考慮していくことは重要である．ただ，この方法は医科で行われている感染症医によるアプローチとは異なるものであるという認識は必要である．歯科での細菌検査はほとんどの場合，既知の細菌をDNAプローブで判定する方法であり，培養を行ってない．そのため，真の原因菌の検出ができているわけではなく，また，検出された細菌の薬剤感受性試験を行うこともほとんどなされていない状況で投薬の判断や選択をしていることを，理解しておくべきである[10]．

それでも我々は，自分たちが処方する薬剤がどのような細菌に対して効果があるか，副作用などの問題点を含め理解したうえで，使用する必要があろう．

歯周病の治療効果を考えた場合，細菌の排除だけでは語り尽くせない．組織の治癒を妨げる因子として，歯根面に付着した歯石や細菌由来の内毒素は，薬剤では除去できないのである．そういった意味での抗菌療法は，きちんとしたSRPとともに行われるべきものであろうし，抗菌薬はできるだけバイオフィルムを破壊した状態で使用するほうが効果的であろう．

抗菌薬を使用しないで済めばそれに越したことはないが，かといって歯周病感染症を甘く見てはいけない．患者の持つ背景によっては蜂窩織炎や骨髄炎に及ぶケースがあり，一旦骨髄炎が成立すると完治は難しいのである．またガス壊疽のような生死に関わるような事象も起こり得るため，適切に薬剤を使用し，急性症状を緩解させることは大変重要である．

歯科の感染は全身にとって致命的でもないし，大したことがないので安全な薬剤を使用すべきだという意見は多い．一方，歯周病における感染が全身に影響を与えることや，前述したように歯周病に由来する感染から骨髄炎，蜂窩織炎など，重症な感染症を引き起こすことがある事実から，現時点で治療効果の高い薬剤を用法・用量を守ってきちんと感染を制御することが重要だという考えもある．そのためには，日本で現在使用されている抗菌薬の基礎データや臨床データをしっかりと蓄積して，そのプラス面とマイナス面を考慮したうえで臨床応用がなされていくことが重要だと考えられる．たとえば組織移行性から考えると，ペニシリン系やセフェム系と比較して，マクロライド系やニューキノロン系が優れているので，急性症状があり組織内への細菌の侵入が疑われる場合には，組織移行の優れた薬剤を選択するということは理にかなっている．

以上，いくつかの方向から抗菌薬について述べてきたが，抗菌療法の適応症は，抗菌薬が有効にかつ適切に使用されることであり，使用方法は今まで述べてきたようにいくつかの方法があるため，状況に応じて上手に使用したい．

禁忌症は，患者の全身状態などによりある抗菌薬に対するアレルギー，副作用，相互作用，全身状態などのリスクが臨床効果を上回ることが懸念されるときで，その際は別の抗菌薬を選択するなど，得た知識をふんだんに使ってリスクを回避することになるだろう．

6 抗菌薬の副作用について》

抗菌薬には抗菌効果とともに副作用が生じることがある．その頻度は必ずしも高くないが，起きうることを理解したうえで，投薬することが必要である．各薬剤の添付文書や，その後の調査が医薬品インタビューフォームという形で掲載されているので，事前に一読しておきたい．歯科で使用頻度の高い抗菌薬について，その副作用の報告を以下に簡潔にまとめておく．

ペニシリン系ではアモキシシリンがよく使用されるが，主な副作用として，下痢・軟便（2.0%），食欲不振（1.7%），発疹（1.6%），悪心・嘔吐（1.2%）が報告されている．

セフェム系のセフカペン・ピボキシルの主な副作用は，下痢（1.28%），胃不快感（0.34%），軟便（0.31%），嘔気・嘔吐（0.28%）．セフジトレン・ピボキシルの副作用は，下痢（1.68%），軟便（0.62%），嘔気（0.45%）．セフジニルの副作用は，肝臓・胆管系障害（1.06%），下痢・腹痛などの消化器症状（0.80%），白血球・網膜内障害(0.34%)，発疹，掻痒感などの皮膚症状（0.23%）が報告されている．

マクロライド系のアジスロマイシンの主な副作用は，1日1回，3日間投与の錠剤では，下痢（0.91%），嘔吐（0.40%），ALT（GPT）増加（0.29%），AST（GOT）増加(0.19%)，1回のみのシロップ状のSRにおいては，下痢（16.4%），悪心（4.0%），腹痛（3.1%）が報告されている．

ニューキノロン系では，レボフロキサシンの主な副作用として，下痢（0.24%），悪心（0.17%），ALT（GPT）増加（0.09%），AST（GOT）増加（0.09%），不動性めまい(0.08%)，腹部不快感(0.08%)が挙げられ，シタフロキサシンの主な副作用として，下痢（軟便含む）(1.65%)，ALT（GPT）増加（0.66%），AST（GOT）増加（0.48%），発疹（0.27%），上部腹痛（0.15%）が報告されている．

どの薬剤も，下痢・軟便，嘔気といった消化器症状，ALT（GPT），AST（GOT）増加に見られるような肝臓への影響などが，頻度は高くないものの認められることがわかる．また，投与回数の少ない濃度依存型の薬剤は，血中濃度が上昇することにより，やや副作用の頻度が高くなる傾向が見られるため，事前の説明が必要であろう．

<参考文献>

1）戸塚恭一：日常臨床に役立つ抗菌薬のPK/PD．ユニオンエース, 東京, 2006.
2）日本歯周病学会編：歯周病患者における抗菌療法の指針2010．医歯薬出版，東京，2011.
3）前田亮，石原和幸，穂坂康朗，中川種昭：歯周病関連細菌に対する各種抗菌剤の抗菌力について．日歯周誌，47 : 146-152, 2005.
4）穂坂康朗，齋藤淳，石原和幸，中川種昭：歯周病関連細菌に対するsitafloxacinの抗菌力について．日歯周誌，52 : 239-244, 2010.
5）Gomi K, Yashima A, et al：Effects of full-mouth scaling and root planning in conjunction with systemically administered azithromycin，J Periodontol, 78 : 422-429, 2007.
6）笠井俊輔，深谷千絵，井原雄一郎，富田幸代，齋藤淳，中川種昭：慢性歯周炎の急性症状に対するシタフロキサシン経口投与の効果について．日歯周誌55秋季特別号, 119, 2013.
7）Nakajima T, Okui T, et al：Effects of systemic sitafloxacin on periodontal infection control in elderly patients. Gerodontology, 29 : e1024-e1032，2012.
8）日本歯周病学会：正しい歯周治療の普及をめざして—抗真菌剤の利用を批判する．日歯周誌，42 : S1-S6, 2000.
9）Herrera D, Alonso B, et al：Antimicrobial therapy in periodontitis: the use of systemic antimicrobials against the subgingival biofilm. J Clin Periodontol, 35 : 45-66, 2008.
10）山本浩正：歯周抗菌療法—感染症医的な視点から．クインテッセンス出版，東京，105，2012.

2. 抗菌療法の指針

吉野歯科医院　吉野 宏幸

はじめに

従来の歯周基本治療（プラークコントロール，ルートプレーニング）では十分な臨床効果が見られない難治性歯周炎患者では，再評価後に再度のルートプレーニングをする際に，抗菌療法を併用することが推奨されている．一方，生体防御機能が低下する基礎疾患を有する患者，虚血性心疾患患者の一部，そして細菌性心内膜炎などの最上リスクを有する歯周炎患者へは，基本治療前の抗菌療法が推奨されている．このように，抗菌療法の時期はその症例によって異なるので，症状の把握と診断が重要である．

1 診断分類からの症例選択

以下に，日本歯周病学会編『歯周病患者における抗菌療法の指針2010』[1]における，抗菌療法の症例選択基準を示す．

1．通常の機械的プラークコントロールでは十分な臨床的改善が見られない治療抵抗性および難治性歯周炎患者

プラークコントロールが良好で，スケーリング・ルートプレーニング（SRP）を行っても十分な臨床的改善が認められない治療抵抗性歯周炎患者，およびサポーティブ治療（SPT）が良好に維持されているにも関わらず，歯周ポケットの深化（アタッチメントロス）が認められる難治性歯周炎患者は，抗菌療法の対象となりえる．通常，再評価後に再度のSRPと抗菌療法（経口投与やポケット内投与）を併用する．臨床的改善があるかどうかは，5〜6mm以上の歯周ポケットの残存数・減少率やプロービング時の出血（BOP）の部位数・減少率などから判断する．この際の抗菌療法の目的は，歯周ポケットおよび歯周組織に存在する細菌を減少させることにより，結果としてよりよい臨床的改善を得ることである．

2．広汎型重度慢性歯周炎患者および広汎型侵襲性歯周炎患者

年齢に対して歯周組織破壊が著しい広汎型重度慢性歯周炎患者および広汎型侵襲性歯周炎患者では，一般的な慢性歯周炎と比較して歯周治療に対する治療反応性が不良となる場合が多い．そのため，初回のSRPや歯周外科治療と抗菌療法（経口投与やポケット内投与）を併用する患者として検討すべきであり，細菌検査に基づいた実施が望ましい．この際の抗菌療法の目的も，歯周ポケットおよび歯周組織に存在する細菌を減少させることにより，結果としてよりよい臨床的改善を得ることである．

3．易感染性疾患，動脈硬化性疾患を有する中等度・重度歯周炎患者

生体防御機能が低下する基礎疾患を有する患者（喫煙患者を含む免疫機能低下患者・血糖コントロール不良の糖尿病患者）あるいは，虚血性心疾患患者などの一部では，初回のSRPや歯周外科治療と経口抗菌療法を併用する対象となりえる．この際の抗菌療法の目的は，歯周ポケットおよび歯周組織に存在する細菌を減少させることにより，結果としてよりよい臨床的改善を得るとともに，菌血症防止や炎症反応を抑制することによる全身および多臓器への悪影響を減少させることである．

4．最上リスクを有する歯周炎患者

歯周治療を行うことで，一過性の菌血症が生ずることはコンセンサスがある．この菌血症予防を目的として，最上リスク（細菌性心内膜炎，大動脈弁膜症，チアノーゼ性先天性心疾患，人工弁・シャント術実施患者）を有する歯周炎患者については，抗菌薬の術前経口投与の対象となる．このことは，米国心臓病学会のガイドラインでも明確に指摘されている（AHA2007ガイドライン）．

2 治療時期からの症例選択

抗菌療法は，症例選択も含めフローチャート（図）を参考に，計画的に実施することが重要である．

1．歯周膿瘍の治療

歯周膿瘍を有する症例に対する抗菌薬の歯周ポケット内投与は，急性症状の改善に有効である．排膿および歯周ポケット内洗浄後に抗菌薬の歯周ポケット内投与を行うと，臨床症状改善の促進効果が認められる．また十分な排膿路が確保できない場合，あるいは広範な放散性の腫脹，強度の疼痛および発熱を有する場合には抗菌薬の経口投与が有効である．しかしながら，いずれも対処療法であり，その後に歯周治療を行う必要がある．歯周膿瘍および歯周治療後の感染予防に対する経口抗菌薬としては，第一選択としてペニシリン系，セフェム系，第二選択としてマクロライド系，第三選択としてニューキノロン系が，一般的な選択基準である．

2．歯周基本治療

比較的軽度な歯周炎に対する歯周基本治療においては，歯肉縁上のブラッシングと歯肉縁下のプラークコントロールが適切に行われることで，生物学的に受け入れられる歯肉縁下環境が得られ，抗菌薬(2%塩酸ミノサイクリン歯科用軟膏）を歯周ポケット内に局所投与しなくても，臨床パラメータは改善することが多い．ただし中程度以上に進行した歯周炎においては，歯周外科手術を行っても器具のアクセスが得られにくく，病態の進行に伴い歯周治療は困難になる．

抗菌薬の歯周ポケット内局所投与によって歯周ポケット内細菌数，総菌数に占める運動性細菌の構成比率とともに，臨床的パラメータも改善するため，SRP（Scaring root planing）が困難な部位へのSRPと抗菌薬の局所投与との併用療法が期待される．一方，抗菌薬の経口投与に関しては，従来の歯周基本治療（プラークコントロール，ルートプレーニング）単独と比較し，経口投与を併用したほうが，アタッチメントゲインが大きいという報告が多い．したがって，従来の歯周基本治療に対して治療反応性が低い症例に，経口抗菌薬を併用することが推奨されている．ただしその効果がどのくらい持続するのか，また，どの病型に効果的なのかは解明されていない．

その他，生体防御機能が低下する基礎疾患を有する患者（喫煙者を含む免疫機能低下患者や，血糖

コントロール不良の糖尿病患者）あるいは虚血性心疾患患者の一部では，経口抗菌薬を併用する対象となり得る．さらに最上リスク（細菌性心内膜炎，大静脈弁膜症，チアノーゼ性先天性心疾患，人工弁・シャント術実施患者）を有する歯周炎患者についても抗菌薬の術前経口投与の対象となる．

3．歯周外科治療

まずは感染リスクが高いハイリスク患者は，歯周外科手術の際に生じる術中・術後の菌血症に対する対策が必要である．特に心臓弁膜症，人工弁置換術や人工関節置換術の既往のある患者へは，組織への菌の付着と増殖を防ぐ目的で，予防的に術中の血中濃度を上げるために抗菌薬の経口投与，手術時間が長い場合などは静脈内投与も考える．通常の治療では，病変の進行を食い止めることの難しい難治性歯周炎においては歯周外科の際に，歯周病原細菌を口腔内から排除，または減少させる目的で抗菌薬の投与を行う．また広汎型重度慢性歯周炎患者や，広汎型侵襲性歯周炎患者においても，治療効果を高めるために，歯周外科手術における抗菌薬の経口投与を考慮する．

日本では，全身疾患や歯周病の活動性の高くない慢性歯周炎患者でも，歯周外科手術時に術後感染防止のために抗菌薬を使用することが多いが，本来は耐性菌の出現を抑える観点から，使用頻度，薬剤の種類および投与期間などを患者ごとに評価すべきである．

4．サポーティブ治療期

SPT期（Supportive periodontal therapy，サポーティブ治療期）においては，患者を定期的に来院させて日頃の口腔清掃を指導，補助するとともに口腔内の細菌の除去を徹底的に行う．歯肉縁上・歯肉縁下のプラークコントロールを行うことによって，口腔内の細菌を可及的に除去することが重要である．SPT期において，残存している歯周ポケットに対しての抗菌薬の局所投与は臨床的に効果があるとの報告もあるが，その付加的治療効果の臨床意義については議論の余地があり，また耐性菌の発生を助長するリスクがある．

また，SPT期において繰り返しのSRPにも関わらず歯周ポケットの深い状態が続くのであれば，抗菌薬に頼るのではなく，もう一度根本的な治療を見直す必要がある．

3 抗菌療法のフローチャート》

歯周治療における抗菌療法の適応法をフローチャート[1)]に示す．

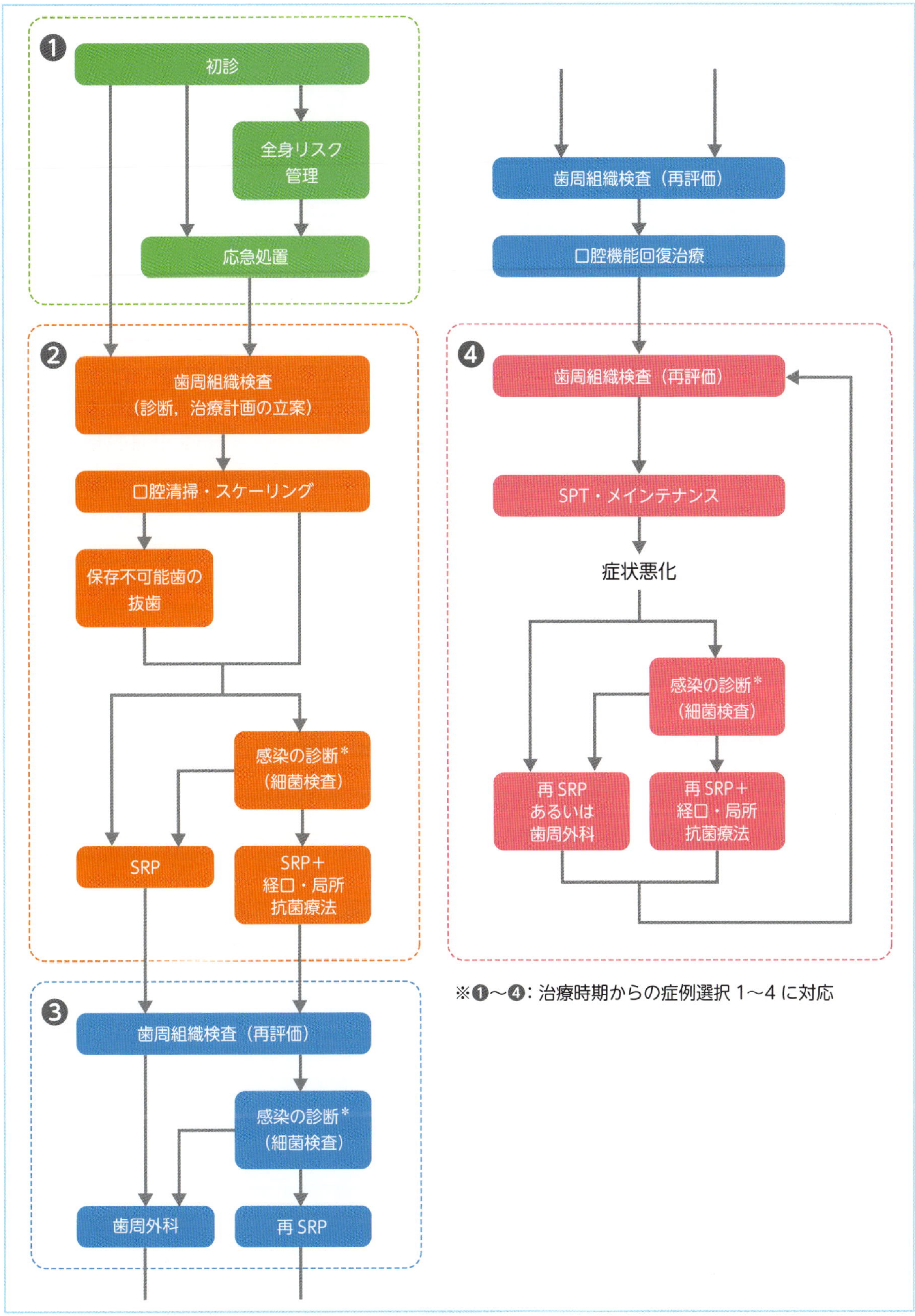

図　歯周治療における抗菌療法の適応法

＜参考文献＞

1）日本歯周病学会編：歯周病患者における抗菌療法の指針2010．医歯薬出版，東京，2011．

3. 抗菌療法の文献から見たエビデンス

神奈川歯科大学大学院歯学研究科　口腔科学講座　歯周病学分野　三辺 正人

はじめに》

歯周基本治療においては，SRP（Scaling root planing，スケーリング・ルートプレーニング）によって，治療反応性が低いとされるSGCP（Severe generalized chronic periodontitis，重度広汎型慢性歯周炎）やGAP（Generalized aggressive periodontitis，広汎型侵襲性歯周炎）を主とする重度歯周炎，および糖尿病や動脈硬化性疾患を合併した全身疾患関連性歯周炎や喫煙関連性歯周炎に対しては，細菌検査に基づいたSA（Systemic antimicrobial therapy，経口抗菌療法）を併用した，感染および炎症のコントロールを徹底して行う必要性が示唆されている[1]．本稿では歯周基本治療あるいは歯周治療後の再評価時におけるSAの，主として症例選択に関するエビデンス（科学的根拠）についてまとめてみた．

1 重度歯周炎に対する経口抗菌療法の臨床効果に関するエビデンス》

局所抗菌療法およびSAを併用した徹底した抗菌療法は，PTAT（Periodontal intensive anti infective therapy，集約的抗感染療法）と称され，その治療効率を向上させるためには，SAを適応する際の症例選択を明確にする必要がある[2]．症例選択としては，重症度分類では重度，病変の拡がりでは広汎型，病態（症候群）分類では侵襲性，リスク因子による分類では歯周病原細菌の重度感染と，喫煙およびコントロール不良な糖尿病に加えて，治療診断分類として，治療反応性が低下したいわゆるTRP（Therapy resistant periodontitis，治療抵抗性歯周炎）が挙げられる(**図1**)[3,4]．

歯周基本治療時の治療反応性の低下により，深い歯周ポケット（PD；Probing depthが5，6mm以上）の残存部位率の目安が10％以上の場合は，SPT（Supportive periodontal therapy）時における予後が不良となる（歯周病の再発，進行，歯の喪失）ことが最近の疫学研究により明らかにされている[5]．この診断指標は，歯周病の感受性や進行の患者レベルのリスクを評価し，患者個々のSPT時の受診間隔を決定するための歯周病リスク評価モデル[6]に利用されている，6つのリスク因子(PRA；Probabilistic risk assessment，多因子リスク評価法，**表1**）の1つとしても用いられている．

これと関連して，患者レベルの治療反応性を評価する診断指標として，深い歯周ポケットが治療後に減少した部位率（5mm以上のPDが4mm以下に減少する割合）を評価する方法は，歯周外科治療の必要性を判定するための評価指標として用いられている[7]．ちなみに，重度歯周炎の治療後に，6mm以上のPDが2mm以上減少した部位率が70％未満の場合をTRPと診断した場合には，TRP症例では，PRAが高リスクと判定された場合と同様にSPT時における歯の喪失リスクが高くなることが，国内の歯周専門医施設のデータにおいても確認されている[8]．

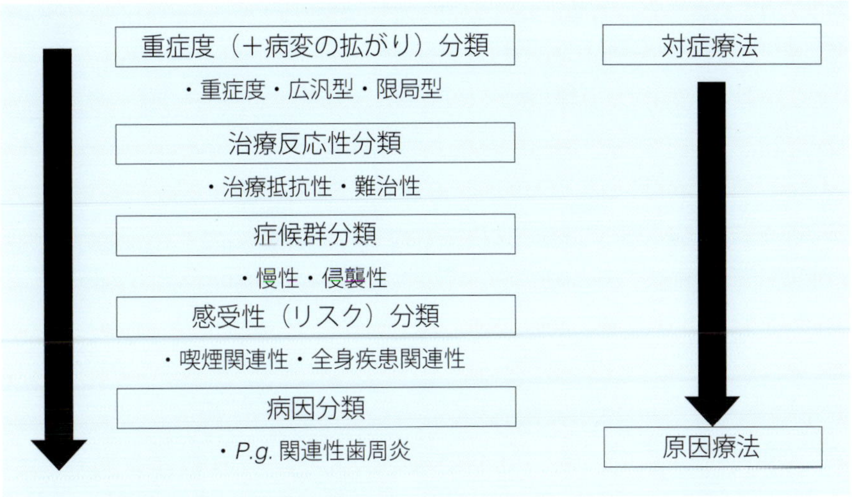

図１　多因子性疾患である歯周病の診断分類

表１　SPT時の多因子リスク評価

	低リスク（4項目以上該当）	中等度リスク（2項目以上該当）	高リスク（2項目以上該当）
5mm以上のPD数	4カ所以下	5〜7カ所	8カ所以上
BOP	9%以下	10〜24%	25%以上
骨吸収年齢比	0.5以下	0.6〜0.9	1.0以上
喪失歯数	4歯以下	5〜7歯	8歯以上
全身疾患	なし	あり	あり
喫　煙	なし/日	1〜19本/日	20本以上/日

〈Lang & Tonetti（2003）改変〉，日本歯周病学会編[6)]

①通常の機械的プラークコントロールでは十分な臨床的改善が見られない治療抵抗性および難治性歯周炎患者
②SGCP（Severe generalized chronic periodontitis,重度広汎型慢性歯周炎）患者，およびGAP（Generalized aggressive periodontitis，広汎型侵襲性歯周炎）患者
③易感染性疾患，動脈硬化性疾患を有する中等度・歯周炎患者

図２　歯周治療におけるSAの症例選択基準

表２　深い歯周ポケット（PD≧5mm）の減少量§と歯周ポケット閉鎖率（5mm以上のPDが4mm以下になった割合%）の変化

	SRP前	SRP後
PD§(mm)	6.2±1.4	4.5 ±1.6
	PD≧5mm	62%*
	PD=5mm	87%
	PD=6mm	67%
	PD=7mm	40%

a：* 患者レベルの寄与率17%
歯・部位レベルの寄与率83%
§ 41名中～重度慢性歯周炎患者（771歯・1447部位）

	SRP＋SA前	SRP＋SA 2M後
PD§§(mm)	6.7±0.5	3.6±0.7
	PD≧5mm	77% **
	PD=5mm	89%
	PD=6mm	82%
	PD=7mm	67%
	PD=8mm	65%
	PD≧9mm	41%

b：** 患者レベルの寄与率13%
歯・部位レベルの寄与率87%
§§ 48名，重度歯周炎患者（2238部位）

すなわち，治療反応性が低下している場合（症例選択①），低下が予測される場合（症例選択②）および宿主の免疫応答が低下し，炎症反応の亢進や持続化を伴う場合（症例選択③）にSAを適応することは（**図2**）[9]，短期的な歯周組織の改善のみならず，歯周治療の予後の向上や全身の健康状態の改善に寄与できるものと考えられる．

SGCPとGAPを含む重度歯周炎は，6，7mm以上のPDが多数存在し，通常のSRPのみではその減少効果が不十分となる場合が多くなるため，SAを併用することで外科必要性の減少効果を20～30%増加させることによって，介入治療（再生療法やインプラント治療など）を含めた歯周治療の予後の改善を図れるようになることが期待されている（**表2a, b**）[7,9]．

最近のSA（メトロニダゾールとアモキシシリンの複合投与；M+A）を併用した歯周非外科治療後の臨床成績をまとめたシステマティックレビューの結果を，**表3**に示す[10]．SGCP，GAPともに，特に7mm以上の深いPDの減少効果と，PAG（Probing attachmentgain，臨床的アタッチメントゲイン量）の増加が認められている．実際にSGCPとGAPにおいては，非外科治療に対する臨床的改善度や予後に，有意な差異は認められていない[11]．重度歯周炎患者の歯周治療後の予後に影響を及ぼす，リスク因子分析研究に関する国内の報告では，病態分類（侵襲性vs慢性）は，歯の喪失や歯周病の再発の有意なリスク因子ではなかった[8]．また，最近の侵襲性歯周炎患者の長期予後報告によれば，主にGAPとSGCP患者の初診時に予後不良と診断された重度歯周病罹患歯の，SPT期間中の歯の喪失率に，有意な差異は認められなかった[12]．

以上をまとめると，現在の診断分類においては，SGCPとGAPで歯周治療の効果やSPTにおける予後に差異は認められないことから，両者を含む重度歯周炎患者に対して，深い歯周ポケットを減少させ，SPTの予後を良好に保つうえでSAを併用した非外科治療は，有用と考えられる．

表３a　歯周病患者（全身的には健康）に対するSA（M＋A）の治療効果（Systematic Review）

ベースラインのプロービング深さ	過重平均の差異±SD	95％信頼区間	比較対照（SRP）Cobbの文献より引用
(A) プロービング深さの減少量			
4−6mm	1.47±0.22	1.52−1.42	1.29
>4mm	2.17±0.62	2.3−2.04	
≧6mm	2.59±0.33	2.65−2.53	
≧7mm	3.72±0.66	3.83−3.61	2.16
ベースラインのプロービング深さ	過重平均の差異±SD	95％信頼区間	比較対照（SRP）Cobbの文献より引用
(B) 臨床的アタッチメントゲイン			
4−6mm	1.31±0.33	1.24−2.73	0.55
>4mm	1.49±0.42	1.40−1.58	
≧6mm	1.66±0.66	1.54−1.78	
≧7mm	2.66±0.88	2.51−2.81	1.19

慢性歯周炎＋侵襲性歯周炎患者のSRP＋SAvsSRP

表３b　歯周病患者（全身的には健康）に対するSA（M＋A）の治療効果（Systematic Review）

全顎の値	平均の差異	95％信頼区間	経口抗菌療法併用群（SRP＋アモキシシリン＋メトロニダゾール投与）の有意性を示すP値
慢性歯周炎			
臨床的アタッチメントゲイン	0.21	0.02−0.4	<0.05
プロービング深さの減少量	0.43	0.24−0.63	<0.05
全顎の値	平均の差異	95％信頼区間	経口抗菌療法併用群（SRP＋アモキシシリン＋メトロニダゾール投与）の有意性を示すP値
侵襲性歯周炎			
臨床的アタッチメントゲイン	0.42	0.23−0.61	<0.00001
プロービング深さの減少量	0.58	0.39−0.77	<0.0004

GAP FM-SRP+ M（250～500mg）＋A（250～500mg）1日3回，7～14日間投与評価期間2～6M
CP SRP+ M（250～400mg）＋A（250～500mg）1日3回，7～14日間投与評価期間3～24M

2 重度歯周炎に対する経口抗菌療法の細菌学的効果に関するエビデンス

歯周基本治療の効果を高めることを目的としたSAにおける，その適応および抗菌薬の選択や治療効果を評価する際に，細菌検査においてモニターすべき細菌として，歯周病原細菌である*Porphyromonas gingivalis, Tannerella forsythensis, Treponema denticola*のいわゆるRed Complexと，*Aggregatibacter actinomycetemcomitans*が挙げられる．重度歯周炎患者において，これら歯周病原細菌の菌量や菌比率が高い場合や，これらの歯周病原細菌の複合感染が生じている場合には，従来のSRPにSAを併用することにより歯周ポケット内外の歯周病原細菌の減少と病的細菌叢の改善が生じ，細菌学的改善効果が持続することが報告されている[13]．

重度歯周炎患者において，歯周病原細菌が高率に検出される場合には，SRPとSAの併用は，SRP単独の場合と比較して治療反応性が向上し，外科治療の必要性の減少が期待できる[14]．これに対してCioncaらは，SA（M＋A）とFM-SRP（Full mouth SRP，**図3**）の併用は，FM-SRPのみの場合と比

A：Staged（Quadrant）debridement（Q-SRP）
1〜2週間隔で1/4〜1/6顎ごとの通常のSRP
B：FMD（Full-Mouth disinfection）
24時間以内の全顎SRP+1日2回のCHX洗口，舌のスクラッビング，扁桃のスプレー，CHXポケットイリゲーション（10分間3回）8日間
C：FM-SRP（Full-mouth SRP）
24時間以内の全顎SRP
A＝B=C
：治療法の違いよりも徹底したルートデブライドメントと口腔清掃の励行が重要．治療法の選択は術者および患者の選択（好み）による

図3　FMD治療は有効か（Heitz-Mayfield LJA[10]）

較して，外科治療の必要性の減少効果が約9倍となることを報告している[15]．また歯周基本治療時に抗菌療法を併用することで，X線学的骨再生が促進されることが報告されている[16]（図4）．

細菌検査に基づいたSAは，特異的プラーク仮説（外因感染説）を根拠として実施されてきた．すなわち歯周病の予防と治療の大部分は，非特異的プラーク仮説（内因感染説）に基づく標準的治療が奏功するが，病毒性の強い細菌や，宿主免疫の低下が推測される重度歯周炎や難治性歯周炎症例では，細菌検査を含むリスク診断に基づいたオーダーメードなアプローチが必要とする考え方である[17]．

一方，Gencoらのグループが提唱した「包括的バイオフィルム共同体説」[18]に則したPTAT〈FM-SRP＋SA（M＋A）〉は，*A.actinomycetemcomitans*や*P.gingivalis*の検出の有無に関わらず重度歯周炎の治療に有効なことから，細菌検査の必要性を疑問視する見解が示されている[19〜21]．Winklhoffらのグループは，細菌検査による*P.gingivalis*の高率な検出が，SA（M＋A）の臨床効果を予測するうえでの診断指標となり得ることを示し，*P.gingivalis*が未検出の患者に対するSAの応用は，オーバートリートメントであるとの見解を示した[21]．一方，Mombelliらのグループは，細菌検査による歯周病原細菌の検出が，SAの併用が効果的な患者を特定するのに有効かを検証した結果，*P.gingivalis*や*A.actinomycetemcomitans*が未検出の患者においてもSA（M＋A）の臨床的効果が認められたことを報告している．最近Mombelliらは，中等度〜重度歯周炎患者に対するFM-SRPとSA（M＋A）の併用治療における細菌学的検討を行っている．その結果，SA併用群では有意な臨床的改善（臼歯部や喫煙患者ではより有効）が認められたが，術前の*A.actinomycetemcomitans*の検出の有無は，外科治療の必要性の減少効果に影響を及ぼす因子ではなかったことを報告している[22]．さらに歯周病非関連性細菌種あるいは細菌群が，治療反応性の低下に関与している可能性が最近のマイクロバイオーム分析によっても示唆されていることや，GAP患者では，SGCP患者に比較して患者間で歯周ポケット内細菌叢の組成が異なる（細菌叢の多様性）傾向が強いことなどから，現在，臨床応用可能な細菌検査法の限界を理解して利用する必要がある[23,24]．

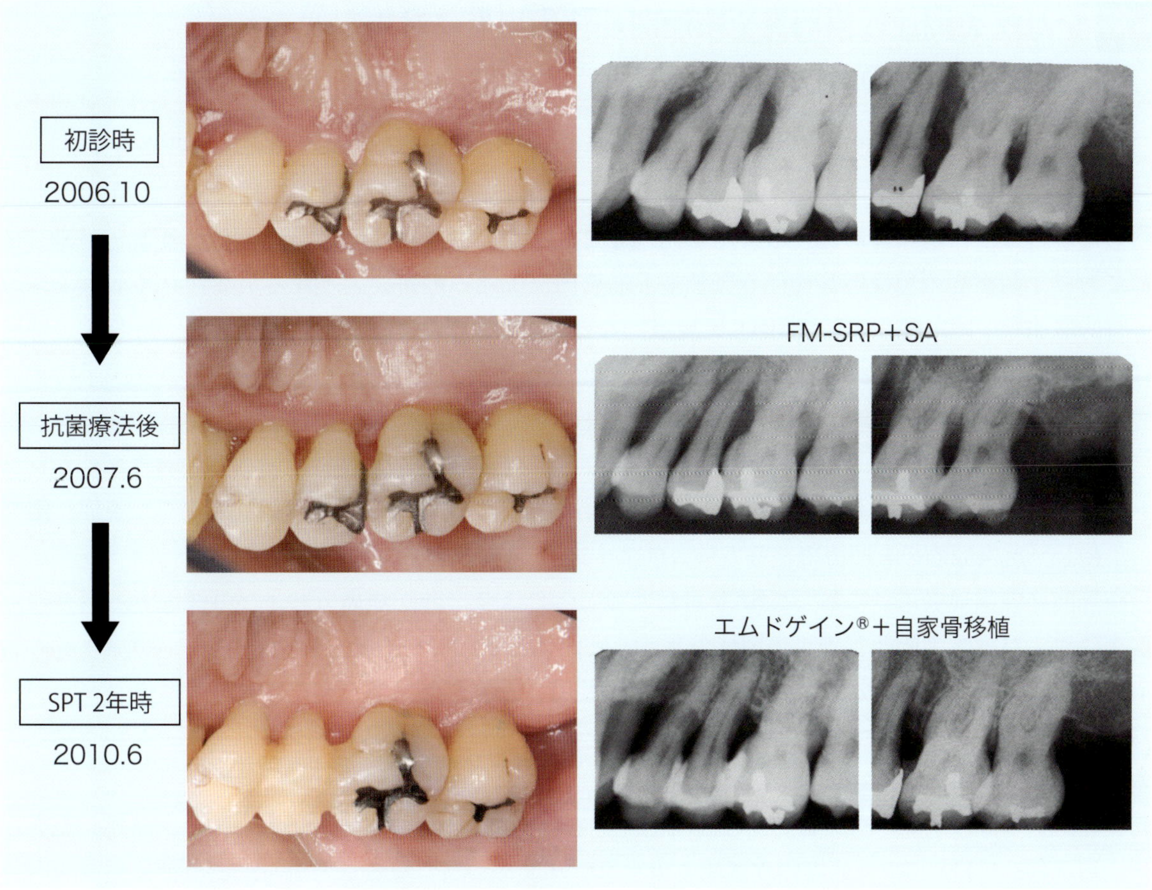

図４a　抗菌療法の併用によって，骨再生の促進を認めた症例（初診時40歳女性，広汎型侵襲性歯周炎）

初診時 2006.11 → **抗菌療法後 2007.6** → **再生療法4M 2008.4**

初診時 2006.11

Mobility				Ⅱ			Ⅲ			Ⅰ			Ⅰ		
B BOP	■		■	■	■							■	■		
B PPD	8	2	9	10	8	3	3	8	10	4	3	6	5	8	10
上顎	3			4			5			6			7		
P PPD	8	10	8	8	8	2	4	6	10	3	2	6	5	6	9
P BOP		■		■	■	■				■		■		■	■
L BOP	■	■	■				■	■	■	■	■	■	■	■	■
L PPD	6	3	4				12	10	10	6	2	12	8	2	12
下顎	3			4			5			6			7		
B PPD	6	2	4				8	2	10	6	2	10	10	5	8
B BOP	■	■	■				■		■	■	■	■	■	■	■
Mobility							Ⅲ						Ⅰ		

抗菌療法後 2007.6

Mobility				Ⅰ			Ⅰ								
B BOP			■	■									■		
B PPD	2	2	4	3	2	3	2	3	4	3	2	7	5	2	6
上顎	3			4			5			6			7		
P PPD	4	2	3	3	3	3	3	3	6	3	2	3	3	2	5
P BOP				■			■					■	■		
L BOP	■		■				■		■	■					■
L PPD	3	2	3				4	2	6	3	3	6	6	4	7
下顎	3			4			5			6			7		
B PPD	2	2	2				2	2	6	3	3	7	7	4	6
B BOP	■		■				■		■						■
Mobility							Ⅰ								

再生療法4M 2008.4

Mobility															
B BOP															
B PPD				2	1	3	2	2	3	3	2	4	3	2	3
上顎	3			4			5			6			7		
P PPD				2	1	3	2	1	2	3	2	3	2	1	2
P BOP							■					■			■
L BOP									■						■
L PPD	1	1	1				2	1	3	2	1	2	2	1	3
下顎	3			4			5			6			7		
B PPD	2	1	2				1	1	1	1	1	2	2	1	2
B BOP			■						■		■				■
Mobility															

歯周病原細菌	抗菌療法前（2007.1）	抗菌療法後（2007.4）	SPT開始時（2008.5）	SPT3年時（2011.2）
	PP	PP	PP	PP
総菌数	2.2×10	5.1×10	5.5×10	10×10
A.a.	−	−	−	−
P.g.	3.7×106（16.8）	−	−	−
T.f.	6.4×105（2.9）	−	−	−
T.d.	12,000	−	−	−

図４b　歯周ポケットおよび細菌学的改善と外科処置部位の限局化

3 全身疾患関連性歯周炎や喫煙関連性歯周炎に対する，経口抗菌療法のエビデンス

糖尿病性歯周炎や喫煙関連性歯周炎，および動脈硬化性疾患を合併した歯周炎患者に対する，SAの有効性に関するエビデンスは不足している[25]．しかしながら，①最近，初回にSAとFM-SRPを併用した場合は，再治療時における併用に比較して，臨床的に有意な改善が認められることが報告されており，菌血症や免疫応答に伴う発熱や，血管内皮機能の障害要因となる炎症性サイトカインの一時的増加などの，FM-SRPに起因した全身的な負の影響を予防する意味では，SAとFM-SRPの併用は合理的であると考えられる[4,26]．②最近，高血糖や喫煙などの歯周病の宿主環境リスク因子によって歯周組織局所の細菌学的恒常性が逸脱した状態（Dysbiosis）においては，生態学的プラーク仮説（Ecological plaque hypothesis ）に基づいた炎症コントロールの重要性（歯周病のパラダイムシフト；炎症コントロールによる感染コントロール）が注目されている[27]．などの観点から，炎症，組織に集積し，抗炎症効果を期待できるアジスロマイシンの併用が有用と考えられる[28]．

喫煙関連性歯周炎患者に対してSAを併用することにより，非喫煙患者および禁煙患者と同等の，臨床的および細菌学的改善効果が期待できることが報告されている[29]．Winkelらは，喫煙患者の難治性歯周炎においては*T.forsythensis*が残存しやすく，それに感受性を有するメトロニダゾールが有効であったことを報告している[30]．また，マクロライド系抗菌薬であるアジスロマイシンが有効とする報告もあるが，コンセンサスとはなっていない[31]．

喫煙，肥満，糖尿病，心血管病変の既往を有するハイリスク歯周炎患者においては，前述したように，短期的にはFM-SRPは血管内皮機能を障害するリスクが高くなることから，治療前に循環器内科や糖尿病専門医との連携により，全身の炎症，血管の健康状態をチェックする必要がある．またこのような重度歯周炎患者に対するSRPにより，菌血症や血中の内毒素量が増加するリスクが高くなることから，歯周治療前あるいは治療中に感染の診断（細菌検査や抗体価検査）に基づいたSAの併用が有用と考えられる[32,33]．

今後，このようなハイリスク症例に対しては，医科・歯科での共有診断マーカーを用いた専門医連携とともに，生活習慣病の発症予防や進行抑制にSAの併用がどの程度効果的なのかについて，長期的臨床データの蓄積が必要である[34]．

まとめ

以上のことから，重度歯周炎に対しては細菌検査を用いて，歯周病原細菌が一定の閾値を越えて検出された場合，歯周基本治療としてメカニカルなバイオフィルムの徹底した除去とともに，検出された細菌叢のコントロールに適した抗菌薬を選択，投与し（全身疾患関連性歯周炎の場合は，内科医と連携下で），治療反応性を評価することが合理的である（抗菌薬の選択基準は，日本歯周病学会，抗菌療法の治療指針[4]を参照）．

図5，6に，重度歯周炎患者にSAを適応する場合の診断基準の目安と，SAのフローチャートを示す[9]．

1. 骨吸収・年齢比 ⇒ 0.8〜1.0以上
2. 全顎PD平均値 ⇒ 4.5mm以上
   PD≧6部位率 ⇒ 30%以上
   歯周ポケット面積値*1 ⇒ 25〜30 cm^2 以上
   BOP ⇒ 50%以上
3. 歯周病原細菌 ⇒ *P.g.* 10^4 以上（1%以上）あるいはハイリスクタイプの菌叢；RC 10^5 以上（5%以上）（＋*A.a.* 10^3 以上（0.1%以上））
4. 免疫評価値*2 ⇒ *P.g.* 菌血漿抗体価（IgG）が10以上あるいは1以下
5. 全身，環境リスク ⇒ 喫煙歴（パックイヤー≧15）糖尿病および心血管病変リスク（HbA1c値6.5%以上，h-CRP*3が1.0mg/L以上）

図５　歯周病ハイリスク患者の診断基準（初診時）（＊1：三辺ほか[34]．＊2：3.の条件を満たす場合は，細菌検査と組み合せて評価する，＊3：高感度CRP）

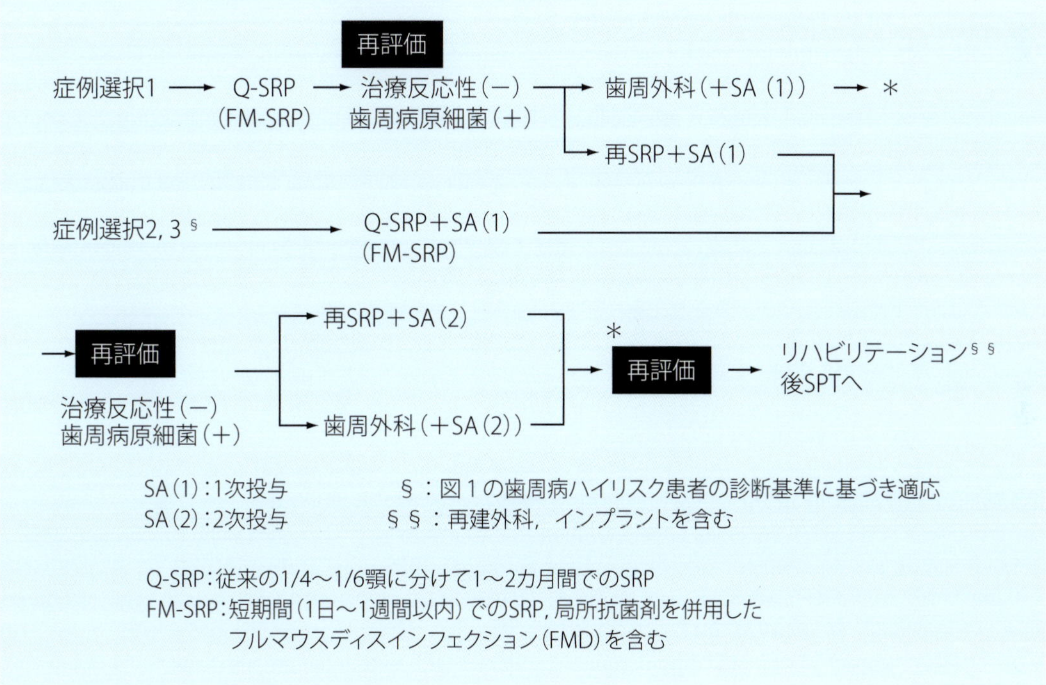

図６　歯周原因除去治療期におけるSAのフローチャート

＜参考文献＞

1）Herra D, et al：Antimicrobial therapy in periodontitis: the use of systemic antimicrobials against the subgingival biofilm. J Clin Periodontol 35(Suppl. 8)：45-66, 2008.
2）Van der, Velden U：Purpose and problems of periodontal disease classification. Periodontol 2000, 39：13-21, 2005.
3）日本歯周病学会編：歯周病の診断と治療の指針2007．医歯薬出版，東京，2007.
4）日本歯周病学会編：歯周病患者における抗菌療法の指針2010．医歯薬出版，東京，2010.
5）Matuliene G, et al：Influence of residual pokets on progression of periodontitis and tooth loss: results after 11 years of maintenance. J Clin Periodontol, 35：685-695, 2008.
6）日本歯周病学会編：歯周病の診査，診断，治療計画の指針2008．医歯薬出版，東京，2008.
7）Tomasi C, et al：Full-mouth treatment vs. the conventional staged approach for periodontal infection control. Periodontol 2000, 51：45-62, 2009.
8）三辺正人ほか：重度歯周炎患者の歯周治療の予後に影響を及ぼす患者レベルのリスク因子分析，日歯周誌55(2)：170-182，2013.
9）三辺正人：歯周治療における抗菌薬物療法の実際，細菌検査の重要性に重点をおいて，日本歯科評論71(5)：49-58，2011.
10）Heitz-Mayfield LJA, et al：Surgical and nonsurgical periodontal therapy. Learned and unlearned concepts. Periodontol 2000, 62：218-232, 2013.
11）Deas DE, et al：Response of chronic and aggressive periodontitis to treatment. Periodontol 2000, 53：154-166, 2010.
12）Graetz C, et al：Retention of questionable and hopless teeth in complaint patients treated for aggressive periodontitis. J Clin Periodontol, 38：707-714, 2011.
13）Ehmlke B,et al：Adjunctive antimicrobial therapy of periodontitis：Long-term effects on disease progression and oral condition. J Periodontol, 6：749-759, 2005.
14）Winkel EG, et al：Metronidazole plus amoxicillin therapy in the treatment of adult periodontitis.: A double-blind placebo-controlled study. J Clin Periodontol, 28：296-305, 2001.
15）Cionca N, et al：Amoxiicillin and metronidazole as an adjunct to full-mouth scaling and root planning of chronic periodontitis. J Periodontol, 80：364-371, 2009.
16）Nibali L,et al：Clinical and radiographic outcomes following non-surgical therapy of periodontal infrabony defects：a retrospective study. J Clin periodontal, 38：50-57, 2011.
17）三辺正人ほか：FMD のエビデンスを考える，②文献的考察，歯界展望, 109（3）：518-524，2007.
18）Tezal M,et al：Supragingival plaque may modify the effects of subgingival bacteria on attachment loss. J Periodontol, 77：808-813, 2006.
19）Mombelli A, et al：Does adjunctive antimicrobial therapy reduce the perceived need for periodontal surgery？Periodontol 2000, 55：205-216, 2011.
20）Cionca N, et al：Microbiological testing and outcomes of full- mouth scaling and root planning with or without amoxicillin/metronidazole in chronic periodontitis. J Periodontol, 81：15-23, 2010.
21）Van Winkelhoff AJ,et al：Antibiotics in periodontics: Right or Wrong？J Periodontol 80：1555-1558, 2009.
22）Mombelli A,et al：Are there specific benefits of amoxicillin plus metronidazole in *Aggregatibacter actinomycetemcomitance*-associated periodontitis? Double-masked, randomized clenical trial of efficacy and safety. J Periodontol, 84：715-724, 2013.
23）Heller D, et al：Impact of systemic antimicrobials combined with anti- infective mechanical debridement on the microbiota of generalized aggressive periodontitis：a 6-month RCT. J Clin Periodontol, 38：355-364, 2011.
24）Colombo AP, et al：Comparisons of subgingival microbial profiles of refractory periodontitis, severe periodontitis,and periodontal health using the human oral microbe identification microarray. J Periodontol, 80：1421-1432, 2009.
25）日本歯科医学会，日本歯周病学会編：糖尿病患者に対する歯周治療ガイドライン2009.
26）Grifiths G, et al：Amoxicillin and metronidazole as an adjunctive treatment in generalized aggressive periodontitis at initial therapy or re-treatment: a ramdomized controlled clinical trial. J Clin Periodontol 38：43-49. 2011.
27）Bartold PM, et al：Periodontitis: a host-mediated disruption of microbial homeostasis. Unlearning learned concepts, Periodontol 2000, 62：203-217, 2013.
28）Hirsch R, et al：Review article Azithromycin in periodontal treatment: more than an antibiotics. J Periodontal Res, 47：137-148, 2012.
29）Mascarenhas P, et al：Clinical response of azithromycin as an adjunct to non-surgical periodontal therapy in smokers. J Periodontol, 76：426-436, 2005.

30) Winkel EG, et al：Effect of metronidazole in patients with "refractory" periodontitis associated with *Bacteroides fortythus*. J Clin Periodontol, 24 : 573-579, 1997.
31) Angaji M, et al：A systematic review of clinical efficacy of adjunctive antibiotics in the treatment of smokers with periodontitis. J Periodontol, 81: 1518- 1528, 2010.
32) Lafaurie GI, et al：Periodontopathic microorganisms in peripheric blood after scaling and root planning. J Clin Periodontol, 34 : 873-879, 2007.
33) Geerts SO, et al：Systemic release of endotoxins induced by gentle mastification. : Association with periodontal severity. J Periodontol, 73 : 73-78, 2002.
34) 三辺正人ほか：歯周病の全身疾患関連検査マーカーとしての歯周ポケット面積評価法の臨床的意義，日口腔検査誌1：7-12, 2009.

1. ペリオドンタルメディスンの基本知識

新潟大学大学院医歯学総合研究科　歯周診断・再建学分野　吉江 弘正
新潟大学医歯学総合病院予防・保存系歯科　歯周病科　両角 俊哉

1 ペリオドンタルメディスンとは

近年，全身の健康における歯周病管理の重要性が注目されるようになり，歯周病とさまざまな全身疾患との関係が研究されている．これらの因果関係，関連性を解明する分野は「ペリオドンタルメディスン（歯周医学）」と総称され，1つの学問体系として確立されるにいたっている[1~4]．

これまでに歯周病が影響する可能性が示唆されている全身疾患を図1に示すと同時に，主要な疾患との関連について概説する．

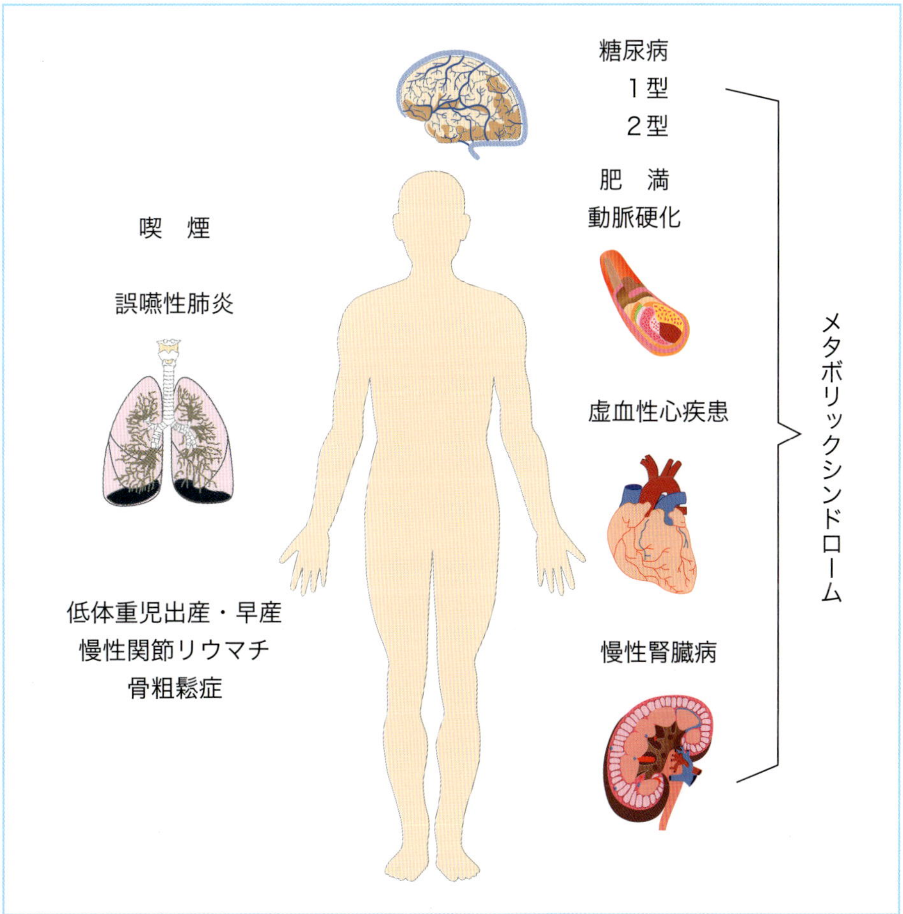

図1　歯周病との関連が示唆されている全身疾患（状態）

2 歯周病と関連性のある全身疾患

1．肥満・メタボリックシンドローム

メタボリックシンドロームとは，内臓脂肪型肥満を共通の要因として高血糖，脂質異常，高血圧が引き起こされる状態のことである．中心的役割を担うのは内臓脂肪中の脂肪細胞であり，脂肪細胞から産生・分泌されるさまざまな生理活性物質，アディポカイン（アディポサイトカイン）である．このアディポカインの分泌異常や，その結果起こるインスリン抵抗性（インスリンが効きづらくなること）がメタボリックシンドロームを引き起こし，これらを放置しておくと最終的に動脈硬化から虚血性心疾患や脳血管疾患になり，死にいたる．これを「メタボリックドミノ」と呼ぶ．

歯周病との関連では，BMI（Body mass index，体格指数）が高いほど歯周病罹患率が増加すること[5]，アタッチメントロスと肥満の各指標が有意に関連していることなどが報告されている[6]．アディポカインにはIL-6やTNF-αなどの炎症性サイトカインが含まれており，全身的な微細慢性炎症状態が歯周炎局所に影響している可能性が考えられる．

逆に，歯周病の状態が重度になるにつれ，メタボリックシンドロームの罹患率が増えるという報告もある．世界的に有名な久山町研究でも，女性に限定した場合，歯周炎患者の血清中にアディポカインの1つであるレジスチンが有意に高いことが示されている[7]．このメカニズムについては，歯周病感染によりマクロファージが脂肪組織に浸潤し脂肪細胞とクロストークを行い，アディポカイン産生が促進されるという「マクロファージ−脂肪細胞相互作用説」が有力である[8]．

2．糖尿病

糖尿病は1型と2型に分けられる．1型は膵臓のインスリンを分泌するβ細胞が破壊，あるいは消失することにより，インスリンがまったく分泌されずに発症するタイプである．

一方，2型は遺伝要因や食生活・運動などの環境要因によりインスリン分泌能が低下したり，インスリン抵抗性が増えたりすることにより発症する生活習慣病で，糖尿病全体の90%以上を占める．

糖尿病は唯一，歯周病との双方向の関係が明らかにされている疾患である．糖尿病は**表1**に示すさまざまな作用により歯周病を悪化させることから[9]，喫煙と並んで歯周病の2大危険因子と見なされている．また，歯周炎病巣部[10,11]と脂肪細胞との両方で産生された炎症性サイトカインが，糖尿病患者のインスリン抵抗性に影響を与えていると推測される．それゆえ，歯周病の存在が血糖コントロールの改善を妨げていると考えられている．そして今や，歯周病は「3大合併症」といわれる網膜症や腎症，神経障害に次いで新たな合併症の1つとして数えられている．

糖尿病患者に歯周治療を行うことにより血中TNF-α濃度が減少し，HbA1c（糖化ヘモグロビン）が改善されるという報告も多数ある[12,13]．今後，大規模研究によるエビデンスの確立が待たれる．

表1　糖尿病が歯周組織に与える影響

好中球の機能不全
コラーゲン合成阻害
歯根膜線維芽細胞の機能異常
AGEs（終末糖化産物）による炎症性組織破壊
微小循環障害
過剰な免疫応答

3．動脈硬化・虚血性心疾患

動脈壁が肥厚し，硬化した状態を動脈硬化という．動脈の内膜にコレステロールなどの脂肪から成るアテローム（粥腫）ができ，肥厚することで徐々に動脈の内腔が狭くなるケースが多い．また，動脈硬化が進行すると虚血性心疾患（狭心症，心筋梗塞）や，脳血管障害を引き起こすことが知られている．

これまで多くのシステマティックレビューにより，歯周炎患者では虚血性心疾患発症リスクが有意に高いことが示されている（オッズ比1.14〜1.34）[2, 14〜17]．歯周病が影響を及ぼすメカニズムとしては「動脈硬化が進行した狭窄部に，歯周病巣由来の細菌やその菌体物質，局所産生された炎症サイトカイン，肝臓でつくられたCRP（C-reactive protein，C反応性タンパク）などの急性期タンパクが血行を介して到達すると，その場で単球や血管内皮細胞を活性化させ，さらにアテロームを増悪させて狭窄を強める」という経路が想定されている．

動脈疾患部位から*Porphyromonas gingivalis, Aggregatibacter actinomycetemcomitans*などの，歯周病原細菌のゲノムDNAが検出されたとの報告がある[18, 19]．これらは，歯周病原細菌が歯周組織から動脈硬化部位へ到達・侵入し，炎症に関係した可能性を示唆する．今後，病変局所における生菌の直接分離などの報告が期待される．

4．早産・低体重児出産

妊娠37週未満での分娩を「早産」，新生児の体重が2,500g未満の場合を「低体重児出産」という．一般的な出産においては，出産前に産婦人科器官における炎症性サイトカインが増加し，子宮頸管の熟化や子宮筋の収縮が促されることで，分娩が成立する．しかしながら，細菌性膣症が起きていると，早期に炎症性サイトカインやプロスタグランジンが上昇してしまい，早産や低体重児出産にいたってしまうことがある．

1996年にOffenbacherらは，中等度以上に進行した歯周病に罹患している妊産婦では，そうでない妊産婦より，低体重児を出産するリスクが7倍以上高いとの報告をした[20]．しかしながら，正の関連性はないとする論文もあり，さらに多くの研究結果が必要である．

5．骨粗鬆症

骨強度（骨密度と骨質）の低下により，骨折リスクが高くなる骨格の疾患を骨粗鬆症という．閉経期以降の女性や高齢男性に多く見られる「原発性骨粗鬆症」と，栄養不良や運動不足，副腎ステロイド製剤などの影響による「続発性骨粗鬆症」の2つに大別される．

閉経後の骨粗鬆症は，主に女性ホルモンであるエストロゲン（骨代謝調節因子の一種）の分泌低下に起因する．エストロゲン欠乏は顎骨の歯槽骨密度を減少させるだけでなく，歯周ポケット内におけるT細胞やB細胞の異常，IL-1，IL-6，IL-8，TNF-αなどのサイトカインや，炎症性メディエーターであるプロスタグランジンE_2の異常亢進を促し，歯周炎の進行を助長する可能性が報告されている[21]．

6．慢性腎臓病

腎臓は，生体の体液恒常性維持機構，老廃物の排泄，血圧の調整，骨代謝，貧血など多岐にわたって，生体で重要な働きを担う臓器である．腎機能低下により腎不全に陥ると，腎移植や透析療法などが必要となる．慢性腎臓病はこの腎不全の予備群であり，成人の8人中1人が罹患していると考えられ，新たな国民病ともいわれている．

肥満がタンパク尿の発症に関連することや，高血圧，インスリン抵抗性，耐糖能異常が微量アルブミン尿を合併しやすくすることなどが知られている．歯周病はこれらメタボリックシンドローム構成因子とのつながりから，慢性腎臓病と関連すると推測されている．

一方でKuroeら[22]は，歯周病原細菌に対する抗体価が微量アルブミン尿の程度と相関していることを報告し，歯周病感染が慢性腎臓病の進展に何らかの作用を及ぼしている可能性を示唆している．

7．誤嚥性肺炎

食物や水分，口腔咽頭分泌物および逆流した胃液などが，誤って下部気道に侵入する「誤嚥」により生じた肺炎を「誤嚥性肺炎」という．この肺炎は，上行性（嘔吐に伴う胃内容物の誤嚥）の「化学的肺炎」と，下行性（口腔内細菌を不顕性に誤嚥）の「細菌性肺炎」の2つに分けられる．後者の細菌性肺炎は，高齢者や脳梗塞，パーキンソン病の罹患者（既往者含む）において起きやすいことが知られている．飲み込み（摂食・嚥下）や吐き出し（痰や唾液の喀出）機能の低下に加え，咳嗽反射も低下しているため，異物が気管に入り込んだ際に咳き込むことで気管外に排出することが困難となるためである．とりわけ，夜間睡眠中はこれらの機能や反射がさらに低下することに加え，口腔内細菌が増加することもあり，不顕性誤嚥により生じやすくなる．

原因菌は肺炎球菌や口腔常在菌であるが，歯周ポケット内の嫌気性菌との関わりはよくわかっていない．したがって現時点では，影響を与えるのは歯周病というよりも「不衛生な口腔状態」というほうが適切である．

これまでに多くの臨床研究により，慢性疾患を中心としたさまざまな全身疾患（状態）と歯周病との関わりが報告されている（図2）．しかしながら一部の疾患，もしくは一部の関連では，さらなるエビデンスの蓄積が必要である．

2012年，AHA（米国心臓協会）が歯周病と動脈硬化性心疾患との関係について否定的な声明を発表した[23]．しかしこれは全否定というよりも，「原因因子としての関連や歯周治療によるリスク減少については，エビデンスの確立という段階までにはいたっていない」という意味であろう．両疾患の間には肥満や喫煙，高血圧など多くのリスクが重なっていることから，さらにバイアスを調整した厳密な分析が必要である．

一方で，可能性が示唆されている限り，それら疾患を有する患者への治療においては一定の配慮が必要である．したがって常に最新の知見に注意を払い，客観的な視点でそれらを評価し，臨床に反映させることが求められる．

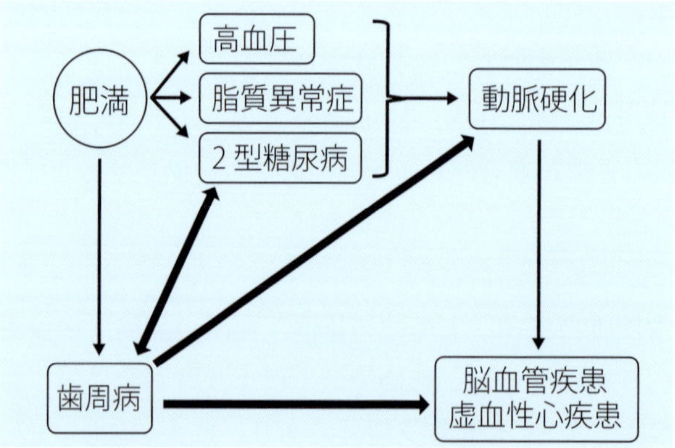

図2　歯周病とメタボリックドミノの関係

3 歯科治療と全身の関わり》

1．知識と理解

まず行うべきことは，知識を深め，理解することである．ペリオドンタルメディスンに関連する疾患，および関連性についての知識は必須である．もちろん，そのうちの何が歯科治療を行うにあたっての問題点となるかを，はっきり理解していなければならない．

2．全身疾患の各種検査値

来院した患者が全身疾患を有している場合には，その病状や検査値，投与されている薬剤の詳細を調べ，その意味（検査値であれば，それがどの程度のレベルなのか）を理解していなければならない．患者からの問診やお薬手帳だけで判断するのではなく，実際に治療を行っている医科担当医へ問い合わせ，正確な検査値および医科の協力を得たうえで，歯科治療を開始すべきである．また，必要に応じて唾液や歯周ポケット内プラークを用いて細菌学的・生化学的検査を行い，歯周病の病態を把握することも大切である．

3．全身疾患を有する患者への歯科治療時のポイント

1）肥満・メタボリックシンドローム患者への歯科治療

患者説明に際しては決して押しつけるのではなく，個々の価値観を考慮することが肝要である．来院した患者の体格（身長，体重，BMIなど）以外にも，同意のもとで体脂肪率やウエスト値を測定することも必要な場合がある．

肥満およびメタボリックシンドロームと診断された際には，患者や医科担当医，管理栄養士らと相談しながら，無理のない運動指導や食生活指導を行うことが今後の治療において有益である．それらの経時的変化や全身および口腔内各種検査のデータをその都度提示し，患者本人にフィードバックすることによりモチベーションを維持させると，協力も得られやすくなる[1]．

2）糖尿病患者への歯科治療

表2に，糖尿病患者の歯周治療における主要エビデンスを列記した[9]．ほかに，低血糖発作時（意識の低下など）にはジュースや飴などを摂らせて血糖値を上昇させる，低血糖性ショック・高血糖性昏睡に対応するための酸素吸入などの準備も必要である．また糖尿病の程度によっては，診療予約は午前・午後の早めの時間帯にとる（食後から治療までに時間を空けない），摂食が困難となるような広範囲の外科治療は避ける，などの配慮をすべきであろう[1]．

3）骨粗鬆症患者への歯科治療

パノラマX線写真におけるオトガイ孔下部の下顎骨皮質骨指標は，閉経後骨粗鬆症患者のスクリーニングに有用であり，早期発見に役立つことが知られている[24]．また，ビスフォスフォネート製剤が長期投与されている患者において抜歯などを行った場合，難治性の顎骨壊死にいたる可能性があるため，慎重な対応が必要である[25]．

4）誤嚥性肺炎患者への歯科治療

誤嚥性肺炎と口腔衛生状態との関連性については，Yoneyamaらの臨床研究が代表的である[26,27]．

特別養護老人ホームの入居者に週1回の専門的口腔ケアを続けた場合，7日以上の発熱や肺炎による死亡者数が半減した．このことは，専門的口腔ケアがこの疾患に対する本質的な予防策になり得ることを意味する．すなわち，感染源を減少させる口腔ケアと，誤嚥を防ぐ機能訓練としての摂

食・嚥下リハビリテーションがポイントとなる．

表2　糖尿病患者の歯周治療における主要エビデンス

クリニカルクエスチョン	推　奨	推奨度
糖尿病患者では抗菌療法（局所および全身投与）の併用は有効か？	糖尿病患者に歯周基本治療を行う場合，全身投与の併用は効果が認められない．一方，抗菌療法（局所投与）の併用は有効である	C2 C1
局所麻酔薬中のエピネフリンで血糖値は上昇するか？	一過性の上昇が生じる可能性はあるが，その程度は健常者と変わらない	C1
糖尿病患者に歯周基本治療を行うと菌血症は生じるか？	(特にコントロール不良な場合を除き) 糖尿病患者でも歯周基本治療を実施することが推奨される	C1
糖尿病患者のSPT間隔は短くすべきか？	歯周病に対する疾患感受性が高いため，年3～4回間隔のSPTよりも短くすることが推奨される	B
良好にSPTを行えるHbA1c値は？*	血管合併症を予防するうえで，HbA1c7%未満（日本人では6.5%未満）で行うことが推奨される	B
糖尿病患者は歯周治療後，歯周病が再発しやすいか？*	糖尿病コントロールが不十分では再発しやすい．HbA1cを10%以下にコントロールしながら適切なSPTを行うことが推奨される	B
糖尿病患者の歯周外科治療を行う際の血糖コントロールの基準値はあるのか？*	直接的な基準値はないが，医科の外科手術に準じ，HbA1c7%未満（日本人では6.5%未満）であることが望ましい	C1
糖尿病患者と健常者の抜歯の予後に差はあるか？	血糖値がコントロールされていれば予後に差はないが，されていない場合には感染予防に注意を払う必要がある	B
抜歯や歯周外科治療，歯周基本治療の際にワーファリン®の服用は中断すべきか？	休薬によるリスクは出血リスクを上回ると推定されるため，休薬は行わないよう勧められる	D
糖尿病患者では歯周外科治療後の抜糸はいつごろ行うのが適切か？	血糖コントロール下であれば通常どおりでよいが，高齢者では感染予防のため術後の消毒や抗菌薬の予防投与を行うことが望ましい	C1
糖尿病患者において歯周外科治療後に歯周パックを用いることは有効か？	易感染性や創傷治癒不全傾向からその可能性はあるが，推奨するだけの明確な根拠はない	C1

日本歯科医学会監修：「糖尿病患者に対する歯周治療ガイドライン」よりまとめた

<推奨の強さとしてのグレード>
グレードA：行うように強く勧められる
グレードB：行うように勧められる
グレードC1：行うように勧められるだけの根拠が明確でないが，行うように勧められるコンセンサスがある
グレードC2：行うように勧められるだけの根拠が明確でなく，行うように勧められるコンセンサスも得られていない
グレードD：行わないように勧められる

* 2012年4月より，医療機関で使われるHbA1c値の表記が，従来のJDS値から国際標準値(NGSP値）へ移行された．
本表が参考としたガイドラインは移行前に作成されたものであるため，換算が必要である．NGSP値(%)=1.02×JDS値(%)+0.25%　おおよそ，0.4%高くなる

4 抗菌療法の有用性 −菌血症の発生とその予防

1．菌血症により誘発の可能性がある疾患

近年，SRP（Scaling root planing）やプロービングなどさまざまな歯周治療で，菌血症が発生することが報告されている（図3，表3）[28～32]．

血液中の細菌は高速度で全身を循環し，多くは肝臓に捕獲され処理されていく．そして，そのほとんどが1時間以内にほぼ検出されなくなる．したがって，健常者においてこの一過性の菌血症はほとんど問題とならない．しかしながら，一部の疾患および状態においては，生存した菌が体内のさまざまな臓器に定着し，重篤な影響を及ぼすことがある．

1）感染性心内膜炎

感染性心内膜炎（IE：Infective endcarditis）とは，細菌により心内膜や心臓弁に生じた感染症のことである．人工弁置換術の既往がある患者や心臓弁に障害がある患者に細菌感染が起きると，心内膜や心臓弁に細菌が接着・増殖し，心内膜炎を引き起こすことがある[33, 34]．

表4は，感染性心内膜炎になりやすい基礎疾患の一覧である[34]．とりわけ最高リスク群の患者にこの疾患が生じると，合併症を起こしやすく死亡率も高くなる．そして重要なこととして，この疾患は歯科治療後に発症するケースが多いということが知られている．

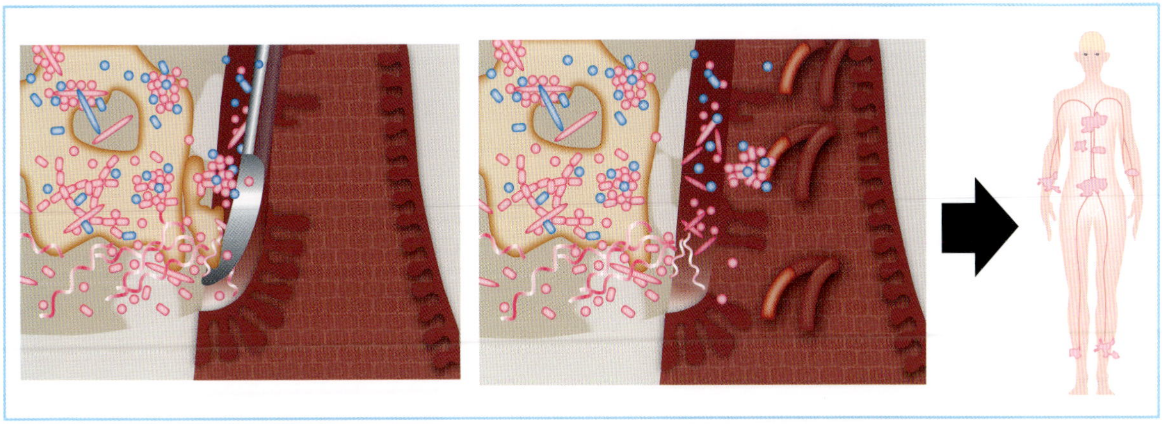

図３　SRPによる菌血症発生の過程．SRPにより傷ついた歯周ポケット上皮から細菌が血管内に流入，全身に拡散し，一過性の菌血症が発生する

表３　歯周治療による菌血症の頻度（%）

ブラッシング	３～23%
ＰＭＴＣ	35%
プロービング	20～43%
スケーリング	13～75%
ＳＲＰ	51～81%
抜　歯	60～96%

表４　感染性心内膜炎になりやすい基礎疾患および予防投与推奨度

最高リスク群 予防すべき患者	Class I 特に重篤なIEを引き起こす可能性が高い心疾患 ・人工心臓弁置換患者 ・感染性心内膜炎の既往を有する患者 ・チアノーゼ性先天性心疾患 ・体循環系と肺循環系のシャント作成術が実施された患者
高リスク群 予防した方がよい患者	Class IIa　IEを引き起こす可能性が高い心疾患 ・ほとんどの先天性心疾患 ・後天性弁膜症 ・閉塞性肥大型心筋症 ・弁逆流を伴う僧帽弁逸脱
リスク群 予防予防を行う妥当性を否定できない患者	Class IIb IEを引き起こす可能性が必ずしも高いことは証明されていない心疾患 ・長期にわたる中心静脈カテーテル留置患者 ・人工ペースメーカーあるいは植込み型除細動器使用者

「感染性心内膜炎の予防と治療に関するガイドライン（2008年改訂版）」[34]より作成

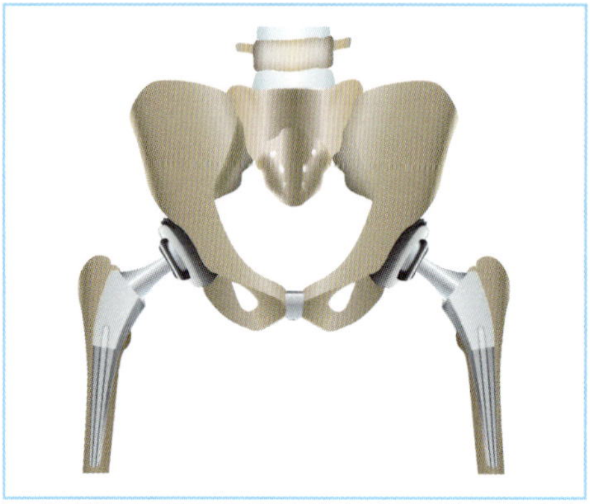

図４　人工関節の模式図

２）人工関節置換術後の感染

近年，整形外科分野では関節の変形やリウマチ，骨頭壊死などに対し，人工関節置換術が多く行われている（図4）．この手術は細菌感染が絶対禁忌ゆえクリーンルームにて無菌状態で行われる．

感染は術中だけでなく，術後も避ける必要がある．しかしながらあくまでも異物であり，かつ複雑な構造を有する人工関節周囲では，まれに血行性の感染が起きてしまう．治療はきわめて困難となり，最悪の場合は人工関節を除去する必要が出てくる．そしてその原因としては，尿路感染や歯科治療による菌血症が危険因子とされている[35, 36]．

３）免疫力低下者

ペリオドンタルメディスンの項に記載したように，現在，歯周病とさまざまな全身疾患との関連が示唆されている．よって，菌血症が歯周病と全身疾患とを取り持つ因子である可能性も考えられる．それゆえ，免疫疾患患者や重度の糖尿病患者，および免疫力が低下した高齢者においては，抗菌薬の予防投与が必要と思われる[9]．

２．抗菌薬の予防投与

米国のガイドラインで，表4におけるClass I（最高リスク群）においてのみ，観血的歯科処置前の抗菌薬投与を推奨している[37]．一方で日本のガイドラインでは，感染性心内膜炎に対する注意を喚起するという副次的な意味も含めて，予防投与の対象範囲を高リスク群・リスク群まで広げている[34]．これらの群分類は「合併症の生じやすさ」や「予後の悪さ」で分けたものであり，高リスク群は感染性心内膜炎に罹患する確率が低いという意味ではない．最高リスク群に対しては必ず予防投与し，高リスク群・リスク群においては，医科担当医と相談のうえ決めるというのが適切と思われる．

人工関節置換術の既往がある患者に対しての抗菌薬予防投与は，必須である[35, 36]．免疫疾患を有する患者においては，医科担当医に照会したうえで予防投与を検討すべきであろう．

３．抗菌薬の選択と投与

ガイドラインにおける第1選択はアモキシシリン（ペニシリン系）の単回経口投与であり，処置1時間前の経口投与が望ましいとされている．以下は表5の通りである[34, 37]．しかしながら，抗菌薬には耐性菌の出現や，患者の持つ薬物アレルギーなどの問題が存在する．薬剤の選択にあたっては，これらを踏まえたうえで，総合的に判断すべきと考える．

抗菌薬を事前投与しても，完全に菌血症を予防することはできないという事実は重要である．いかなる歯周治療においても，100％の予防効果を示した報告は未だない．それゆえ，処置前の洗口やポケット内洗浄によって細菌数の減少を図り，血管中に流入する細菌数を可及的に減らすといった，重ねた注意も必要であろう．

今後はEr：YAGレーザーによる歯周治療など，菌血症に配慮した新しい方法のエビデンス確立も期待される[38]．

表5　抗菌薬の選択

	薬剤名
第１選択	アモキシシリン
	ペニシリンアレルギーを有する場合 ↓
第２選択	クリンダマイシン
	セファレキシンあるいはセファドロキシル
	アジスロマイシンあるいはクラリスロマイシン
いずれも処置１時間前に経口投与する	

＜参考文献＞

1）沼部幸博ほか編：歯科衛生士のためのペリオドンタルメディシン．医歯薬出版，東京，2009，72-120.
2）Pizzo G, et al：Dentistry and internal medicine：from the focal infection theory to the periodontal medicine concept. Eur J Intern Med, 21：496-452, 2010.
3）天野敦雄ほか監修：ビジュアル 歯周病を科学する．クインテッセンス出版，東京，2012，94-116.
4）吉江弘正ほか編：第2版　臨床歯周病学．医歯薬出版，東京，2013，206-217.
5）Saito T, et al：Obesity and periodontitis. N Engl J Med, 339: 482-483, 1998.
6）Wood N, et al：Comparison of body composition and periodontal disease using nutritional assessment techniques：Third National Health and Nutrition Examination Survey（NHANES III）. J Clin Periodontol, 30：321-327, 2003.
7）Saito T, et al：Serum levels of resistin and adiponectin in women with periodontitis：The Hisayama study. J Dent Res, 87：319-322, 2008.
8）Suganami T, et al：A paracrine loop between adipocytes and macrophages aggravates inflammatory changes：Role of free fatty acids and tumor necrosis factor α. Arterioscler Thromb Vasc Biol, 25：2062-2068, 2005.
9）日本歯科医学会監修：糖尿病患者に対する歯周治療ガイドライン．日本歯周病学会，東京，2009.
10）Uysal KT, et al：Protection from obesity-induced insulin resistance in mice lacking TNF-α function. Nature, 389：610-614, 1997.
11）Rui L, et al：Insulin/IGF-1 and TNF-α stimulate phosphorylation of IRS-1 at inhibitory Ser[307] via distinct pathways. J Clin Invest, 107：181-189, 2001.
12）Collin HL, et al：Periodontal findings in elderly patients with non-insulin dependent diabetes mellitus. J Periodontol, 69：962-966, 1998.
13）Iwamoto Y, et al：The effect of antimicrobial periodontal treatment on circulating tumor necrosis factor-alpha and glycated hemoglobin level in patients with type 2 diabetes. J Periodontol, 72：774-778, 2001.
14）Khader YS, et al：Periodontal diseases and the risk of coronary heart and cerebrovascular diseases：A meta-analysis. J Periodontol, 75：1046-1053, 2004.

15) Bahekar AA, et al：The prevalence and incidence of coronary heart disease is significantly increased in periodontitis : A meta-analysis. Am Heart J, 154 : 830-837, 2007.
16) Humphrey LL, et al : Periodontal disease and coronary heart disease incidence : A systematic review and meta-analysis. J Gen Intern Med. 23 : 2079-2086, 2008.
17) Blaizot A, et al : Periodontal diseases and cardiovascular events : Meta-analysis of observational studies. Int Dent J, 59 : 197-209. 2009.
18) Yamazaki K, et al : T-cell clonality to *Porphyromonas gingivalis* and human heat shock protein 60s in patients with atherosclerosis and periodontitis. Oral Microbiol Immunol, 19 : 160-167, 2004.
19) Ishihara K, et al : Correlation between detection rates of periodontopathic bacterial DNA in carotid coronary stenotic artery plaque and in dental plaque samples. J Clin Microbiol, 42 : 1313-1315, 2004.
20) Offenbacher S, et al : Periodontal infection as a possible risk factor for preterm low birth weight. J Periodontol, 67 : 1103-1113, 1996.
21) Geurs NC, et al : Osteoporosis and periodontal disease progression. Periodontol 2000, 32 : 105-110, 2003.
22) Kuroe A, et al : Prevalence of periodontal bacterial infection in non-obese Japanese type 2 diabetic patients : relationship with C-reactive protein and albuminuria. Horm Metab Res, 36 : 116-118, 2004.
23) Lockhart PB, et al : Periodontal disease and atherosclerotic vascular disease : does the evidence support an independent association? : A scientific statement from the American Heart Association. Circulation, 125 : 2520-2544, 2012.
24) 田口 明：パノラマX線写真による骨粗鬆症スクリーニング法．IDP出版，東京，2012.
25) Richards D : Guidelines for bisphosphonate-associated osteonecrosis of the jaw. Evid Based Dent, 9 : 101-102, 2008.
26) Yoneyama T, et al : Oral care and pneumonia. Oral Care Working Group. Lancet, 354 : 515. 1999.
27) Yoneyama T, et al : Oral care reduces pneumonia in older patients in nursing homes. J Am Geriatr Soc, 50 : 460-433, 2002.
28) Conner HD, et al : Bacteremias following periodontal scaling in patients with healthy appearing gingiva. J Periodontol, 38 : 466-472, 1967.
29) Kinane DF, et al : Bacteraemia following periodontal procedures. J Clin Periodontol, 32 : 708-713, 2005.
30) Forner L, et al : Incidence of bacteremia after chewing, tooth brushing and scaling in individuals with periodontal inflammation. J Clin Periodontol, 33 : 401-407, 2006.
31) Lafaurie GI, et al：Periodontopathic microorganisms in peripheric blood after scaling and root planing. J Clin Periodontol, 34 : 873-879, 2007.
32) Morozumi T, et al : Effects of irrigation with an antiseptic and oral administration of azithromycin on bacteremia caused by scaling and root planning. J Periodontol, 81 : 1555-1563, 2010.
33) Rose LF, et al（宮田隆 監訳）：心血管系疾患と口腔感染症．ペリオドンタルメディスン，医歯薬出版，東京，2001: 71-93.
34) 日本循環器学会：感染性心内膜炎の予防と治療に関するガイドライン（2008年改訂版）．2008.
35) 森 俊仁：人工関節置換術後感染，整形外科クルズス 改訂第4版（中村耕三 監修）．南江堂，東京，2003 : 840-843.
36) 萩尾佳介ら：整形外科疾患感染症の予防と治療－抜歯と血行感染，その予防．Orthopaedics, 21: 13-19, 2008.
37) Wilson W, et al : Prevention of infective endocarditis: guidelines from the American Heart Association: a guideline from the American Heart Association Rheumatic Fever, Endocarditis, and Kawasaki Disease Committee, Council on Cardiovascular Disease in the Young, and the Council on Clinical Cardiology, Council on Cardiovascular Surgery and Anesthesia, and the Quality of Care and Outcomes Research Interdisciplinary Working Group. J Am Dent Assoc, 138 : 739-760, 2007.
38) Komatsu Y, et al : Effects of Erbium-Doped: Yttrium Aluminum Garnet（Er: YAG）laser on bacteremia due to scaling and root planing. J Laser Med Sci, 3 : 175-184, 2012.

2. 抗菌療法を行う際の全身状態の把握

吉野歯科診療所　歯周病インプラントセンター　田中 真喜

はじめに

ペリオドンタルメディスンに基づいた抗菌療法を実践する際に最も考慮しなければならないのが，患者の現在の全身状態である．歯周治療が奏功しても，全身状態が悪化してしまったら治療が成功したとはいえないのではないだろうか？　厚生労働省の「2011年国民健康・栄養調査報告」で，30歳以上の成人の27.1％が糖尿病かその予備群であることが明らかになっている[1]．また，心筋梗塞や脳梗塞のリスク因子である高血圧症患者は，継続して治療を受けている患者の総数が796万7,000人おり（厚生労働省の「平成20年患者調査」），未受診患者や予備軍を合わせると相当数の患者がいることが推察されている[2]．

WHO（世界保健機構）の調査では2008年に，世界の25歳以上の成人の高血圧症患者が10億人を超えたと発表した[3]．つまり成人の3人に1人が高血圧症であると推測される．このように，全身疾患を有する患者やその予備軍が増加している昨今，歯科医院に来院する患者も何らかの全身疾患を抱えている可能性が高い．そのため，これらの疾患を考慮しながら治療を進めることが必須である．

しかし，全ての患者が自身の有する全身疾患やその予備軍であることを自覚し，医科での加療を受けているわけではないのが現状である．口腔を通して全身の健康を考えるペリオドンタルメディスンの考えに則り，本稿ではペリオドンタルメディスンに基づいた抗菌療法を実践するにあたり，どのような情報を採取し治療に役立たせるのかを述べたい．

1 全身の評価

1．身長・体重

投薬する薬剤の容量を決定するために必要な情報である．また，ヒトの肥満度を表す体格指数であるBMI（Body mass index，ボディマス指数）を算定するのにも，身長と体重のデータが必要になる．その算定方法は，BMI＝体重kg/(身長m)^{2}である．日本肥満学会では，BMI：22の場合を標準体重としており，25以上の場合を肥満，18.5未満である場合を低体重としている（表1）[4]．2000年のNatureに掲載されたKopelmanらの報告によると，BMIが高くなるにつれて男女とも2型糖尿病，高血圧症，心筋梗塞のリスクが3～5倍に増えることが証明されている（図1）[5]．肥満度を知ることにより，患者に潜む全身疾患のリスクを推察することが可能になる．

表１　肥満度の判定基準（日本肥満学会[4]より引用）

	BMI
体重（やせ）	18.5未満
普通体重	18.5以上　25未満
肥満（1度）	25以上　30未満
肥満（2度）	30以上　35未満
肥満（3度）	35以上　40未満
肥満（4度）	40以上

日本肥満学会2000．日本肥満学会が決めた判定基準では，統計的に最も病気に罹りにくいBMI22を標準とし，25以上を肥満として，肥満度を4つの段階に分けている

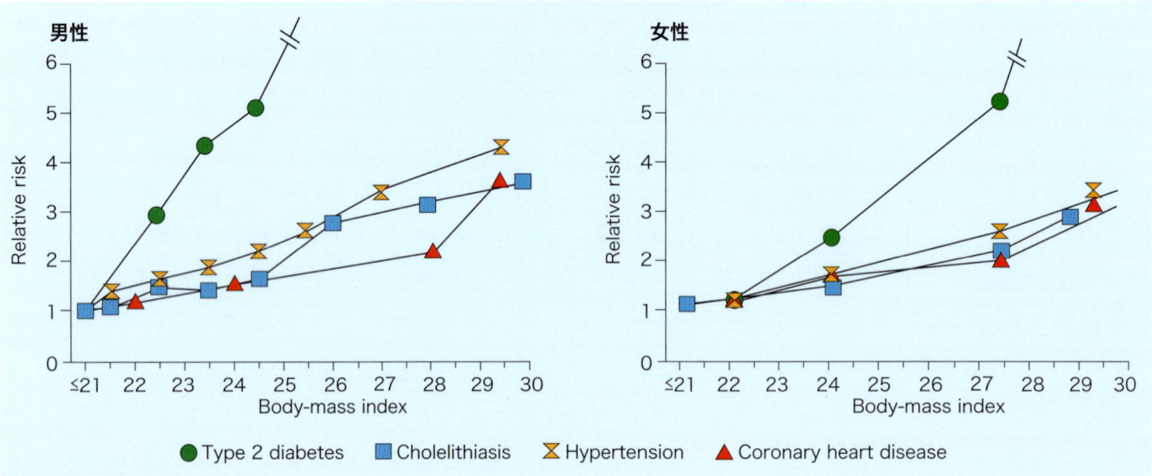

図１　BMIが高くなるにつれて，男女とも2型糖尿病や高血圧などの疾患のリスクが上昇する（Kopelman PG[5]より引用）

２．血液検査

血液検査データで我々が一般的に目にするものは，臨床化学検査や血糖検査，炎症反応検査が多い．これらのデータから，患者が抱えている疾患や疾患のリスクファクターを読みとることができる．また肝機能障害や腎機能障害があった場合に，肝臓や腎臓で代謝される薬剤を選択してしまうと，重篤な肝障害や腎障害を引き起こす可能性があるため，投与は原則禁忌である．投薬する際の投薬内容当性，リスクを判定するためにも必要な検査である．

当診療所では重度歯周炎患者に対しては，必ず過去3カ月以内の血液検査の有無を問診している．人間ドックや健康診断などを受診して血液検査データのある患者には，必ず検査結果を持参していただき，全身状態を評価している．過去3カ月以内に検査を行っていない患者には，内科に対診するか，院内で採血をし，必ず血液検査を行っている（図2a，b）．現在では，指先からの採血でもさまざまな検査が可能なキット（図3，4）も販売されているため，より安全・確実に治療を行うためにも，血液検査は必須である．

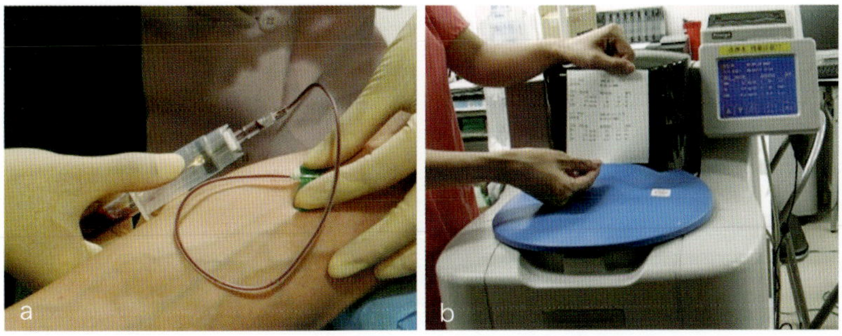

図2a，b　チェアーサイドで採血し，その場で検査結果を得ることができる

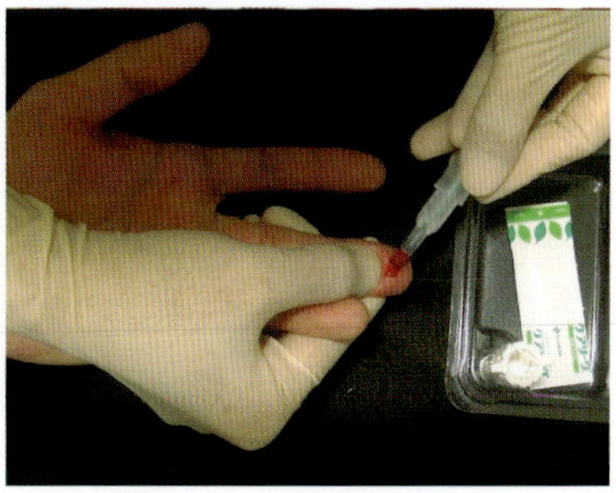

図3　指先からの採血

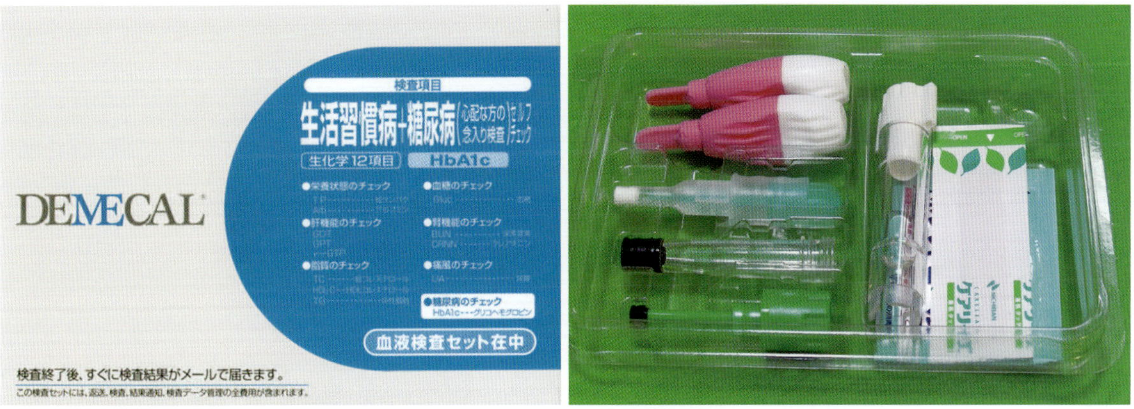

図4　DEMECAL社製，生活習慣病＋糖尿病セルフチェック（画像提供：株式会社リージャー）

3．バイタルサイン測定

バイタルサインとは「生命維持に必要な徴候」という意味で，人の生命にも関わる最も重要な情報といえる．一般的には，脈拍あるいは心拍数，呼吸（数），血圧，体温の4つを示すことが多く，これに意識レベルを加える場合もある．生命の危険信号となるバイタルサインは以下に挙げられる．

1）脈　拍：1分間40回未満，または測定不能の頻脈

2）呼　吸：1分間以上無呼吸

3）血　圧：収縮期血圧60mmHg未満

4）体　温：35度以下または42度以上

5）意　識：刺激しても覚醒せず，全く動かない

以上の5つである．

1）脈　拍

脈拍の正常値は，一般成人で60～100回/分を正常範囲としている（**表2**）．一般的に，男性より女性のほうが多い傾向があり，男性では65～75回ほど，女性では70～80回ほどが，標準的な脈拍の正常値となる．脈拍が100回を超えると頻脈，脈拍が60回未満の場合は徐脈と呼び，不整脈と診断される．

頻脈で疑われる鑑別疾患は，貧血，精神疾患（緊張，ストレス，不隠，不安），甲状腺機能亢進症，脱水，発熱，低酸素状態，心疾患（頻脈性不整脈群，心不全，心筋炎；徐脈もあり）があり，肥満や運動不足でも頻脈になる傾向にある．

徐脈で疑われる鑑別疾患は，徐脈性不整脈群，甲状腺機能低下症，低体温症，房室ブロック，脳圧

表2　脈拍の正常値

	正　常	異　常
脈拍数	60-100回／分	徐脈　60回／分以下 頻脈　100回／分以上
脈拍のリズム	一定の間隔で規則正しい	脈拍の感覚が乱れる
左右差	なし	あり

表3　呼吸の正常値

	正　常	異　常
呼吸数	12-20回／分	頻呼吸　25回／分以上 徐呼吸　12回／分以下
深　さ	深さは一定	過呼吸　深さが増加 浅呼吸　深さが浅い 無呼吸　呼吸が停止

亢進，黄疸，Adams-Stokes症候群などが挙げられる．また，マラソンなどの持久力を鍛えられたスポーツを日常的に行っている人も，脈拍が正常値より低い場合がある．

2) 呼　吸

成人における正常な呼吸は12～20回/分で（**表3**），1回換気量は350～500mLである．毎分25回以上の呼吸数がある場合を頻呼吸といい，発熱や興奮，神経症，心不全のときに見られる．患者がストレスや不安，緊張を感じていると，呼吸回数も増える傾向にある．また歯科治療を行うにあたり，鼻呼吸ができているかも注意深く観察する必要がある．口呼吸の場合，診療中や手術中に十分な換気を行えない可能性があるからである．

3）血　圧

肥満やストレス，緊張などの精神的要因でも血圧は上昇する（**図5**）．また降圧剤を服用している患者の場合には，降圧剤の種類と服薬コントロール下にあるのかを，問診をとり把握してから治療にあたる必要がある．

分　類	収縮期血圧		拡張期血圧
至適血圧	＜120	かつ	＜80
正常血圧	＜130	かつ	＜85
正常高値血圧	130～139	または	85～89
I度高血圧	140～159	または	90～99
II度高血圧	160～179	または	100～109
III度高血圧	≧180	または	≧110
（孤立性）収縮期高血圧	≧140	かつ	＜90

図5　成人における血圧値の分類（高血圧治療ガイドライン2009年版[6]より改変）

4）体　温

正常体温は，一般的に腋窩温で36℃台とされている．発熱の原因として最も多いのが感染である．細菌やウイルスなどの病原体が体に侵入（感染）すると体の各器官に炎症を惹起したり，敗血症など全身に影響を及ぼす場合もある．歯周病も慢性感染症であるため，体温を上昇させる原因の1つとなり得る．

また昨今問題となっているのが，低体温症である．生活習慣，食習慣やストレス，運動不足などの原因によって低体温に陥り，免疫機能を低下させるといわれている．感染症である歯周病を治療するにあたり患者の免疫力は重要な鍵を握るため，微熱や高熱だけではなく，低体温にも注意を払う必要がある．

バイタルサインで異常を認めた場合には，問診，視診，触診をより注意深く行う必要があり，必要に応じて医科の専門外来への受診を勧めることもペリオドンタルメディスンを行ううえで必要である．

2 内科的問診，精神科的問診

「問診」と聞くと，主訴や現病歴，既往歴などの項目がまず頭に浮かぶのではないだろうか．ペリオドンタルメディスンに基づいた抗菌療法を行う場合には，薬剤投与と全身疾患のリスクアセスメントを目的とした問診が必要となる．

薬剤の種類，投与量，投与方法の決定や，疾患の増悪因子を推察するための内科的問診と，患者の精神状態の把握と心理的ケアを行うための精神科的問診があり，それぞれの詳細を述べたい[7,8]．

1．内科的問診

1）身長・体重：薬剤の投与量と決定

2）全身症状（倦怠感，疲労感，不眠，微熱など）：患者の現在の免疫力を推察

3）皮膚症状（ほてり，のぼせ，寝汗，痒みなど）：自律神経系の異常を推察

4）神経症状（頭痛，めまい，肩こり，腰の痛み，手足のしびれなど）：ブラキシズムや左右不均等な生活習慣，骨格の歪みを推察

5）感覚症状（耳鳴り，眼精疲労など）：顎関節の異常や，神経症状の増悪因子などを推察

6）呼吸器症状（息切れ，呼吸困難，喉の閉塞感，慢性の咳など）：呼吸器疾患，筋肉のズレなどを推察

7）泌尿器症状（頻尿，残尿感など）：腎疾患，全身管理時の注意点を推察

8）消化器症状（便秘，下痢，排泄間隔など）：抗菌薬投与時の消化器症状の推察と，腸内細菌製剤や消化器粘膜保護剤の追加投与の参考

9）婦人科系症状（月経不順，月経困難など）：投薬の時期の決定や，不妊治療や早産，低体重児出産の既往から，歯周病原細菌の関連を推察

10）投薬歴：常用薬との薬の併用を検討

11）全身的既往歴：疾患傾向，全身的リスクの推察

12）二親等異常の正確な免疫情報，全身疾患および死亡原因：免疫異常や疾患傾向，今後起こり得る全身症状の推察

2．精神科的問診

1）学業・就業状態：投薬時期の決定や，投薬内容の決定に役立てる
2）精神状態：治療への理解，受け入れ，継続が可能かを判断
3）家族との関係：治療への家族の協力度を推察
4）家族内での優先順位：患者にとって，自身の治療へ取り組むことがどのくらい優先されるのか，治療への協力度を推察

3 生活習慣，食習慣の問診，指導

生活習慣や食習慣によって歯周病や全身疾患を増悪させている可能性が高いため，問診を行い，改善の必要があれば指導を行う．

1．生活習慣

1）職業と勤務形態
2）睡眠の質
3）喫煙習慣の有無，喫煙量
4）ストレス状態・解消方法
5）運動の頻度（通勤時の徒歩時間，エスカレーター・エレベーターの利用，ジムなどでの定期的な運動の有無など）
6）姿勢（立っているとき，座っているとき，睡眠時姿勢）

2．食習慣（図6）

1）食事内容
2）食事の時間・スピード
3）欠食の有無と頻度
4）間食の有無と頻度
5）飲酒の有無，飲酒量
6）外食の頻度

4 医科との対診，内科的治療

問診や検査の結果，異常が認められた場合，全身疾患が疑われる場合には積極的に医科との対診を行うべきである．口腔内と全身症状は密接に絡み合っているため，患者の健康を考え，医科と協力しながら患者の全身疾患を改善していく必要がある．

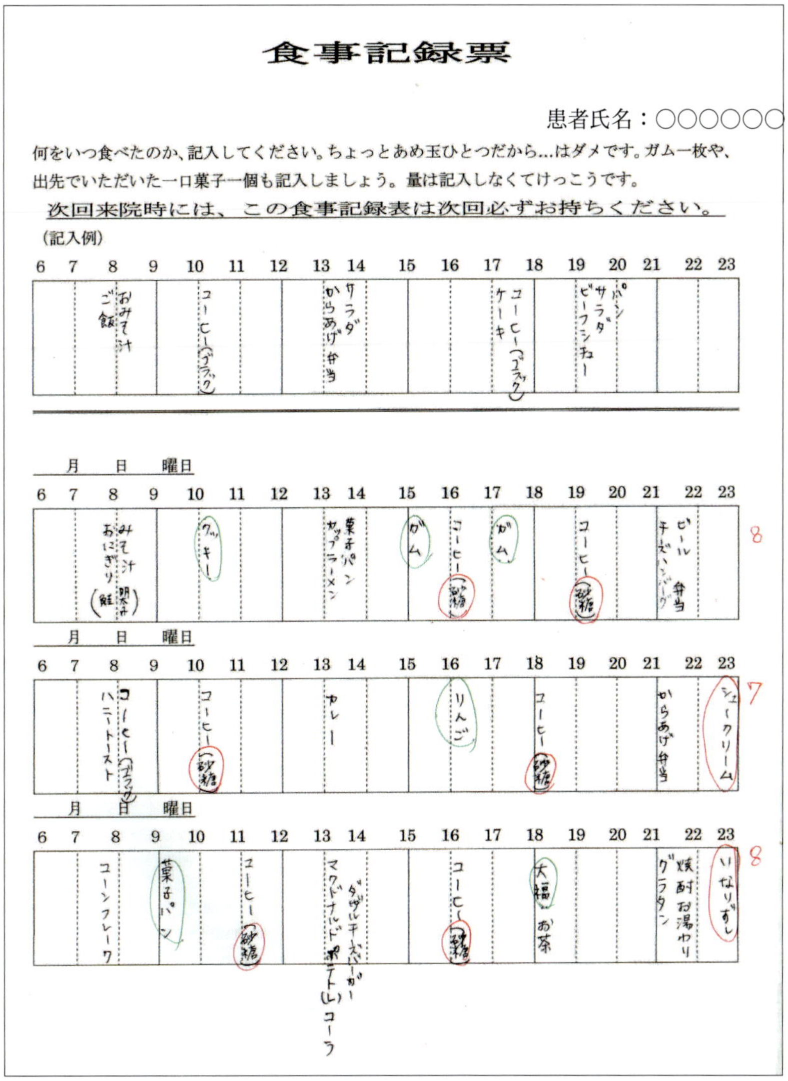

図６　食生活の問診表．患者に過去数日の食事内容を書き出してもらい，評価する

＜参考文献＞

1）厚生労働省：平成23年国民健康・栄養調査報告．
2）厚生労働省：平成20年患者調査．
3）World Health Organization：Global status report on noncommunicable diseases 2010. Geneva, World Health Organization, 2011.
4）日本肥満学会：肥満研究 臨時増刊号 肥満症診断基準2011【Vol.17 Extra Edition】，2011.
5）Kopelman PG：Obesity as a medical problem. Nature, 6 ; 404(6778)：635-643, 2000. World Health Day 2013: measure your blood pressure, reduce your risk.
6）日本高血圧学会：高血圧治療ガイドライン2009. ライフサイエンス出版, 2009.
7）飯島国好：診断について，日本歯科評論，656：201-203, 1997.
8）吉野敏明編著：新しいエビデンスに基づく歯周基本治療のコンセプト．医歯薬出版，東京，2013.

3. 検査と治療準備

吉野歯科診療所　歯周病インプラントセンター　田中 真喜

1 問　診

抗菌療法を行うにあたり，最も考慮すべき点は患者の現在の全身状態である．全身投薬を行う際は，治療効果が高く，全身に与える悪影響を最小限に留めることが原則である．問診により，患者のこれまでの疾患傾向や全身状態，精神的状態，増悪因子を推察し，投薬の妥当性を検討する．問診内容の詳細に関しては，前章を参照されたい．

2 各種検査

1．歯周組織検査

より詳細な歯周組織の情報を得るためには，6点法での歯周組織検査を行うことが望ましい．

2．X線写真診査

歯および歯槽骨のレベルを詳細に評価するためには，デンタル10枚法または14枚法での診査が必要である．10枚法，14枚法の撮影方法や読影に関しては成書を参考にされたい．

3．細菌検査

歯周病の細菌学的リスク診断をするためには，細菌検査が必須である．検査方法には位相差顕微鏡を用いたものや酵素活性法などがあるが，病態を正しく評価するためには，細菌の核中のDNAを増幅し，定量的に計測するreal-time PCR法，もしくはPCR-IVD法での細菌検査を推奨する．この検査方法は感度と特異度が高く，何種類かの細菌を同時に測定できるため，歯周病原細菌の数や口腔内総細菌に対する割合が把握でき，より詳細な細菌学的評価が可能である[1)]．

検査方法には唾液サンプルと歯周ポケットサンプルがある．唾液サンプルは，食事や口腔清掃によって値が大きく変化し，日内変動が大きい（図1）[2)]．歯周病患者の場合，歯肉縁下の細菌叢を知りたいため，歯周ポケット内よりサンプルを採取することを推奨する[1)]．

細菌検査のメカニズム，具体的検査手順に関して下記に記す（図2～10）．細菌検査の詳細に関しては『細菌検査を用いた歯周治療のコンセプト』（医学情報社）を参照されたい．

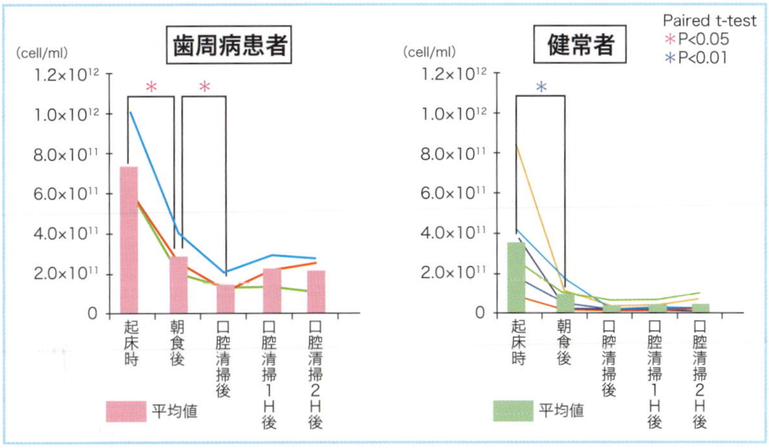

図１　唾液の日内変動．健常者・歯周病患者ともに起床時が，最も細菌数が多く，食事や口腔清掃によって細菌数が大幅に減少する

ポケットサンプルのサンプリング部位決定方法

YOSHINO-Method

①初期治療中に絶対に保存できる歯

②初期治療中に抜髄など，薬剤の影響を強くうけたり，歯根分割など形態が変わるものは除外

③初診時の PD が最も深い部位

↓

これら全て満たす１部位をマーカーと見なし，ここより常にサンプリングを行う

図２　サンプリング部位の決定法

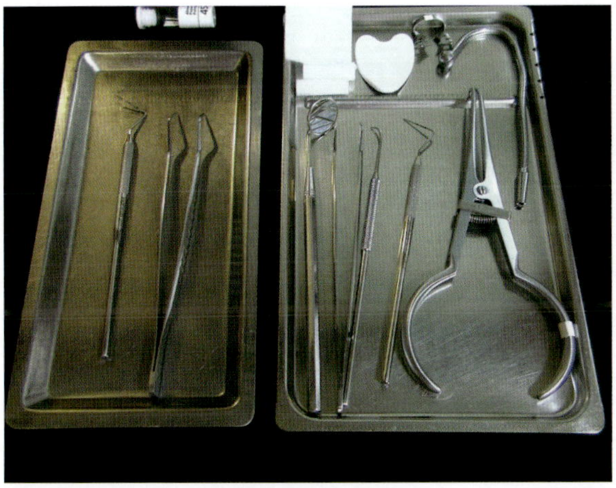

図３　検査トレーと診療用トレー．サンプリング歯のプラークアウトや防湿は必ず診療用トレーで行い，検査用のトレー内のインスツルメントがプラークや唾液で汚染されないように配慮する

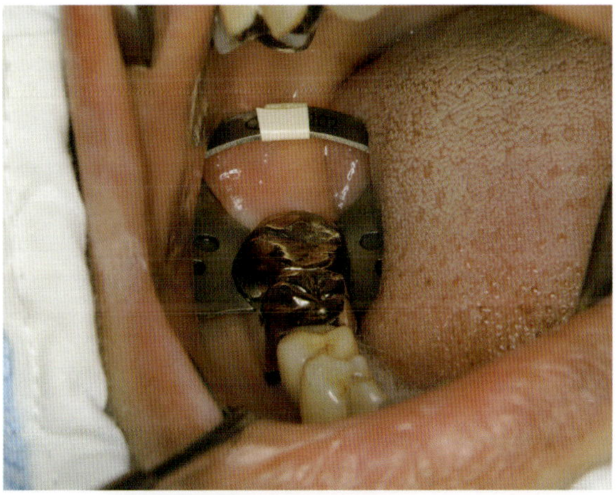

図４　簡易防湿．唾液が混入すると正しい検査結果が得られないため，必ず防湿を行う．サンプリング予定歯もしくは隣在歯にクランプを装着する．下顎の場合，クランプは翼付きのものを推奨する

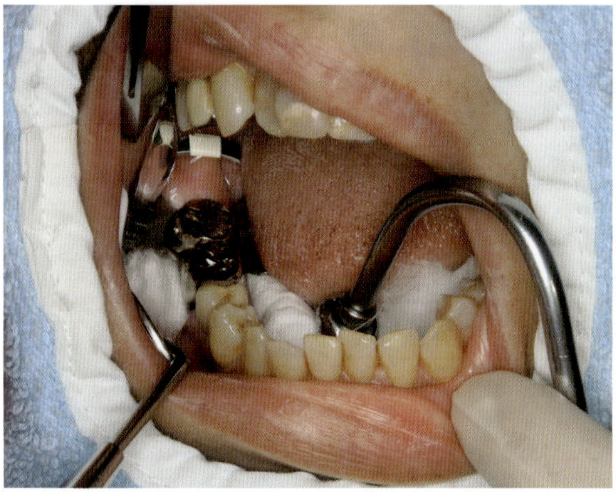

図5　簡易防湿．頬側，舌側にロールワッテを置き，舌下小丘部にワッテを置く．舌下に排唾管を置き，舌下腺唾液を吸引する

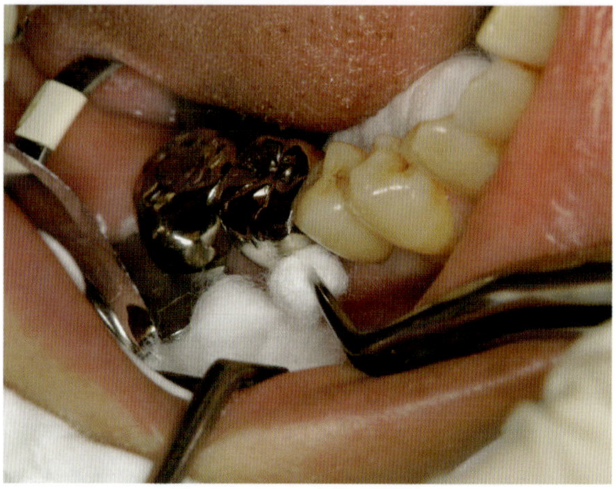

図6　サンプリング歯のプラークアウト．歯肉縁上のプラークがペーパーポイントに付着すると正しい検査結果が得られないため，必ずプラークアウトを行う．探針や超音波スケーラーなど先端の尖っているものは，辺縁歯肉から出血させてしまう可能性があるため，綿球やワンタフトブラシでプラークアウトを行うことを推奨する

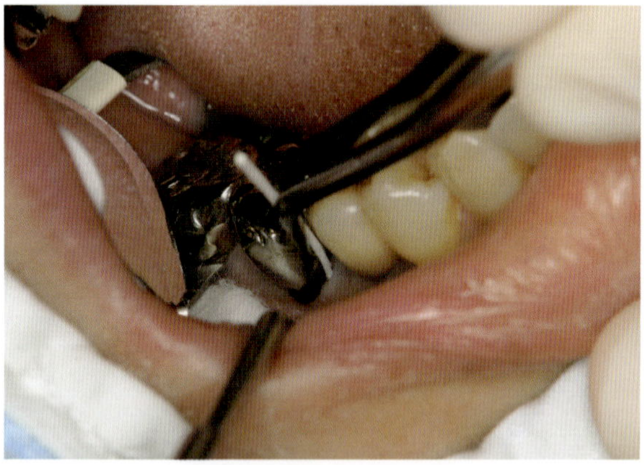

図7　サンプリング．歯周ポケット内に滅菌ペーパーポイントを挿入し，サンプリングを行う

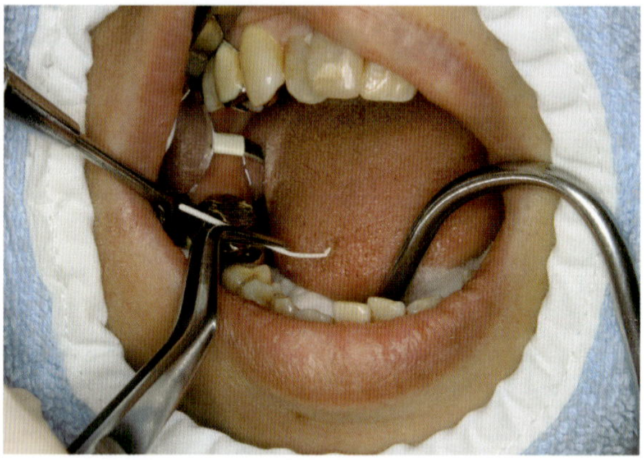

図8　サンプリングの際にはペーパーポイントが舌や頬粘膜に付着すると，正しい検査結果が得られないため，十分な注意が必要である

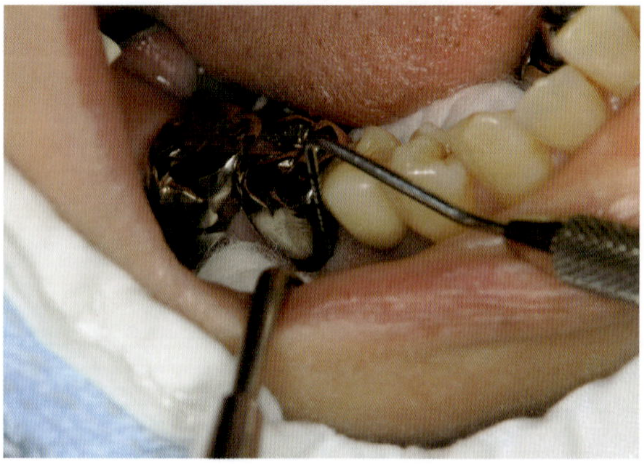

図9　サンプリング部位のポケット測定を行う場合．細菌検査直前に全顎のポケット測定を行ってしまうと，細菌のコンタミネーションが起こるため，必ずサンプリング部位のみのプロービングに留める

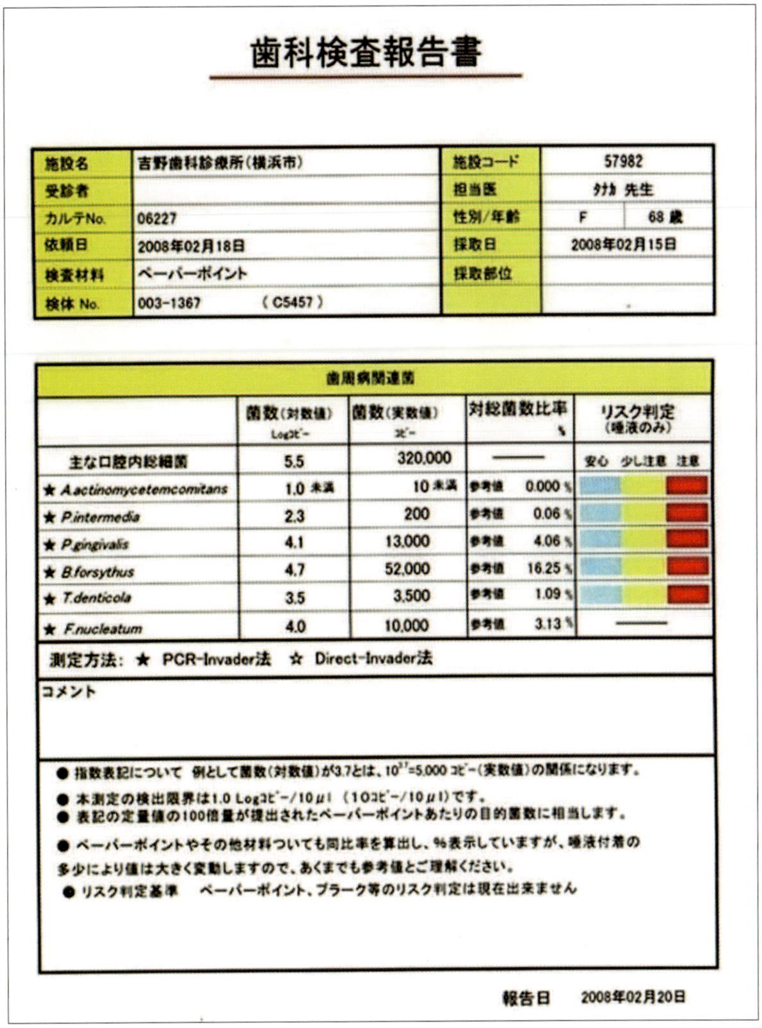

歯科検査報告書

施設名	吉野歯科診療所（横浜市）	施設コード	57982
受診者		担当医	ﾀﾅｶ 先生
カルテNo.	06227	性別/年齢	F　68 歳
依頼日	2008年02月18日	採取日	2008年02月15日
検査材料	ペーパーポイント	採取部位	
検体 No.	003-1367　（C5457）		

歯周病関連菌				
	菌数（対数値） Logｺﾋﾟｰ	菌数（実数値） ｺﾋﾟｰ	対総菌数比率 %	リスク判定（唾液のみ）
主な口腔内総細菌	5.5	320,000	―――	安心　少し注意　注意
★ *A.actinomycetemcomitans*	1.0 未満	10 未満	参考値 0.000 %	
★ *P.intermedia*	2.3	200	参考値 0.06 %	
★ *P.gingivalis*	4.1	13,000	参考値 4.06 %	
★ *B.forsythus*	4.7	52,000	参考値 16.25 %	
★ *T.denticola*	3.5	3,500	参考値 1.09 %	
★ *F.nucleatum*	4.0	10,000	参考値 3.13 %	―――

測定方法：★ PCR-Invader法　☆ Direct-Invader法

コメント

- 指数表記について　例として菌数（対数値）が3.7とは、$10^{3.7}$=5,000 ｺﾋﾟｰ（実数値）の関係になります。
- 本測定の検出限界は1.0 Logｺﾋﾟｰ/10μl（10ｺﾋﾟｰ/10μl）です。
- 表記の定量値の100倍量が提出されたペーパーポイントあたりの目的菌数に相当します。
- ペーパーポイントやその他材料ついても同比率を算出し、%表示していますが、唾液付着の多少により値は大きく変動しますので、あくまでも参考値とご理解ください。
- リスク判定基準　ペーパーポイント、プラーク等のリスク判定は現在出来ません

報告日　2008年02月20日

図10　検査結果．サンプリングより約10日後に検査結果が手元に郵送される

4．免疫検査

歯周病の細菌学的リスクは，細菌検査により診断することができる．環境因子に関しては，リスク判定基準がOdds ratio（オッズ比）として疫学的に数値化されている[3,4]．一方で免疫因子に関しては，これまで術前に知る術は問診しかなく，確定的ではない予測診断のみしかできなかった．そしてある程度治療介入した時点で治療への反応性や臨床実感など術者の主観的な要素で判定することが多く，客観的な評価が困難であった．しかし末梢血による血漿抗体価検査キットが市販され（図11），我々一般開業医でも免疫検査が手軽に行えるようになったため（図12），術前でも免疫学的リスクを数値化した評価が可能になった．この検査は，細菌が生体内に侵入し，免疫反応が起こって産生された血清IgG抗体価を測定することにより，患者の歯周病原細菌に対する免疫力を評価する免疫検査である[5~9]．

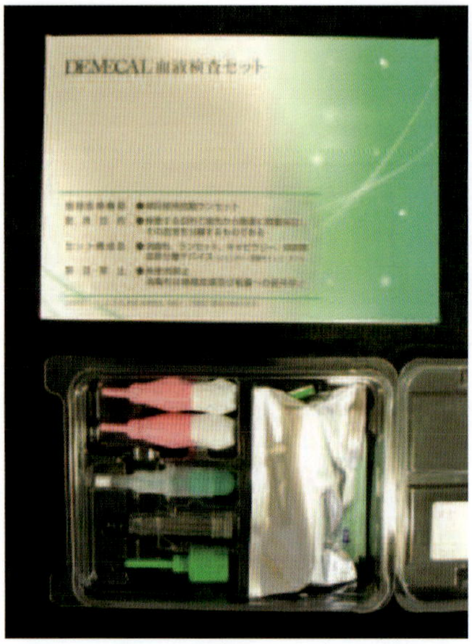

図11　市販されている末梢血による血漿抗体価検査キット

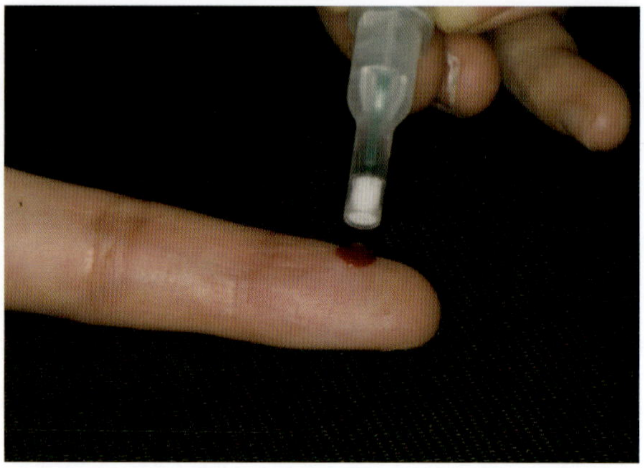

図12　チェアーサイドで簡便に検査を行うことができる

血清IgG抗体価を測定する方法であるELISA法を用いた血清抗体価検査は，1980年代に歯周病学の領域に導入され，歯周病患者は歯周病原細菌に対する血清IgG抗体価が健常者に比べて優位に上昇していることや，血清IgG抗体価にPD（Probing depth）や歯槽骨の吸収度との強い相関を認めるなど，数多くの報告がなされている[10〜13]．

細菌検査と血清抗体価検査で，歯周病原細菌に対する抗体価を測定することにより，免疫診断を客観的に行うことが可能になる．細菌検査で感染源を特定し，感染源に対する抗体価がどの程度上昇しているかにより，患者の免疫力を診断する．

歯周病原細菌が高率に検出され，血清抗体価も高い値を示し，歯周病を発症している場合は，患者は感染源を特定し，それに抵抗する準備ができているため，免疫機能は正常であるということがわかる．一方，歯周病原細菌が高率に検出されたのにも関わらず，血清抗体価が低い値を示し歯周病が発症している場合には，感染源はあるが身体が十分な抵抗力を発揮できていないことが推察され，宿主である患者の免疫異常や低下が疑われ，治療反応性が低いことが予測される．

治療介入前にその反応性を予測できることは，治療の難治化の防止に繋がり，我々臨床家にとって大きなメリットとなる[5]（図13）．

細　菌	抗　体	歯周病	免疫機能	
多　い	多　い	発　症	正　常	治療への反応性は良好
	少ない	発症（重度）	低　下	難治性の可能性あり
少ない	多　い	健　康	正　常	過去に感染の既往あり
	な　い	健　康	正　常	現在まで感染の既往なし
	な　い	発　症	異　常	免疫疾患の可能性あり
				先天的：好中球減少症
				後天的：白血病，AIDS

図13　細菌検査と抗体価検査を用いた免疫診断

3 投薬試験

細菌検査，免疫検査，臨床検査の結果，経口抗菌療法が必要と診断された場合には，抗菌療法の原則に則って薬剤の選択・決定を行う．その後，すぐに投薬に移るのではなく，まず投薬試験を行う．特にテトラサイクリン系の抗生物質を投薬する場合には，投薬試験が必須である．投薬試験とは，投薬予定の薬剤の1回分量を服用し，アレルギーや副作用がないかを確認する試験である．この投薬試験で問題がなければ治療経過通りの薬剤を使用し，何か問題が生じた場合には薬剤の変更を行わなくてはならない．また，問診よりアレルギーが疑われる場合は薬剤を変更するか，アレルギーテストを行ってから投薬試験を行う．

投薬試験当日の注意事項と，具体的な流れを下記に示す．投薬開始時はもしもの際に救急の処置ができるように，個室診療室やカウンセリングルームなどで行うことが好ましい．

1．投薬試験当日の注意事項

1）車や自転車などを運転している際にめまいなどの副作用が出た場合に，重大な事故に繋がる可能性があるため，必ず公共機関を利用して来院していただく．

2）当日は院内滞在時間が約3時間掛かるため，時間に余裕を持って来院していただく．

3）来院後，仕事をすることは問題ないが，重大な判断が必要な仕事や精密機器や重機などの操縦は行わないよう注意を促す．

4）夕方に電話問診を行うため，必ず電話に出られる環境にいていただく．

5）体調が優れない場合には投薬試験を見送る可能性もあるため，必ず体調確認を行う．

6）旅行や出張の直後などは避け，日常生活を送っている中から投薬試験日を選択する．

2．投薬試験の流れ

1）患者が来院したら，体調確認を行う（図14）．この際に気分不快や胃腸症状など，副作用と類似した症状がある場合や全身疾患の状態が安定していない場合には，この時点で投薬試験は中止となる．

2）服用する薬剤の作用・副作用を再度説明し，1回分量をその場で服用していただく（図15）．

3）服用後最低10分は患者と同席し，アナフィラキシー症状の有無を確認する．医薬品などにアレルギーがある場合には，アレルゲンに対する急性の過敏反応により，薬剤服用直後から5分後，多くの場合には30分以内に蕁麻疹などの皮膚症状や，腹痛・嘔吐などの消化器症状，息苦しさなどの呼吸器症状などが発症する．さらに重症化すると，急激な血圧低下が起こってアナフィラキシーショックが発現し，生命の危機に陥る可能性もあるといわれている．この場合はエピネフリンの投与などの救急処置が必要になるため，不測の事態に迅速に対応するためには薬剤服用時は患者を1人にせず，担当の歯科衛生士もしくは歯科医師が同席することが必須である．このような，薬剤によるアナフィラキシー症状は年間数百症例発症していると推測されるため，十分な注意が必要である．

4）アナフィラキシー症状がなければ待合室に移動していただき，その後約2時間，院内で安静にしていただく．薬剤の血中濃度が上がった際に副作用が起こらないかを確認する．この際もスタッフの目の届く場所で患者に休息をとっていただき，何か異常がないか目で確認したり，声掛けを行ったりする（図16）．

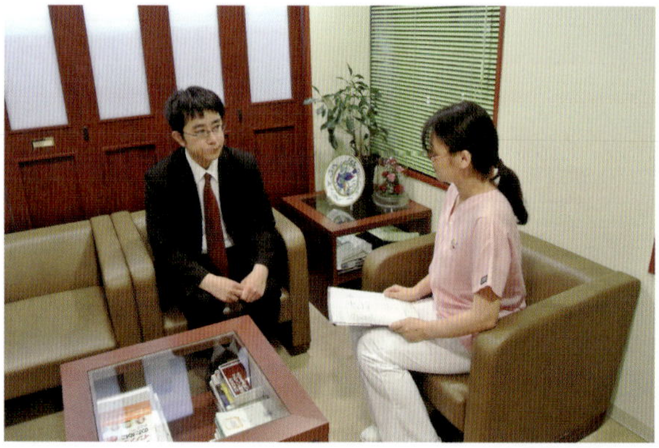

図14　患者の体調確認と投薬試験の注意事項を再度説明する

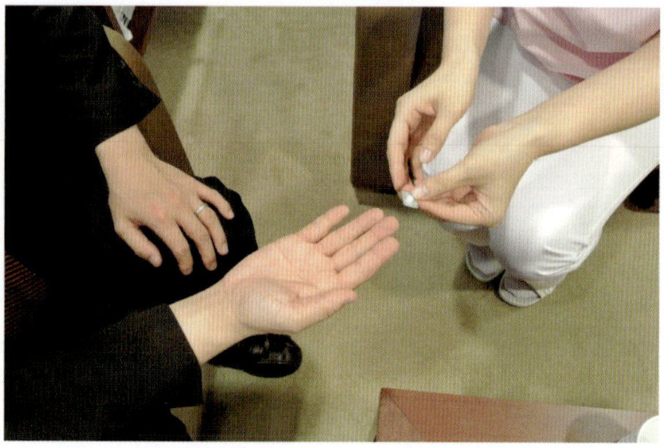

図15　1回分量の薬を渡し，目の前で服用していただく

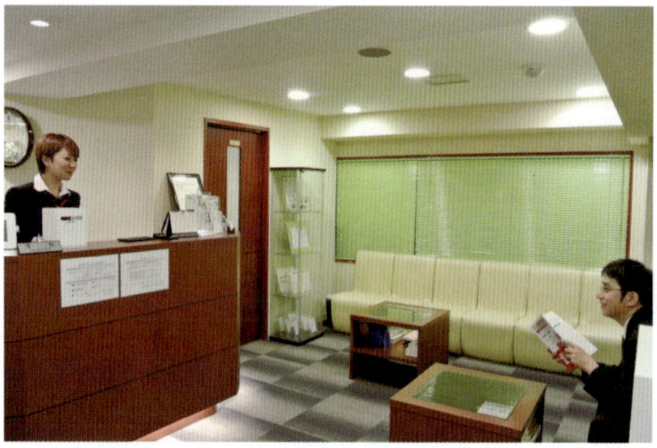

図16　投薬試験中は受付スタッフも異常がないか確認や声かけを行う

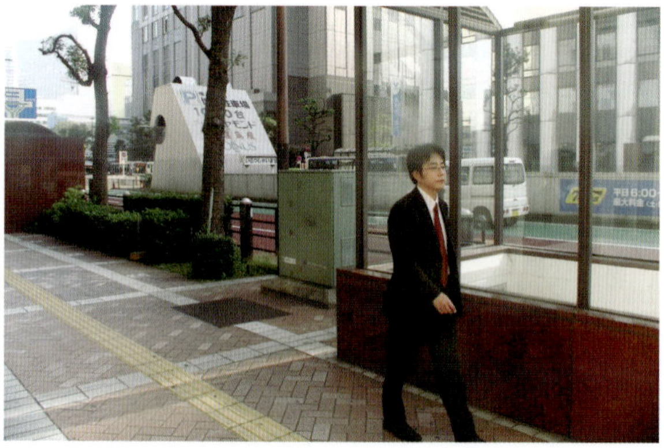

図17　直射日光は避けて外出していただく

5）その後，問題がなければ外を少し散歩していただき，軽度の運動によるめまいや吐き気などの副作用が発生しないかを確認する（図17）．この際も患者の携帯電話の番号を必ず聞き，また医院の電話番号を伝え，何かあった場合にすぐ連絡がつくように準備する．
テトラサイクリン系の抗生物質の投薬試験時は，光線過敏の副作用があるため，外出時は直射日光に当たらないように注意を促す．

6）患者が医院に戻ったら再び体調確認を行い，問題がなければ院内での投薬試験は終了とし，帰宅していただく（図18）．

7）薬剤服用から7，8時間経過後，胃腸症状や薬疹などの副作用が出ていないかを電話にて問診する．この時点で異常がなければ投薬は問題ないと判断し，計画した薬剤での経口抗菌療法を実施することとなる（図19）．もし，異常を認めた場合には，投薬内容を変更する．

投薬試験を行うにあたり，いくつか注意事項がある．まずは院内での滞在時間が長いため，患者のスケジュールに余裕のある日を選択する．患者には朝一番で来院していただき，午前中いっぱいかけて院内での投薬試験を行うのが望ましい．なお，仕事が忙しくストレスを抱えているときや睡眠不足が続いているときなどは，体調に異変が生じた際に何が原因で起こっているのかがわからないため，避けることが望ましい．また，患者が仕事で重要な判断をしなくてならない日や，車などを運転しなくてはいけない日も避け，当日は公共機関で来院するよう，あらかじめ伝えておくことも重要である．

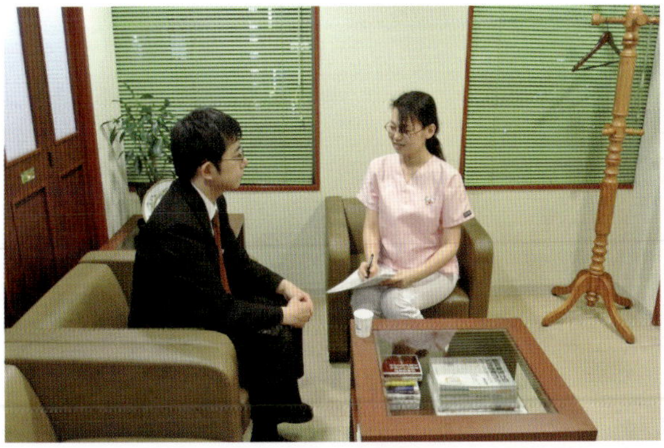

図18 再度体調が問題ないかを問診し，歯科医師が問題ないと判断した場合，院内での試験は終了となる

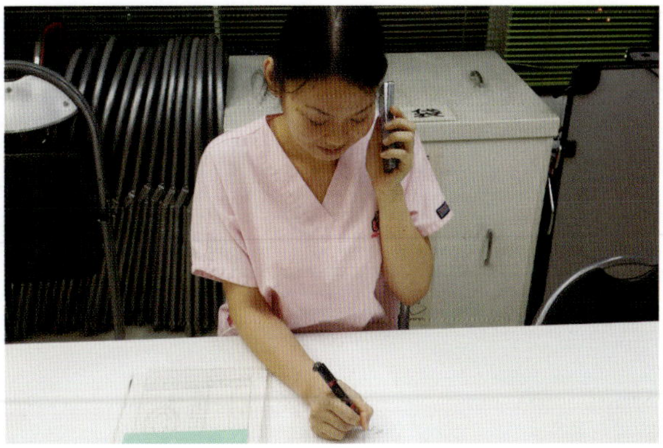

図19　夕方に電話問診を行い，院内を出た後も異常がないことを確認する

4 経口抗菌療法中の患者管理

経口抗菌療法の治療効果をきちんと得るためには，患者の協力も必要不可欠である．詳細な問診に協力的ではない場合や治療の重要性，用法・容量の厳守の重要性が理解できない場合は，たとえ抗菌療法が必要な病態であったとしても，投薬は控えたほうがよいと筆者は考える．投薬前に十分なカウンセリングを行い，患者との信頼関係を築くことが大切である．

経口抗菌療法をスケジューリングする際の注意点としては，投薬期間中に患者が旅行や出張を予定していると薬剤の服用忘れや思わぬ体調不良を招きかねないため，原則，特別な予定が入っていないときに行うのが好ましい．

数週間の投薬期間中には，患者の体調管理や服薬が正しく行われているかの確認，歯肉縁上のプラークコントロールを行うために，最低週1回は来院していただく．服薬のストレスや不安を軽減するための心理的サポートも忘れてはならない．

そして何よりも忘れてはならないことは，「歯周病は薬剤では治らない」ということである．投薬期間中に，もしくは投薬前に歯肉縁下のデブライトメントを完遂しておく必要がある．

症　例：全身管理を行いながら，経口抗菌療法を行った症例

患者は47歳，男性．歯がグラグラして噛めないため，インプラント治療を希望して当診療所に来院した．患者は2年前より糖尿病を患い，投薬と食事療法を行い血糖コントロールは良好な状態だった．

初診時，全顎的に重度歯周炎に罹患しており，保存不可能な歯が多数存在した（図a，b）．患者は固定性の補綴物を強く希望していたため，インプラント治療にて咬合回復を図ることとした．インプラント治療を行ううえで，歯周病原細菌はインプラント周囲炎のリスクとなるため，細菌検査を行った．

検査の結果*Porphyromonas gingivalis*，*Tannerella forsythia*，*Treponema denticola*が基準値を上回って検出された．そこで経口抗菌療法とFMDを行い，歯周病原細菌の除菌後にインプラント治療に移行することとした．抗菌薬は，細菌検査と投薬試験の結果よりミノマイシン100mgを選択した．ミノマイシンは目眩や吐き気などの副作用が出やすい薬剤であるため，投薬期間中に症状が出ていないか，週に1回来院していただき，詳細な問診を行った．また患者は糖尿病に罹患しているため，4週間の抗菌療法中に肝臓や腎臓に負担が掛かり，糖尿病の合併症を引き起こす可能性が懸念さ

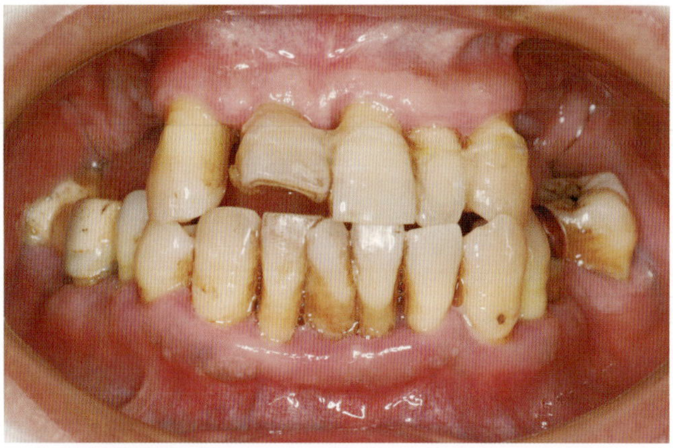

図a　初診時の口腔内写真．前歯部はフレアアウトしている

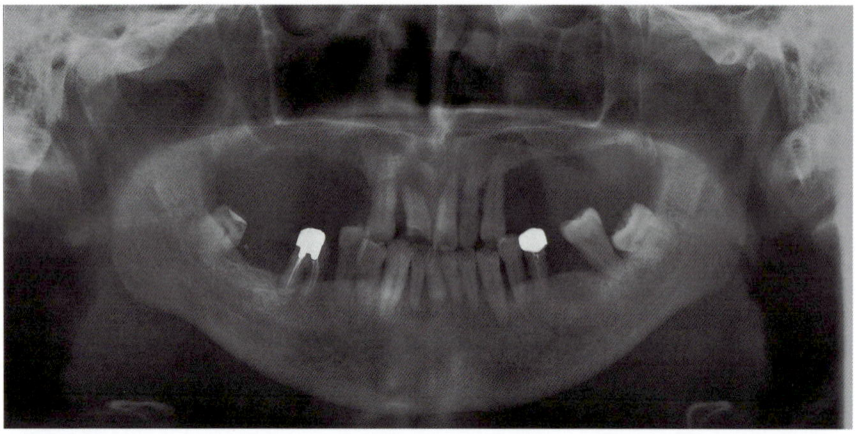

図b　初診時のパノラマX線写真．重度歯周炎に罹患し，保存不可能な歯が多数存在する

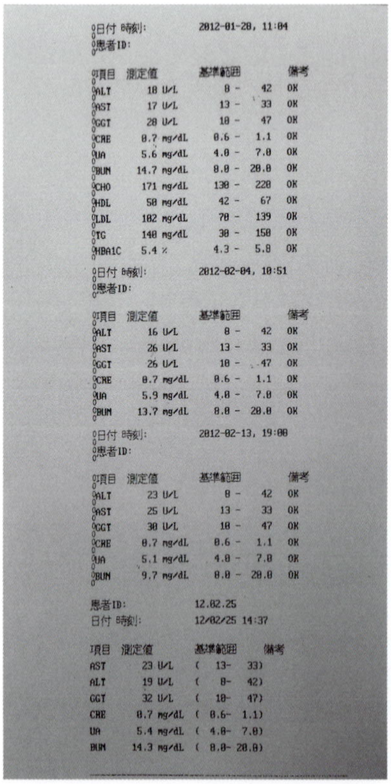

日付 時刻:　2012-01-20, 11:04
患者ID:

項目	測定値	基準範囲	備考
ALT	10 U/L	0 - 42	OK
AST	17 U/L	13 - 33	OK
GGT	20 U/L	10 - 47	OK
CRE	0.7 mg/dL	0.6 - 1.1	OK
UA	5.6 mg/dL	4.0 - 7.0	OK
BUN	14.7 mg/dL	8.0 - 20.0	OK
CHO	171 mg/dL	130 - 220	OK
HDL	50 mg/dL	42 - 67	OK
LDL	102 mg/dL	70 - 139	OK
TG	140 mg/dL	30 - 150	OK
HBA1C	5.4 %	4.3 - 5.8	OK

日付 時刻:　2012-02-04, 10:51
患者ID:

項目	測定値	基準範囲	備考
ALT	16 U/L	0 - 42	OK
AST	26 U/L	13 - 33	OK
GGT	26 U/L	10 - 47	OK
CRE	0.7 mg/dL	0.6 - 1.1	OK
UA	5.9 mg/dL	4.0 - 7.0	OK
BUN	13.7 mg/dL	8.0 - 20.0	OK

日付 時刻:　2012-02-13, 19:00
患者ID:

項目	測定値	基準範囲	備考
ALT	23 U/L	0 - 42	OK
AST	25 U/L	13 - 33	OK
GGT	30 U/L	10 - 47	OK
CRE	0.7 mg/dL	0.6 - 1.1	OK
UA	5.1 mg/dL	4.0 - 7.0	OK
BUN	9.7 mg/dL	8.0 - 20.0	OK

患者ID:　12.02.25
日付 時刻:　12/02/25 14:37

項目	測定値	基準範囲	備考
AST	23 U/L	(13- 33)	
ALT	19 U/L	(0- 42)	
GGT	32 U/L	(10- 47)	
CRE	0.7 mg/dL	(0.6- 1.1)	
UA	5.4 mg/dL	(4.0- 7.0)	
BUN	14.3 mg/dL	(8.0- 20.0)	

図c　投薬期間中に定期的に血液検査を行い，腎臓・肝臓に異常がないことを確認した．検査は院内で行い，採血から約30分後に検査結果が出るシステムを使用した

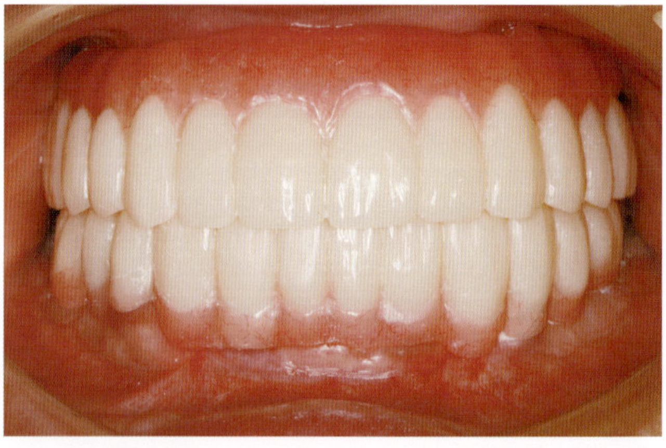

図d　現在の口腔内．プロビジョナルレストレーションを装着し，咬合の回復を図っている

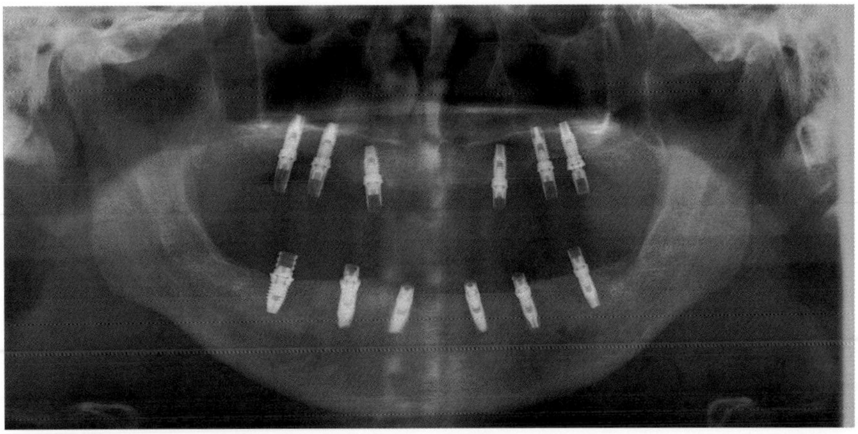

図e　現在のパノラマX線写真．骨は安定している

れたため，投薬期間中に定期的に血液検査を行い，全身管理を行った（図c）．経口抗菌療法とFMDを併用した歯周基本治療を終了し，歯周病原細菌の除菌が確認できたことより，全身管理下でGBRとサイナスリフトを併用した骨の再建外科を行った後に，インプラント治療を行った．

現在，口腔内，全身状態ともに安定している（図d，e）．

5 アレルギーテスト

問診により，即時型アレルギー（アナフィラキシーショック）が懸念される場合や，口腔内清掃，消毒に使用するグルコン酸クロルヘキシジンなど，アレルギーが出現しやすい薬剤は事前にアレルギーテストを行い，アレルギーの有無を判定する．即時型薬剤アレルギーでは，皮膚に出血しない程度の小さな傷をつけ，その上に原液の濃度の薬液を置いて浸透させて反応を診る「プリックテスト」と，皮内にアレルゲンと疑われる薬液を直接注入する「皮内反応試験」が，局所の皮膚反応として調べる検査法として有用性が認められる[14]．当該薬による薬剤アレルギーの存在が疑われる患者では，プリックテストから行うのがより安全である[15]．判定の際の注意事項としては，皮膚疾患患者では偽陽性が増加する．また，抗ヒスタミン薬およびステロイドなどの免疫抑制剤が投与されている場合には，偽陰性を考慮する必要がある．

アレルギーテストを行う際には，テストの必要性を患者に十分に説明し理解していただいたうえで行い，テストを行っている最中は患者のそばから絶対に離れずに，不測の事態に対応できる準備をしておくことが必要である．また，抗菌薬などの錠剤は同じ薬剤の静注薬を用意するか，乳鉢などで粉状にし，生理食塩水で溶き薬液にする．アレルギーの有無の判定は必ず歯科医師が行う．

1．プリックテスト[15]

1）方　法

①当該薬液の0.16%溶液を，少量注射筒に採る．

②前腕屈側皮膚をあらかじめアルコール綿で清拭，乾燥させた被験者の薬液を1滴を滴下する（図20）．

③皮内針を皮膚に対して水平方向に持ち，滴下部分を出血しない程度に穿刺し，軽く皮膚を持ち上げた後針を抜き，1～2分経過後，滴下液をガーゼで軽く押さえて吸い取る（図21）．

④対照として，生理食塩水を用い同じ腕の薬液投与部位から十分離れた位置に，同様の方法でプリックテストを実施する．

2）判定方法・判定基準

施行15分後にテスト部位の皮膚状態を観察し下記の基準に従って判定する．

・陽　性：膨疹径が4mm以上あるいは対照の2倍以上，または発赤径が15mm 以上．

・陰　性：膨疹・発赤があっても，対照と差異のないものは陰性とする．

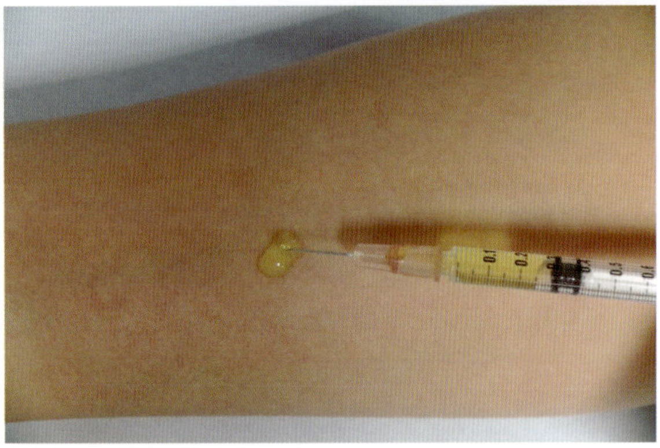

図20　前腕屈側皮膚を消毒後，薬液を1適滴下する

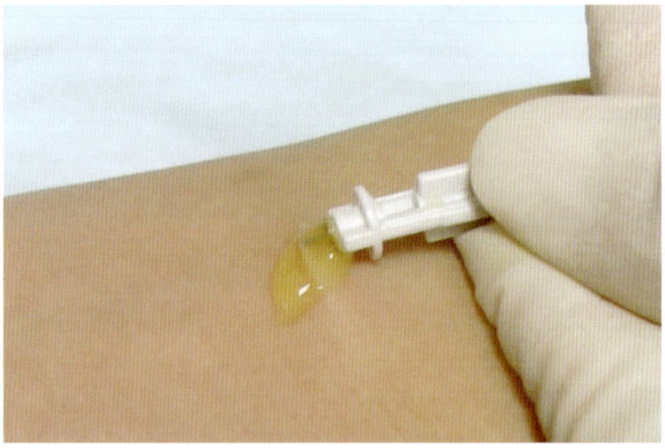

図21　滴下部分を出血しない程度に穿刺する

2．皮内反応試験[15)]

1）方　法

①注射部位は前腕屈側を選択し，あらかじめアルコール綿で清拭，乾燥させる．

②0.01mLまでの目盛りがつけられたツベルクリンシリンジに皮内針をつけ，当該薬液の希釈液を0.02mL皮内へ注射する[16)]（図22）．

③正しく皮内に注射されると，直径4～5mm の膨疹ができる（図23）．

2）判定方法

注射後15分後で行う．皮内反応が最大値に達する時間が15～20分であることから，通常15～20分，または15～30分で反応の大きさを測定する[17)]．

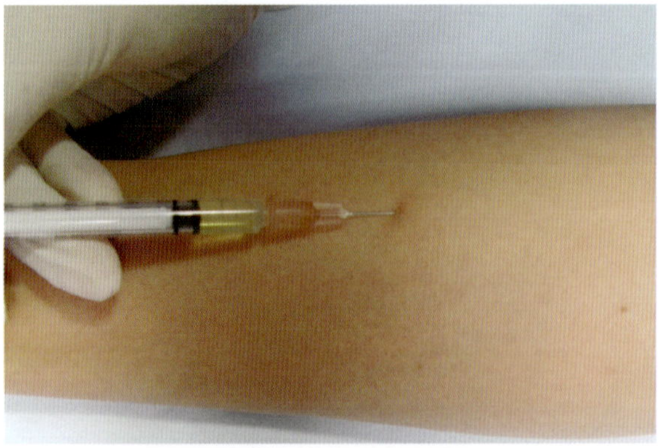

図22　薬液を皮下内に0.02mL注射する

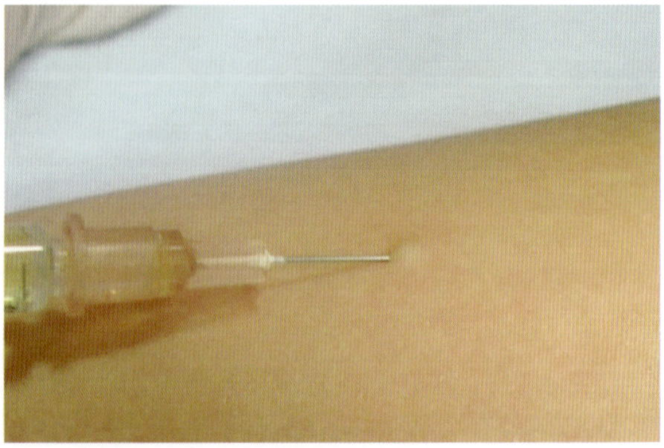

図23　直径4～5mmの膨疹ができる

判　定	直径（縦軸・横軸の平均）mm	
	膨　疹	発　赤
陰性（－）	0～5	0～9
疑陽性（±）	6～8	10～19
陽性（＋）	9～15	20～39
強陽性（2＋）	16以上 偽足形成・掻痒を伴う	40以上

図24　判定基準

3）判定基準[17]**（図24）**

・陽　性：膨疹9mm以上，発赤20mm以上のいずれか一方を満足すれば陽性とする．

・陰　性：膨疹9mm近くでも，発赤を伴わない場合は陰性．

4）検査結果と対応

皮膚反応試験結果が陰性であっても，投薬時にショックおよびアナフィラキシー様症状が発現する可能性があるので，投与の際には注意を要する．皮膚反応試験が陽性の場合には，該当薬剤の投与は行わない．

6 副作用に対する対応

薬剤の服用には必ず副作用が起こる可能性があることを常に頭に入れて，もしものときに対応できる備えをしておくことが重要である．抗菌薬の中では，テトラサイクリン系の抗生物質の副作用が多く報告されている．その主症状としては，めまい，吐き気，色素沈着，光線過敏などの症状が発現する（図25）．もし副作用が発現した場合には，ただちに対応する必要がある（図26）．症状が軽度

薬剤名	主な副作用	
塩酸ミノサイクリン	過敏症	発疹，蕁麻疹
	皮　膚	色素沈着（口唇，歯肉，舌も含む），光線過敏症
	精神神経系	めまい，頭痛
	肝臓	黄疸
	消化器	腹痛，悪心，食欲不振，胃腸障害，嘔吐，下痢，舌炎
	その他	倦怠感
レボフロキサシン	過敏症	そう痒症，発疹，蕁麻疹
	精神神経系	不眠，めまい，頭痛
	感覚器	味覚異常
	消化器	悪心，嘔吐，下痢，食欲不振，腹部不快感
	循環器	動悸，頻脈
	その他	倦怠感
メトロニダゾール	精神神経系	末梢神経障害
アモキシシリン	菌抗体症	口内炎，カンジダ症
	消化器	下痢，軟便，味覚異常，腹痛，腹部膨満感，便秘，食道炎

図25　主な副作用

術前対応
①投薬試験を行う
②詳細な問診（内科的問診，精神科的問診）を行う

術中対応
①体調確認を細目に行う
（場合によっては電話問診も行う）
②副作用を軽減する薬剤を処方する
③投薬内容を変更する
④ただちに投薬を中止する

図26　副作用への対応

消化器障害（胃痛・悪心・嘔吐・食欲不振など）	胃炎・胃潰瘍治療剤	テプレノンの製剤
	消化管運動調律剤	トリメプチンマレイン酸塩製剤
	消化管運動改善例	ドンペリンドン口腔内崩壊錠
下痢・便秘	酸性乳酸菌整腸剤	
めまい	めまい・平衡障害治療剤	ベタヒスチンメシル酸塩錠

図27　主な副作用に対する対処薬

な場合には，副作用を抑える薬剤で対処可能な場合が多いが（図27），重度になった場合には，投薬内容の変更や治療の中断も検討しなければならない．

副作用が起こった場合に十分対応できる環境を整えておくことはもちろんであるが，副作用が発現しないために詳細な問診や投薬試験，体調管理などを行うことが重要である．

副作用の例

1．**薬　疹**：発現した場合（図28）にはただちに投薬を中止，もしくは投薬内容の変更を行う．

2．**黒毛舌**：菌交代現象により，口腔内の細菌叢が変化して引き起こされる（図29）．投薬の中止もしくは投薬内容の変更を行い，口腔内を清潔に保つことが必要である．適切な処置を行えば症状は改善する．

3．**色素沈着**：口唇や歯肉に色素沈着が発生する可能性がある．投薬の中止，もしくは投薬内容の変更を行う．原因薬剤の服用を中止すれば症状は改善する（図30）．

また，服用中の偶発症として服用忘れや，容量の勘違いなどの偶発症が起こる可能性がある．服用方法が守られないと，十分な治療効果が得られないばかりか，耐性菌が出現する可能性がある．投与前に服用方法を十分に説明するだけではなく，起こりうる問題点に対する十分な理解を得るようにする．また，偶発症が起こってしまった場合には，判明した時点で担当する歯科医師に連絡し，自己判断はしないよう患者教育を徹底する必要がある．

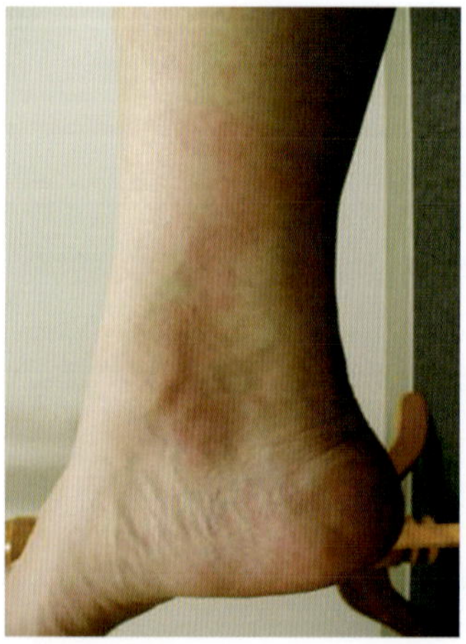
図28　薬疹

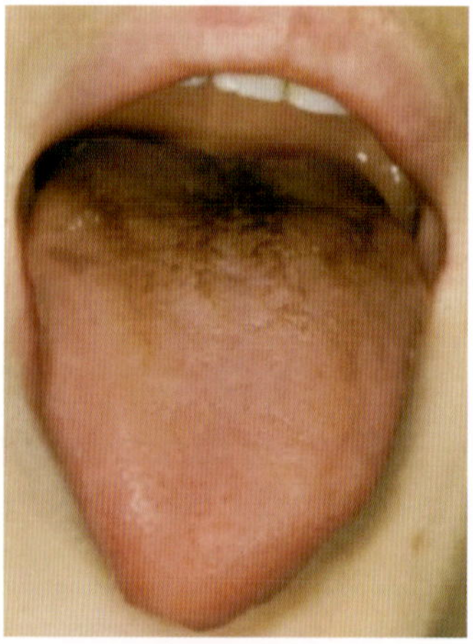
図29　黒毛舌

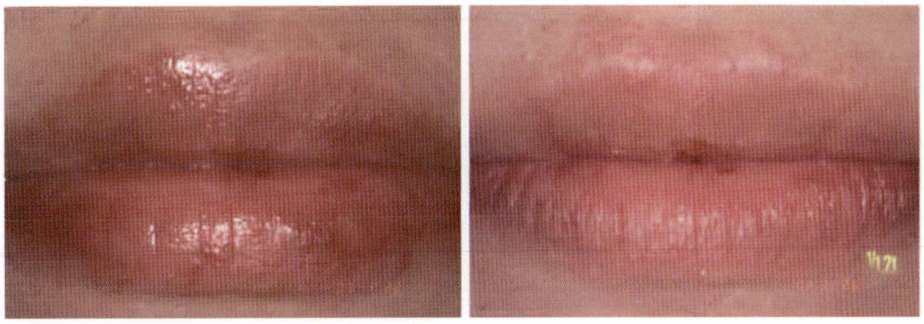

図30　色素沈着（右は服用中止後）

＜参考文献＞

1）三辺正人，吉野敏明編著：細菌検査を用いた歯周治療のコンセプト．医学情報社，東京，2007.
2）田中真喜，多田大樹ほか：唾液の日内変動第4リアルタイムPCR法による細菌学的考察，日本口腔検査学会雑誌，2（1）: 86-92, 2010.
3）雫石聰：歯周病と喫煙習慣．歯界展望，84:753-766,1994.
4）da Silva AM,et al：Psychosocial factors in inflammatory periodontal diseases. A review. J Clin Periodontol, 22（7）: 516-26, 1995.
5）吉野敏明：新しいエビデンスに基づく歯周基本治療のコンセプト．医歯薬出版，東京，2013.
6）石川烈編集主幹：歯周病学．永末書店，京都，1996.
7）Page, R et al：The pathologenesis of human periodontics : an introduction. Periodontology 2000, 14 : 9 11, 1997.
8）Ishikawa, I et al：Diversity of IgG antibody responses in the patients with various type of periodontitis. Adv Dent Res, 2 : 334-338, 1988.
9）Tolo, K et al：Activity of human serum immunoglobulins to seven anaerobic oral bacteria before and after periodontal treatment. J Periodontal Res17 : 481-483, 1982.
10）Mouton C, et al：Serum antibodies to Orat Bacteroides asaccharolyticus（Bacteroides gingivalis）Relationship to age andperiodontal disease. Infect. Imnmn, 31 : 182-192. 1981.
11）Ebersole. JL, et al：An ELISA formeasuring serum antibodies to Actinobacittus actinomvcetemcomitans.J. Feriodonl. Res15 : 621-632, 1980.
12）高柴正悟：イラストで語るバイオサイエンス 血清抗体価測定による歯周病診断システム．ザ・クインテッセンス，26（2）, 2007.
13）Horibe M, et al：Effect of periodontal treatments on serum IgG antibody titers against periodontopathic bacteria.J Clin Periodontol, 22 : 510-515, 1995.
14）高橋一夫，池澤善郎：薬物アレルギーにおける皮膚テスト及びin vitro test の評価と将来展望．アレルギーの臨床，20 : 121-125, 2000.
15）日本化学療法学会臨床試験委員会皮内反応検討特別部会：抗菌薬投与に関連するアナフィラキシー対策のガイドライン，2004.
16）堀内淑彦：Ampicillin, Cephalothin, Cephaloridine の皮内反応について．診断と治療, 59 : 509-513, 1971.
17）石崎 達：即時皮内反応—陽性判定基準を中心にして．アレルギー，12 : 14-32, 1963.

1 疾患別対応　メタボリックシンドローム，糖尿病症例——①

メタボリックシンドロームを合併した重度広汎型慢性歯周炎治療症例

こうの歯科医院　河野 寛二

はじめに

メタボリックシンドロームは内臓脂肪肥満に，高血糖・高血圧・脂質異常症のうち2つ以上を合併した状態をいう．メタボリックシンドロームは放っておくと動脈硬化が急速に進行し，血管が①硬くなる，②厚くなる，③狭くなる．これは血管の老化現象であり，ひいては心筋梗塞や脳梗塞などを引き起こす（図1）．

過食や肥満に伴うメタボリックシンドロームとカロリー制限の代謝的プロファイルを比較すると，両者は対極に位置づけられ，メタボリックシンドロームは老化促進型，カロリー制限は老化抑制型と考えることができる．一方でメタボリックシンドロームのリスク因子が増えるほど，歯周病のリスクが上昇するといわれている[1]．本稿ではメタボリックシンドロームと歯周病の関係について，論文や症例を交えて考察する．

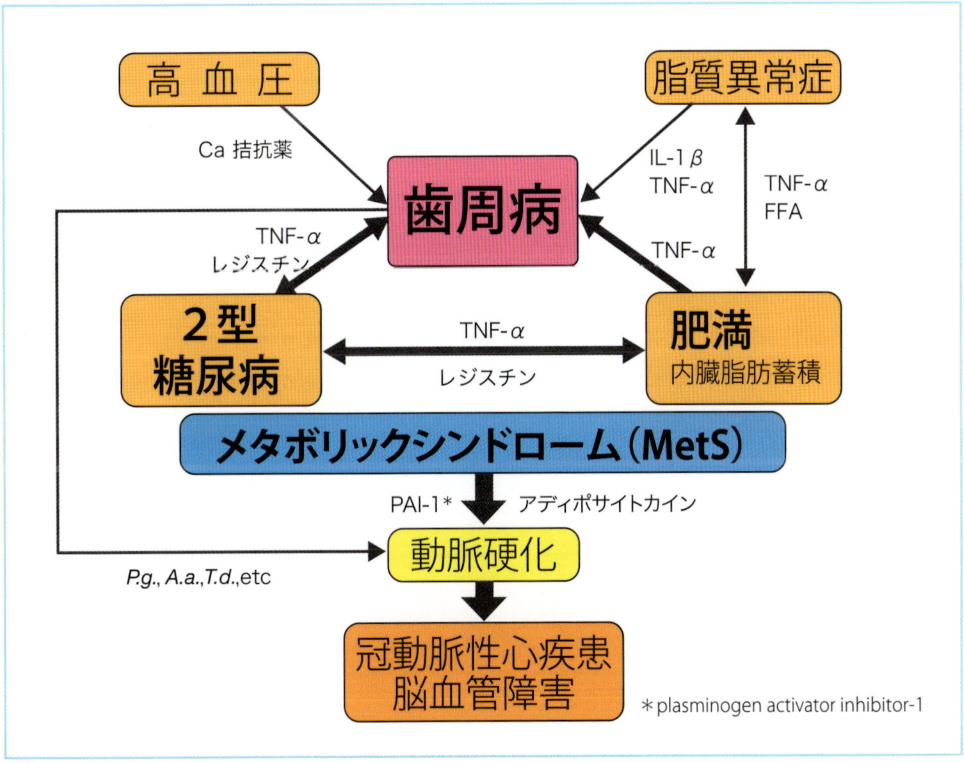

図1　心臓や脳の動脈性疾患と，メタボリックシンドロームに対する歯周病との関係

歯周炎と動脈硬化の関係》

動脈が肥厚し硬化した状態を「動脈硬化」といい，動脈硬化の種類にはアテローム性粥状動脈硬化，細動脈硬化，中膜硬化などのタイプがあるが，一般的にはアテローム性動脈硬化を指すことが多い．アテローム動脈硬化症は，脂質異常症（従来の高脂血症）や糖尿病，高血圧などによるメタボリックシンドロームの危険因子により生じると考えられている．そして高レベルの高感度CRP（C-reactive protein，急性期タンパク質）値が，動脈硬化の予知因子となることが知られている．

歯周炎は単に口腔内の病変に留まらず，全身に影響を及ぼす可能性が示唆され，中でも動脈硬化性疾患との関連について報告され[2]，歯周炎患者の末梢血においても高感度CRP値が上昇することが，同様に報告されている[3,4]．そして歯周治療を実施することにより，その値が減少することが報告されている[5]．このことから，歯周炎による軽微な炎症反応の亢進が全身に及び，動脈硬化性疾患の促進に作用することが示唆される．今回提示する症例も同様に，経口抗菌療法を併用した歯周基本治療後に，高感度CRP値が4,480ng/mLから1,090ng/mLに減少した（p.91）．

一方で，日本人において歯周炎の臨床指標と高感度CRP値の関連を検討したデータにおいては，PD，CAL（Clinical attachment level，臨床的アタッチメントレベル），歯槽骨吸収率の重症度と，CRP値に相関が認められないという報告がある[6]．当院のデータでは，重度歯周炎に罹患して高感度CRP値が基準値を超えている症例は少数であった．歯周治療に使用する臨床検査は，生体で生じている炎症を反映しにくいのかもしれない．しかしながら，歯周疾患が炎症マーカー（高感度CRP値）や炎症性サイトカイン（IL-6，TNF-α）の濃度を上昇して，動脈硬化病変の進展に関与すると考えられている．

歯周炎と糖尿病の関係》

糖尿病の合併症として，網膜症，腎症，神経障害，足病変，動脈硬化の5大疾患が認知されているが，新規5大関連病として歯周病，アルツハイマー病による認知症，癌，骨粗鬆症による骨折，うつ病は，2型糖尿病の人が罹りやすい病気と捉えられてきている．また歯周病は，糖尿病の6番目の合併症であるとも捉えられている（**図2**）．よって，糖尿病と歯周病は相互に負の影響を与え[7]，糖尿病患者は健常者と比較して歯周病罹患率が高く，より重症化していることが多い[8]．2型糖尿病患者由来単球は高血糖下で活性化されて，TNF-αやIL-6といった炎症性サイトカインを過剰に産生することが報告されている[9,10]．また，肥満でもやはりTNF-αやIL-6などの成熟脂肪組織（内臓脂肪）由来のサイトカイン（アディポサイトカイン）の血中濃度が上昇しており，体重の減少とともにその血中濃度が低下することも知られている[11,12]．

一方で，歯周炎は口腔内の感染症であるが，全身にとっては軽微な持続する慢性炎症である．歯周炎が糖尿病の血糖コントロールへ及ぼす影響は，TNF-αがその受容体を介して，GLUT4（glucose transporter 4，ブドウ糖輸送担体）が主に骨格筋などの細胞膜から離れることによって，インスリン抵抗性に関与することが明らかになってきている（**図3a，b**）[13]．また運動時のGLUT4は，インスリン非依存性に筋肉収縮によっても動員される（**図3c**）．

歯周治療に伴ってインスリン抵抗性に影響を与える血中のTNF-α濃度が減少し，HbA1c値が改善することを示す報告があることや[14]，2型糖尿病患者のメタアナリシスでは，歯周治療前後のHbA1c値の加重平均差が0.4％と統計的に有意であることから[15]，歯周治療によって血糖コントロールが改善する可能性が高い．日本においても同様に，有意な効果があると報告されている[16]．後述の症例でも，HbA1c（NGSP値）は，歯周治療後に6.2％から5.6％に減少している．しかしながら，糖尿病患者に歯周基本治療を行う場合，抗菌療法（局所投与）の併用は有効であるが，経口抗菌療法の併用の効果は明確ではない[16〜20]．

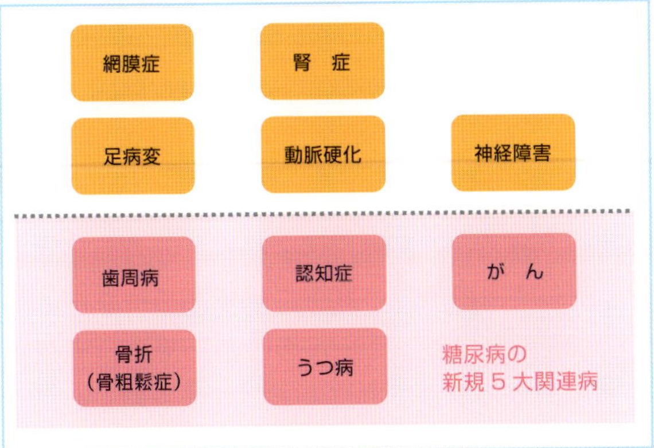

図2　糖尿病合併症（歯周病は第6番目の糖尿病合併症）

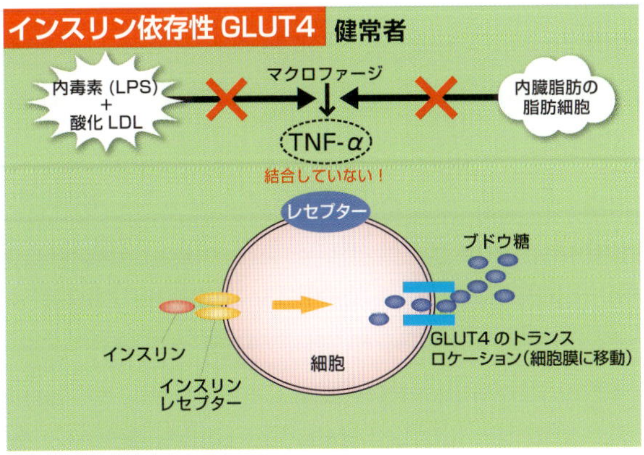

図3a　健常者のインスリン依存性GLUT4（糖輸送担体）．内臓脂肪型肥満や歯周病がなく，インスリン刺激でGLUT4が核周囲から牽引され，細胞膜融合して細胞表層に存在する健康な状態．GLUT4により血中ブドウ糖の細胞内への取り込みが正常に行われている

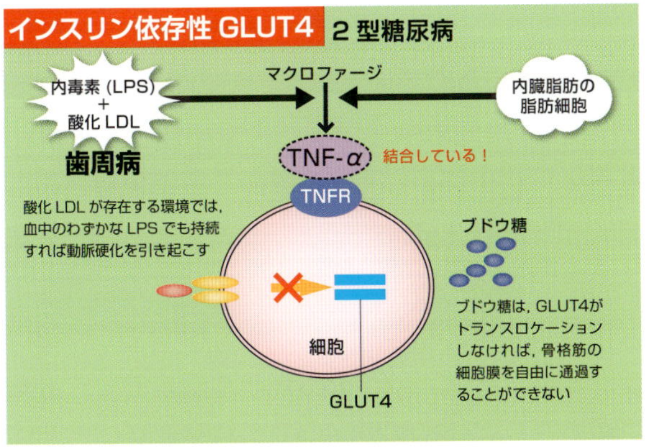

図3b　2型糖尿病インスリン依存性GLUT4．TNF-αが細胞に結合するとインスリンのシグナルが効かなくなる．そのためGLUT4が細胞膜から離れて，細胞表層に存在しない不健康な状態．この現象は，骨格筋（約80％）や脂肪細胞だけでなく，血管内皮細胞でも生じるので，糖尿病では血管の壊死が起きる

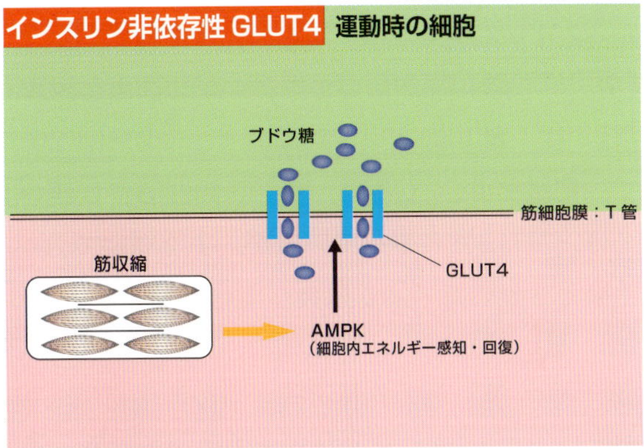

図3c　運動時の細胞．GLUT4は，インスリン非依存性に筋肉収縮によっても動員される．よって，骨格筋の割合が高く，基礎代謝量が多いほうが糖尿病の予防になる

歯周炎と肥満や脂質異常症の関係

肥満とは，中性脂肪（主にTG；triglycerid）が脂肪組織に過剰に蓄積した状態と定義され，エネルギーの摂取（食事）がエネルギーの消費（運動）に対して過剰な状態が続くことによって生じる．肥満症の診断は，BMI≧25 kg/m^{2}や内臓脂肪蓄積検査（ウエスト周囲径計測，腹部CT検査）で行われている．肥満者には単球の殺菌能の低下，NK細胞（natural killer cell）の活性低下，免疫グロブリンの低下，そしてBリンパ球やTリンパ球の機能低下などの，免疫機能低下が認められる．

歯周炎によって歯周局所にはTNF-αが発現し，歯槽骨吸収が引き起こされる．そして肥満者の脂肪組織から多量に分泌されたTNF-αも同様に，歯槽骨吸収を促進する．よって肥満症は歯周組織において，免疫機能の低下やTNF-αの分泌により歯周炎が増悪しやすくなると考えられる．しかしながら，逆に歯周炎が肥満に影響を与えるという論文は，今のところ少数である．

脂質異常症患者は多形核白血球などの免疫機能を低下させ，*P.g.*に対する殺菌能力が低下すると報告されている[21]．また歯周炎の進行している患者ほど，総コレステロールやLDL（Low density lipoproteins）コレステロールの値が高いことを示し[22]，逆に，歯周炎が脂質異常症の危険因子である可能性についても指摘されている[21]．そして歯周炎患者において，治療後にHDL（High density lipoproteins）コレステロールが上昇して，細胞内のコレステロールも改善されたと報告されている[23]．

最近（2012年5月16日）までの3,167論文から選出した5論文のメタ解析によれば，非外科歯周治療（SRP）は，HbA1cやFBS（Fasting blood sugar，空腹時血糖値）の減少に効果があったが，総コレステロール，中性脂肪，HDLコレステロールそしてLDLコレステロールの改善効果には有意差がなかったという報告があった[24]．よって，歯周病とメタボリックシンドロームの関係を明らかにするためには，さらなる研究が必要である．

症　例

【患　　者】 54歳，女性，5年前から禁煙しているが，以前は1日に3本程度，約10年間喫煙していた．2011年2月初診．

【主　　訴】 |3 が傾いてきて，下の前歯がガタガタしてきた．

【既 往 歴】 喘息．体組成検査よりBMIが29.8 kg/m^2，体脂肪率が43.8%，内臓脂肪レベルが10で，肥満である（**図4**）．精神科的問診では親の介護でストレスが多いことが判明．食事習慣については，毎日3度食事しているが，よく噛んで食べておらず，間食は毎日，スナック菓子や煎餅，和菓子などを食べたいときに食べているとのことであった．

【家 族 歴】 母親は40歳代で，父親は50歳代でフルデンチャーになった．

【現 病 歴】 他の歯科医院で口腔衛生指導や歯石除去を受けていたが，2010年3月頃から|3 に動揺が生じ，この1年で歯全体が滲みるようになってきたため，夫からの紹介で当院を来院された．

【現　　症】 初診時の口腔内写真，X線写真，歯周組織精密検査から，浮腫性の歯肉や排膿，出血，歯槽骨の垂直性骨吸収が広汎に認められ，PCR（Plaque control record）が50.9%，平均PDが4.5mm，PD6mm以上の部位率が26.2%，BOPが64.3%，動揺が0-2，より重度広汎型慢性歯周炎と診断（**図5a〜c**）．ブラッシングは各面に分割して行うよう口腔衛生指導をして，PCRを20.0%以内に下げ，歯肉縁上の歯石を除去した．

【診　　断】 重度広汎型慢性歯周炎およびメタボリックシンドローム．

- 身長：162cm　・体重：78.3kg
- BMI（体重/身長×2）：29.8 kg/m^2（肥満≧25 kg/m^2）
- 体脂肪率：43.8%（肥満≧30%）
- 内臓脂肪レベル：10（やや過剰≧10）
- 筋肉量：41.7kg（多い）
- 基礎代謝量：1,368kcal（燃えにくい）
- ウエスト周囲径計測：92cm（≧90cm）

図4　初診時の体組成検査．BMI：29.8 kg/cm^2，やウエスト周囲径：92cm，そして内臓脂肪レベル：10より肥満症である

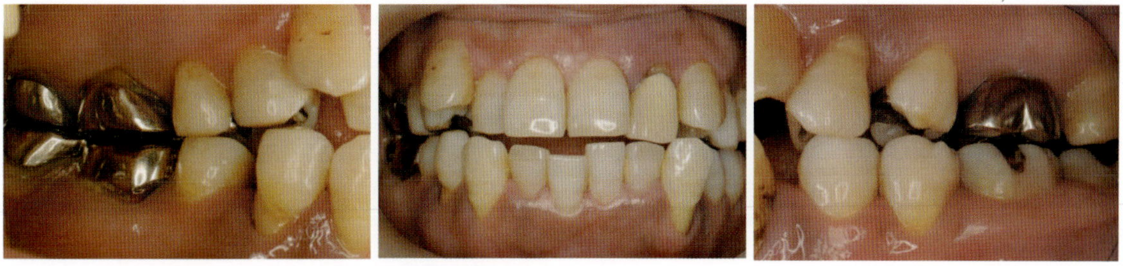

図5a　初診時の口腔内写真．PCR：50.9%，平均PD：4.5mm

	8	7	6	5	4	3	2	1	1	2	3	4	5	6	7	8
プラーク																
動揺度	欠	1	1	2	0	0	0	1	0	2	0	1	0	0	0	欠
ポケット		5 2 3	7 2 9	12 6 3	3 2 4	6 2 2	3 2 2	3 2 6	3 2 8	8 11 4	2 2 5	5 6 10	5 2 4	5 2 4	6 2 3	
ポケット		6 4 7	10 2 7	11 3 4	4 3 5	4 6 5	5 2 4	3 8 7	4 3 8	8 4 4	5 3 4	5 2 6	5 5 10	4 3 4	4 3 3	
部位	8	7	6	5	4	3	2	1	1	2	3	4	5	6	7	8
ポケット		4 3 7	12 6 5	7 3 7	12 5 4	8 7 3	3 2 2	2 2 2	2 2 2	2 2 2	2 8 9	4 2 4	4 2 4	7 3 5	3 3 5	
ポケット		4 2 7	12 12 3	8 2 7	12 9 4	9 2 3	3 2 3	2 2 2	2 2 2	3 2 3	4 3 8	4 2 3	4 1 4	4 2 5	5 2 4	
動揺度	欠	0	1▼	1	1	0	0	0	0	0	1	0	0	0	0	欠
プラーク																

（出血点）の行はポケットの上下に色付きで表示

出血　排膿　出血＋排膿　BOP 64.3％　｜　根分岐部病変　▲1度　▲2度　▲3度　｜　プロービング　～3mm 45.2%　4～5mm 28.6%　6mm～ 26.2%

図5b　初診時の歯周組織精密検査表．PCR：50.9%，平均PD：4.5mm

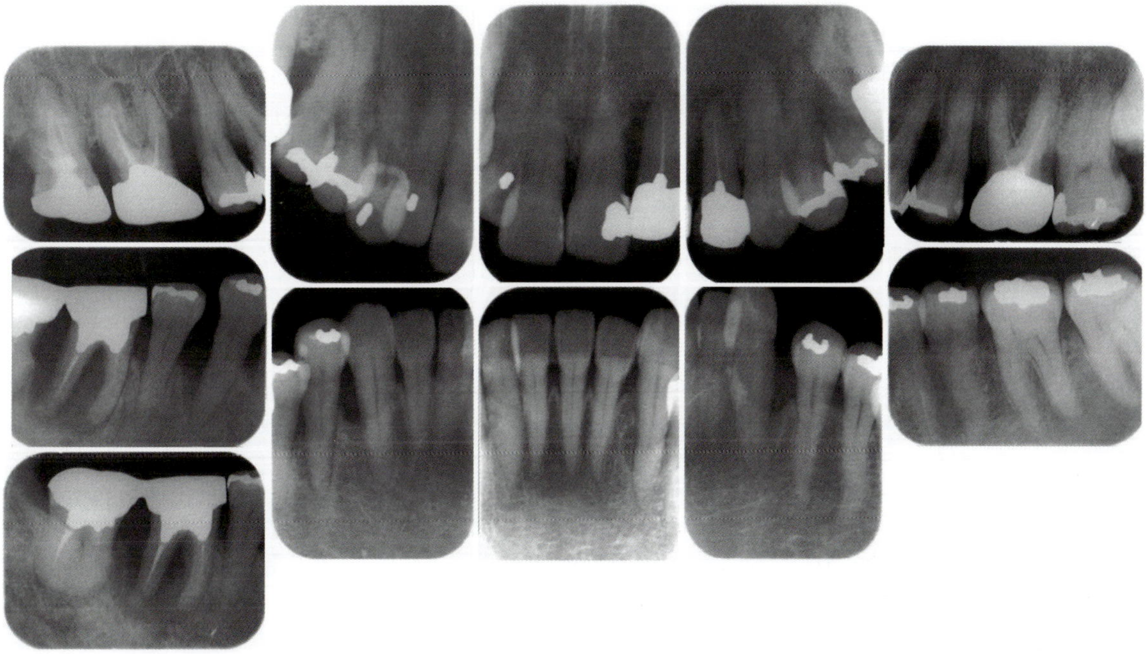

図5c　初診時のX線写真

【治 療 方 針】経口抗菌療法を併用した，歯周基本治療および口腔機能回復治療．

【BL(Baseline)時】2011年3月．

1．細菌検査と抗体価検査：細菌検査は1/4顎単位での，歯周ポケット最深部からの4本のペーパーポイントを用いた，プールドサンプル法によるサンプリングを行った．

細菌のリスク判定を表に示す（図6）．*P.g.*，*T.f.*は菌比率がそれぞれ61.8％（細菌リスク,＋＋）と4.61％(細菌リスク,＋)，そしてRed Complexは同じく70.79％（細菌リスク,＋＋）で，細菌リスクは非常に高い．*P.g.*に対する血清抗体価検査は17.3（≧5）なので，歯周病が重症である疑いが強い．そして*P.g.*に対する血清抗体価が高いと，冠動脈疾患を発症するリスクが高い[25]．また*P.g.*のFimA遺伝子は2型で，侵襲性が強い（図7）．

（赤枠：SAの目安値）

	菌比率	菌　量	リスク判定
P.g., *T.f.*	5%≧	10^5≧	++
	1%≧	10^4≧	+
	0.1%≧	10^3≧	±
	0.1%＜	10^3＜	−
Red Complex（*P.g.*＋*T.f.*＋*T.d.*）	10%≧	10^6≧	++
	5%≧	10^5≧	+
	1%≧	10^4≧	±
	1% ＜	10^4＜	−
A.a.	1%≧	10^4≧	++
	0.1%≧	10^3≧	+
	0.01%≧	10^2≧	±
	0.01%＜	10^2＜	−

図6　細菌のリスク判定

BL (2011.3.7)	菌　数	菌比率	抗体価
主な口腔内総細菌	89,000		
A.a.	10未満	0.00%	0.0
P.i.	740	0.83%	-0.1
*P.g.**	55,000	61.8%	17.3
T.f.	4,100	4.61%	
T.d.	3,900	4.38%	

図7　Baseline時の細菌検査と抗体価検査
（＊*P.gingivalis*のFimA遺伝子型は，2型である）

2．血液学的検査，生化学的検査：血液学的検査には異常が見当たらないが，生化学的検査では中性脂肪が274mg/dL，総コレステロールが267mg/dL，LDLコレステロールが165mg/dL，LDL/HDLコレステロールが3.17mg/dLで，脂質異常症である．そしてHbA1c（NGSP値）が6.2%であることから糖尿病予備軍であり，高感度CRPが4,480ng/mLで高値であることから，動脈硬化が進行している疑いがある（図8，9）．また肥満（内臓脂肪），糖尿病，脂質異常症よりメタボリックシンドロームである．当院で計測した血圧は132/74mmHgであるが，糖尿病患者における高血圧の治療に際して

測定項目	BL (2011.3.7)	再評価 (2011.5.16)	SPT時 (2013.6.21)	基準値
白血球数	6.2	6.5	4.7	千/uL　3.6–9.0
赤血球数	429	445	413	万/uL　3.6--9.0
ヘマトクリット	37.7	39.9	38.0	%　34–45
MCV	87	89	92	fL　79–100
MCH	30.1	29.3	30.0	Pg　26.3–34.3
MCHC	34.2	32.6	32.6	%　30.7–36.6
血小板数	20.0	29.3	24.0	万/uL　13.0–36.9
白血球分類				
好中球	53.2	47.3	42.1	%　43–75
好酸球	3.2	3.5	4.7	%　1–6
好塩基球	0.8	0.7	1.2	%　0–2
リンパ球	36.4	42.7	44.8	%　25–45
単球	6.4	5.8	7.2	%　2–8

図8　血液学的検査

測定項目	BL (2011.3.7)	再評価 (2011.5.16)	SPT時 (2013.6.21)	基準値
AST (GOT)	14	14	14	U/L　10–40
ALT (GPT)	18	18	12	U/L　5–45
中性脂肪	274	178	184	mg/dL　40–149
総コレステロール	267	305	270	mg/dL130-220
HDL	52	69	58	mg/dL　40–86
LDL	165	200	179	mg/dL　70–139
動脈硬化指数*	4.1	3.4	3.7	%　4以下
LDL/HDL	3.17	2.9	3.09	%　2以下
HbA1c (NGSP)	6.2	5.6	6.0	%　4.6–6.0
空腹時血糖	105	93	101	mg/dL　70–110
CRP	0.47	0.18	0.12	mg/dL　0.3以下
高感度CRP	4480	1090	965	ng/mL1500以下
HBs 抗原判定	(-)	(−)	(−)	(−)
HCV抗体	(−)	(−)	(−)	(−)
COI 値	0.1	0.1	0.1	1.0 未満

図9　生化学的検査（＊動脈硬化指数(AI)＝(総コレステロール–HDL)/HDL）．高感度CRP，動脈硬化指数，HbA1cに改善が認められる

は，血圧が130/80mmHg以上なら，生活習慣の改善と同時に降圧剤による治療を開始すると報告されている[26)].

【治 療 経 過】 患者は重度広汎型慢性歯周炎で，*P.g.*の菌比率（61.8%）が非常に高く，*P.g.*に対する抗体価も高い．そして高感度CRPも高値（4,480ng/mL）で急性炎症を起こしているため，経口抗菌療法を併用したFM-SRP（Full-mouth SRP）を行った．

経口抗菌薬は，細菌検査よりクラリスロマイシン400mg/日×1Wとメトロニダゾール500mg/日×1Wを投与した．なお複合抗菌薬投与に関しては十分なインフォームドコンセントを行った．

【再 評 価 時】 2011年5月．経口抗菌療法を併用したFM-SRP後，1週間間隔でPMTC（Professional mechanical tooth cleaning）を施術して約1カ月半後に再評価を行った．口腔内写真では浮腫性の歯肉がなくなり，歯周組織精密検査ではPCRが11.6%，平均PDが2.6mm，PD6mm以上の部位率が2.4%，BOPが9.5%，動揺が0-1に回復してきた（図10a，b）．

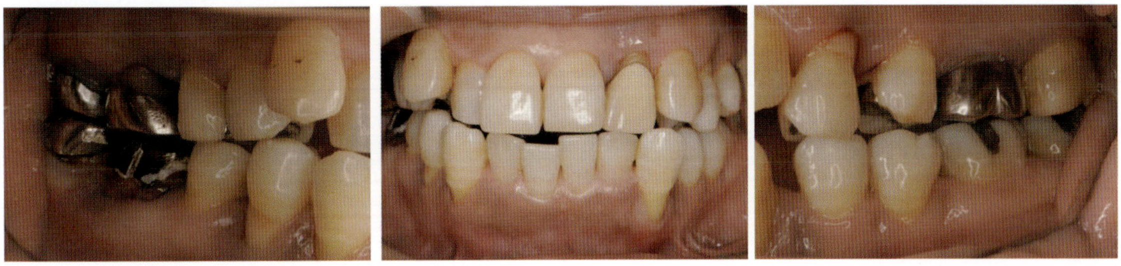

図10a　再評価時の口腔内写真

プラーク																
動揺度	欠	0	1	1	0	0	0	0	0	1	0	1	0	0	0	欠
（出血点）																
ポケット		2 2 2	4 2 3	3 2 3	3 2 3	2 2 2	2 2 2	2 2 2	2 2 2	5 6 2	2 2 2	3 3 4	2 2 3	2 2 2	3 2 2	
		4 3 3	3 2 2	3 2 3	3 2 3	6 3 3	3 2 2	2 2 2	2 2 2	3 3 3	3 3 3	3 3 3	3 2 5	3 2 2	3 2 3	
（出血点）																
部　位	8	7	6	5	4	3	2	1	1	2	3	4	5	6	7	8
（出血点）																
ポケット		2 2 4	7 5 2	3 3 3	5 2 2	4 2 2	2 2 2	2 2 2	2 2 2	2 2 2	2 2 5	3 2 3	3 2 3	3 2 2	2 3 4	
		5 2 4	2 10 2	2 3 2	4 2 2	4 2 2	2 2 2	2 2 2	2 2 2	2 2 2	4 3 4	3 2 3	2 2 2	2 2 2	2 2 3	
（出血点）																
動揺度	欠	0	1▼	0	1	0	1	0	0	0	1	0	0	0	0	欠
プラーク																

出血　排膿　出血＋排膿　BOP　9.5％　｜　根分岐部病変　▲1度　▲2度　▲3度　｜　プロービング　~3mm 87.5%　4~5mm 10.1%　6mm~ 2.4%

図10b　再評価時の歯周組織精密検査表．PCR：11.6%，平均PD：2.6mm

細菌リスクは*P.g.*，*T.f.*，RCの菌比率が0.0%になり，リスク（－）となった（図11）．しかし*P.g.*菌抗体価は17.3から24.9へと上昇し，血液内では抗原抗体反応がまだ盛んに行われている（図11）．生化学的検査は，高感度CRPは4,480ng/mLから1,090ng/mLの基準値に，HbA1c（NGSP値）は6.2%から5.6%の基準値に，そして動脈指数も4.1%から3.4%の基準値に回復した．しかしながら中性脂肪，総コレステロール，LDLコレステロール，LDL/HDLコレステロールは基準値より高値である（図9）．

その後，再SRPをPD4mm以上の部位に行い，6|の遠心根のヘミセクション，感染根管治療，そして口腔機能回復治療（矯正治療，補綴治療など）を行った（図12）．

再評価時 (2011.5.16)	菌　数	菌比率	抗体価
主な口腔内総細菌	12,000		
A.a.	10未満	0.00%	0.2
P.i.	540	4.50%	0.2
P.g.	10未満	0.00%	24.9
T.f.	10未満	0.00%	
T.d.	10未満	0.00%	

図11　再評価時の細菌検査と抗体価検査

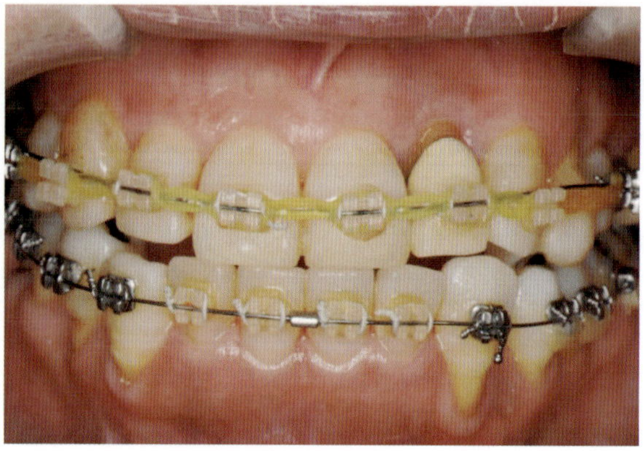

図12　矯正治療時の口腔内写真

【SPT時】 2013年6，7月．口腔内写真では歯肉の状態は安定しており，歯周組織精密検査はPCRが17.0%，平均PDが2.5mm，PD6mm以上の部位率が0.0%，BOPが16.1%，動揺が0で，多少のリバウンドはあるが安定している．X線写真では，垂直性骨吸収が回復の方向に向かっている（図13a～c）．

細菌リスクは*T.f.*の菌比率のみ7.5%で（＋＋）で増加したが，*P.g.*と*T.d.*の菌比率は0.0%のままで，*P.g.*菌抗体価も8.9に減少している（図14）．生化学的検査は，脂質異常症に伴う検査項目以外は安定している（図9）．

SPT時の体組成は初診時とあまり変わりがないので，栄養士による食事指導を行っている．食事指導のポイントとして，適切なカロリー（カロリー制限，糖質制限），栄養のバランス，低脂肪，減塩，食物繊維の摂取，抗酸化物質が高い食品（ビタミン，カロテノイド類，ポリフェノール），そしてよく噛んで食べることは小腸からのインクレチンを促し，胃から腸への食べ物の排出を抑制，膵臓のインスリン分泌促進，脳の満腹中枢を刺激して食欲の抑制を行うことを説明した．

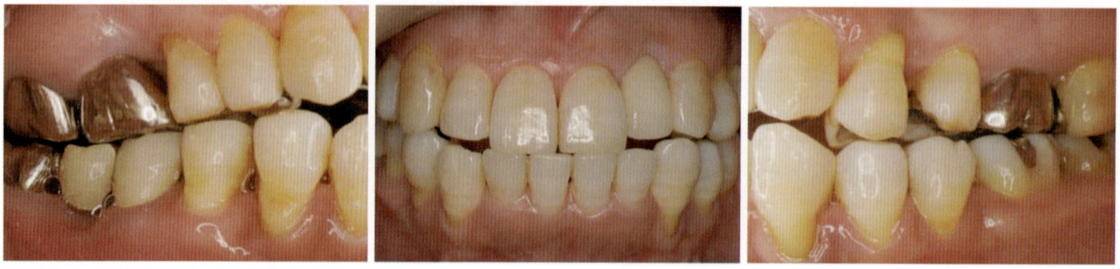

図13a　SPT時の口腔内写真

部位	8	7	6	5	4	3	2	1	1	2	3	4	5	6	7	8
動揺度	欠	0	0	0	0	0	0	0	0	0	0	0	0	0	0	欠
ポケット		2 2 3	2 2 3	5 2 2	2 2 2	2 2 2	2 2 2	2 2 2	2 2 2	2 5 2	3 2 2	2 2 5	3 2 3	3 2 3	3 2 2	
ポケット		3 3 3	3 2 4	4 2 3	2 2 3	3 2 3	3 2 2	2 2 3	2 3 3	2 2 3	3 3 3	2 2 5	3 2 4	3 2 3	4 3 2	
ポケット		2 3 2	4 2 3	4 2 3	4 2 2	2 2 3	2 2 2	2 2 2	2 2 2	2 2 2	2 2 3	3 2 3	2 2 3	3 3 3	3 3 4	
ポケット		3 2 3	5 2 3	4 2 3	4 2 2	2 2 2	2 2 2	2 2 2	2 3 2	2 2 3	2 2 3	3 2 3	3 2 3	2 2 2	3 2 3	
動揺度	欠	0	0	0	0	0	0	0	0	0	0	0	0	0	0	欠

出血　排膿　出血＋排膿　BOP 16.1%　｜　根分岐部病変　▲1度　▲2度　▲3度　｜　プロービング　～3mm 91.1%　4～5mm 8.9%　6mm～ 0.0%

図13b　SPT時の歯周組織精密検査表．PCR：17.0%，平均PD：2.5mm

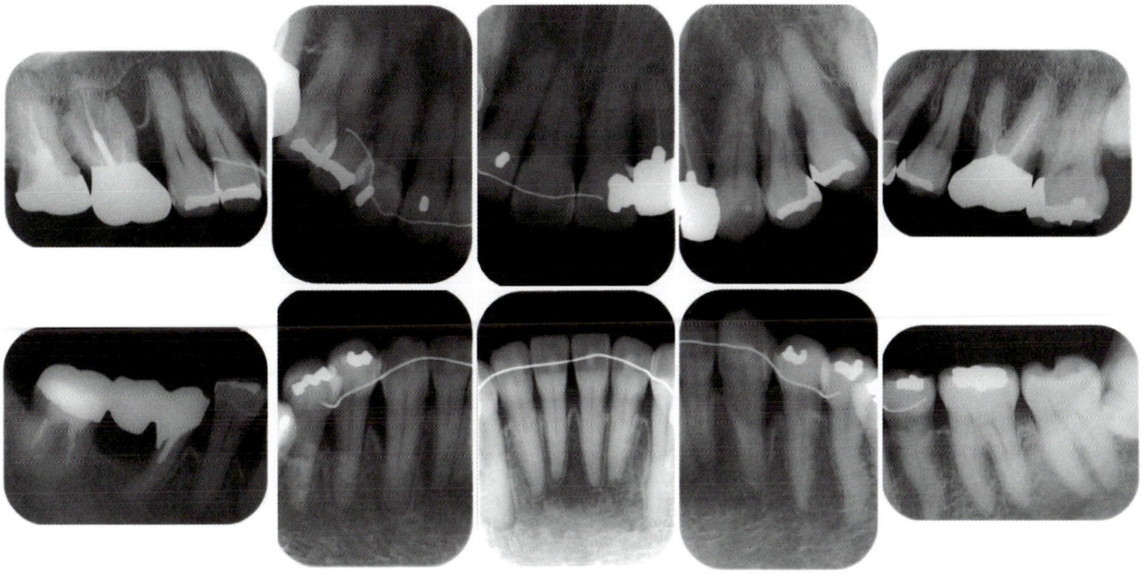

図13c　SPT時のX線写真

SPT時 (2013.7.11)	菌　数	菌比率	抗体価
主な口腔内総細菌	6,400		
A.a.	10未満	0.00%	0.1
P.i.	27	0.42%	−0.1
P.g.	10未満	0.00%	8.9
T.f.	480	7.5%	
T.d.	10未満	0.00%	

図14　SPT時の細菌検査と抗体価検査

【考　　　察】本症例のペリオドンタルメディスンに基づいた経口抗菌療法の臨床は，脂質異常症や糖尿病予備軍に肥満が集積した状態であるメタボリックシンドロームを伴った，重度広汎型慢性歯周炎の患者である．メタボリックシンドロームは動脈硬化の原因となり，心筋梗塞や脳梗塞などを引き起こす．今回は経口抗菌療法を併用した歯周基本治療を行うことによって，病原性の強い歯周病原細菌(RC)を除菌することにより，炎症マーカーである高感度CRPが減少して動脈硬化病変の進展を改善した．またHbA1cの数値も減少して，糖尿病予備軍を解消した．しかしながら脂質異常症や肥満の改善は認められなかったので，メタボリックシンドロームを伴った歯周病患者には，食事療法や運動療法も必要である[27]．特にグルコース（ブドウ糖）摂取のコントロールは，炎症性メディエーター（TNF-α，IL-6，PGE_2）を抑制して，歯周炎の病態も安定させる[28]．そして，酸化ストレス（活性酸素）は，歯周炎の重症度や歯槽骨吸収マーカーと密接に関係していることが示唆されている[29]．

よって，糖質制限や，抗酸化物質が高い食品の摂取は，歯周炎の安定にも重要である．

＜参考文献＞

1）Shimazaki Y, Saito T, et al：Relationship of metabolic syndrome to periodontal disease in Japanese women：The Hisayama study. J dent Res, 86 : 271-275, 2007.

2）Humphrey LL, Fu R, et al：Periodontal disease and coronary heart disease incidence：systematic review and meta-analysis. J Gen Intern Med, 23 : 2079-2086, 2008.

3）Yamazaki K, Honda T, et al：Effect of periodontal treatment on the C-reactive protein and proinflammatory cytokine levels in Japanese periodontitis patients. J periodontal Res, 40 : 53-58, 2005.

4）Paraskevas S, Huizinga JD, et al：A systematic review and meta-analyses on C-reactive protein in relation to periodontitis. J Clin Periodontol, 35 : 277-290, 2008.

5）Nakajima T, Honda T, et al：Periodontitis-associated up-regulation of systemic inflammatory mediator level may increase the risk of coronary heart disease. J Periodontal Res, 45 : 116-122, 2010.

6）Miyashita H, Honda T, et al：Relationship between serum antibody titres to *Porphyromonas gingivalis* and hs-CRP levels as inflammatory markers of periodontitis. Arch Oral Biol : 2011.

7）Nishimura F, Kono T,et al：Negative effects of chronic inflammatory periodontal disease on diabetes mellitus. J Int Acad Periodontol, 2 : 49-55, 2000.

8）Khader YS, Dauod AS, et al：Periodontal status of diabetics compared with non-diabetics : A meta-analysis, J Diabetes Comlications, 20 : 59-68, 2006.

9）Devarai S, Venugopal SK, et al：Hyper glycemia induces monocytic release of interleukin-6 via induction of protein kinase α-a and-β. Diabetes, 54 : 85-91, 2005.

10）Guha M, Bai W, Nadler JL,et al：Molecular mechanisms of TNF alpha gene expression in monocytic cells via hyperglycemia-induced oxidant stress-dependent and independent pathways. J Biol Chem, 273 : 17728-17739, 2000.

11）Kopp HP,Kopp CW, et al：Impact of weight loss on inflammatory proteins and their association with the insulin resistance syndrome in morbidly obese patients. Arterioscler Thromb Vasc Biol, 23 : 1042-1047, 2003.

12）Monzillo LU, Hamdy O, et al：Effect of lifestyle modification on adipokine levels in obese subjects with insulin resistance. Obes Res, 11 : 1048-1054, 2003.

13）Paz K, Hemi R, et al：A molecular basis for insulin resistance. Elevated serine/threonine phosphorylation of IRS-1 and IRS-2 inhibits their binding to thejuxtamembrane region of the insulin receptor and impairs their ability to undergo insulin-induced tyrosin phosphorylation. J Biol Chem 21, 272（47): 29911-29918, 1997.

14）Navarro-Sanchez AB, Faria-Almeida R,et al：Effect of non-surgical periodontal therapy on clinical and immunological response and glycated control in type2 diabetic patients with moderate periodontitis. J Clin Periodontol, 34 : 835-843, 2007.

15）Teeuw WJ, Gerdes VE, et al：Effect of periodontal treatment on glycemic control of diabetic patients : A systematic review and meta-analysis. Diabetes Care, 33 : 421-427, 2010.

16）Iwamoto Y, Nishimura F, et al：The effect of antimicrobial periodontal treatment on circulating tumor necrosis factor-alpha and glycated hemoglobin level in patients with type2 diabetes. J Periodontol, 72 : 774-778, 2001.

17）O' Connell PA, Taba M, et al：Effects of periodontal therapy on glycemic control and inflammatory markers. J Periodontol, 79 : 774-783, 2008.

18）Llambés F, Silvestre FJ, et al：Effect of non-surgical periodontal treatment with or without doxycycline on the periodontium of type 1 diabetic patients. J Clin Periodontol, 32 : 915-920, 2005.

19）Rodrigues DC, Taba MJ, et al：Effect of non-surgical periodontal therapy on glycemic control in patients with type 2 diabetes mellitus.J Periodontol, 74 : 1361-1367, 2003.

20）Grossi SG, Skrepcinski FB,et al：Treatment of periodontal disease in diabetics reduces glycated hemoglobin. J Periodontol, 68 : 713-719, 1997.

21）Cutler CW, Iacopino AM：Periodontal disease；links with serm lipid/ triglyceride levels? Review and new data. J Int Acad Periodontol, 5 : 47-51, 2003.

22）Katz J, Flugelman MY,et al：Association between periodontal pockets and elevated cholesterol and low density lipoprotein cholesterol levels. J Periodontol, 73 : 494-500, 2002.

23）Pussinen PJ, Jauhiainen M, Vilkuna-Rautiainen T, et al：Periodontitis decreases the antia-therogenic potency of high density lipoprotein. J Lipid Res, 45: 139-147, 2004.

24）Fabrizio S, et al：Effectiveness of periodontal treatment to improve metabolic control in patients with chronic periodontitis and type 2 diabetes : A meta-analysis of randomized clinical trials. J Periodontol, 84 : 958-973, 2013.

25）Tabeta K, et al：Elevated antibody titers to *Porphromonas gingivalis* as a possible predictor of ischemic vascular disease-results from the Tokamachi-Nakasato cohort study. J.Atheroscler. Thromb. 18 : 808-817, 2011.

26) Hansson L, Zanchetti A, et al : The HOT Study Group : Effect of intensive blood-pressure lowering and acetylsalicylic scid in patients with hypertension : Principal results of the Hypertension Optimal Treatment (HOT) randomized trial. Lancet, 351 : 1755-1762, 1998.
27) Chow CC, et al : Dexfenfluramine in obese Chinese NIDDM patients:a placebo-controlled investigation of the effects on body weight, glycemic control, and cardiovsscular risk factors. Diabetes Care 20 : 1122-1127, 1997.
28) Shan-Ling Hung, et al : Stimulatory effects of glucose and *Porphyromonas gingivalis* lipopolysaccharide on the secretion of inflammatory mediators from human macrophages. J Periodontol, 85 : 140-149, 2014.
29) Esra B, et al : Total oxidant status and bone resorption biomarkers in serum and gingival crevicular fluid of patients with periodontitis. J periodontol, 85 : 317-326, 2014.

1 疾患別対応　メタボリックシンドローム，糖尿病症例——②

メタボリックシンドローム患者に対し包括的歯周治療を行い，血圧の改善を認めた症例

吉野歯科診療所　歯周病インプラントセンター　田中 真喜

はじめに》

メタボリックシンドロームは，内臓脂肪型肥満に，糖尿病・高血圧・脂質異常症の3つの疾患の内，2つを合併した疾患のことである．生活習慣病であり初期段階では自覚症状が伴わないため，自身がメタボリックシンドロームに罹患していることに気付かない患者も少なくはない．本症例の患者も，自身はまったくの健康体だと思っていたが，歯科受診をきっかけにメタボリックシンドロームに罹患していることが発覚した．口腔内の改善とともに生活習慣を見直し，全身状態の改善も図った症例を報告する．

症　例

【患　　　者】45歳，女性，非喫煙者．2006年6月初診．

【主　　　訴】|4 が自然脱落し，食事が不自由である．

【既　往　歴】問診では特に異常はないとの答えだったが，父親が重度糖尿病に罹患していること，健康診断を数年間受けていなかったため，全身状態のスクリーニングを目的として血液検査と血圧測定を行った結果，BMIが37と高度肥満を示し，高血圧症と高脂血症を併発しており，メタボリックシンドロームに罹患していることがわかった．

【現　病　歴】5日前に|4 が自然脱落した．

【現　　　症】初診時，全顎的に歯周ポケットが深く，上下左右臼歯部と|1 は根尖まで骨吸収が進行しており，保存不可能な状態だった．本患者の歯周病の発症進行には歯周病原細菌が強く関与していると考え，細菌検査を行った結果，RCが基準値を上回って検出された(図1〜3)．

【診　　　断】広汎型侵襲性歯周炎．

【治 療 方 針】歯周病原細菌が基準値を上回って検出されたため，1/3顎ずつのSRPを行った後に経口抗菌療法を行い，歯周病原細菌の減少を図ることとした．その後，GBRやサイナスリフトを併用しインプラント治療を行い，咬合の再構成を行うこととした．また，患者はメタボリックシンドロームに罹患していたため，内科への受診を勧めるほか，食生活や運動など生活習慣の改善指導を行うこととした．

【治 療 経 過】感染源の除去を目的とし，口腔清掃指導を行った後に1/3顎ずつのSRPを行い，根面に付着した感染性沈着物の除去を行った．患者は固定性の最終補綴物を希望していたため，インプラント治療の前段階として，歯周病原細菌のさらなる減少を図る目的で，SRP後にクラリスロマイシン20mgを7日間処方した[1,2]．

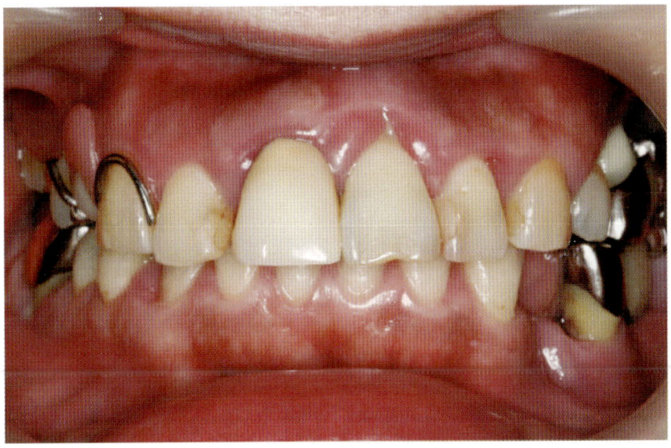

図1 初診時，|4 は5日前に自然脱落した．全顎的に歯肉に発赤・腫脹があり，|1 からは排膿を認める

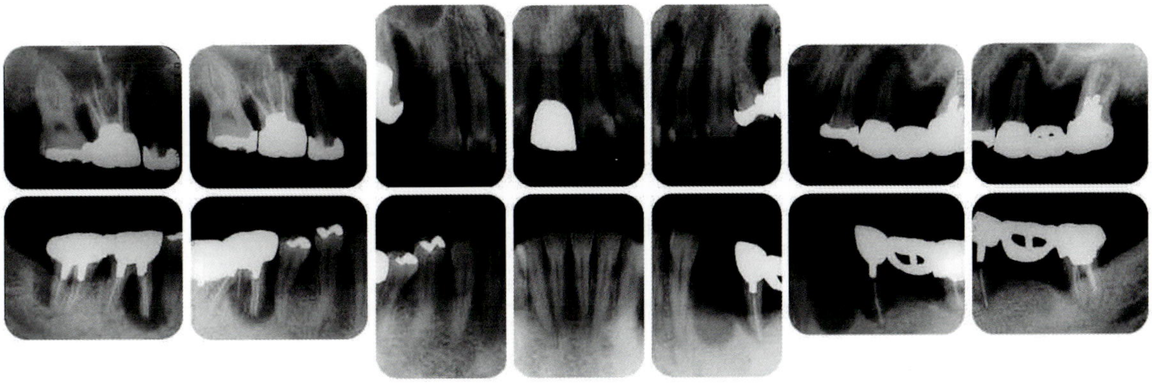

図2 初診時のデンタルX線写真．臼歯部，|1 は根尖まで骨吸収が進行している

2006.6.19 (#17MP)	菌　数	対総菌数比率	基準値
総菌数	4,400,000	—	—
A.a.	<5,000	0.000%	<0.01%
P.i.	<5,000	0.00%	<2.5%
P.g.	130,000	2.95%	<0.5%
T.f.	460,000	10.45%	<0.5%
T.d.	490,000	11.14%	<5.0%

図3 初診時，RCが基準値以上検出された

歯周基本治療後，歯周病原細菌が基準値以下に減少していたため（図4），インプラント埋入を行うための歯槽堤増大術とサイナスリフトを併用した骨造成術を行った．一定の治癒期間を待ち，インプラント埋入，2次手術，遊離歯肉移植術による付着獲得療法を行い，臼歯部の咬合支持を獲得した（図5）．

初　　診

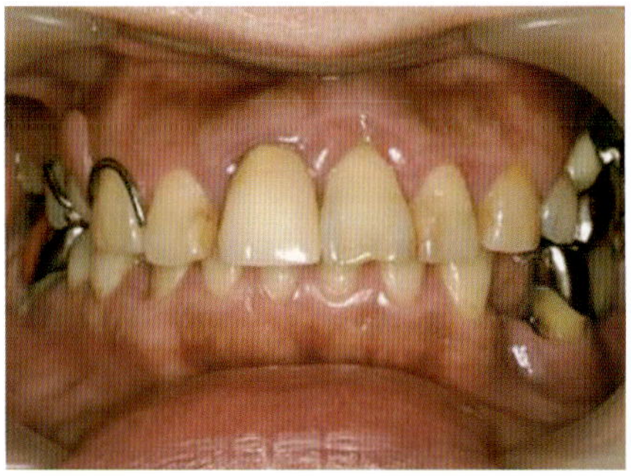

#17MP	2006.7.11		
	菌　数	対総菌数比率	基準値
総菌数	4,400,000	—	—
A.a.	<5,000	0.000%	<0.01%
P.i.	<5,000	0.00%	<2.5%
P.g.	130,000	2.95%	<0.5%
T.f.	460,000	10.45%	<0.5%
T.d.	490,000	11.14%	<5.0%

再　評　価

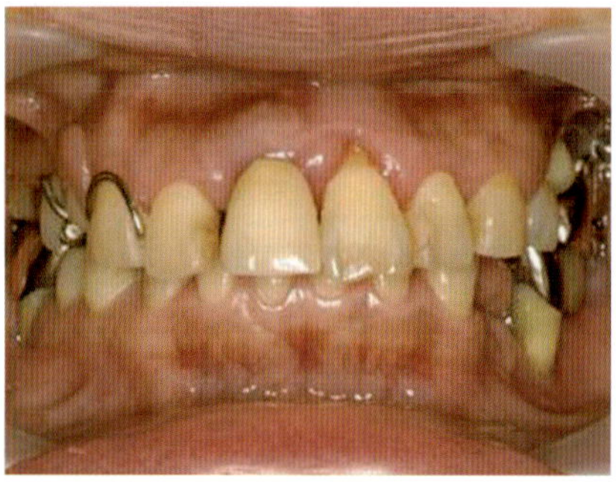

#17MP	2007.5.11		
	菌　数	対総菌数比率	基準値
総菌数	770,000	—	—
A.a.	<10	0.000%	<0.01%
P.i.	11	0.00%	<2.5%
P.g.	680	0.09%	<0.5%
T.f.	1,300	0.17%	<0.5%
T.d.	15	0.00%	<5.0%

図4　歯周基本治療後，RCは基準値以下に減少した

再　評　価　　　　インプラント埋入後

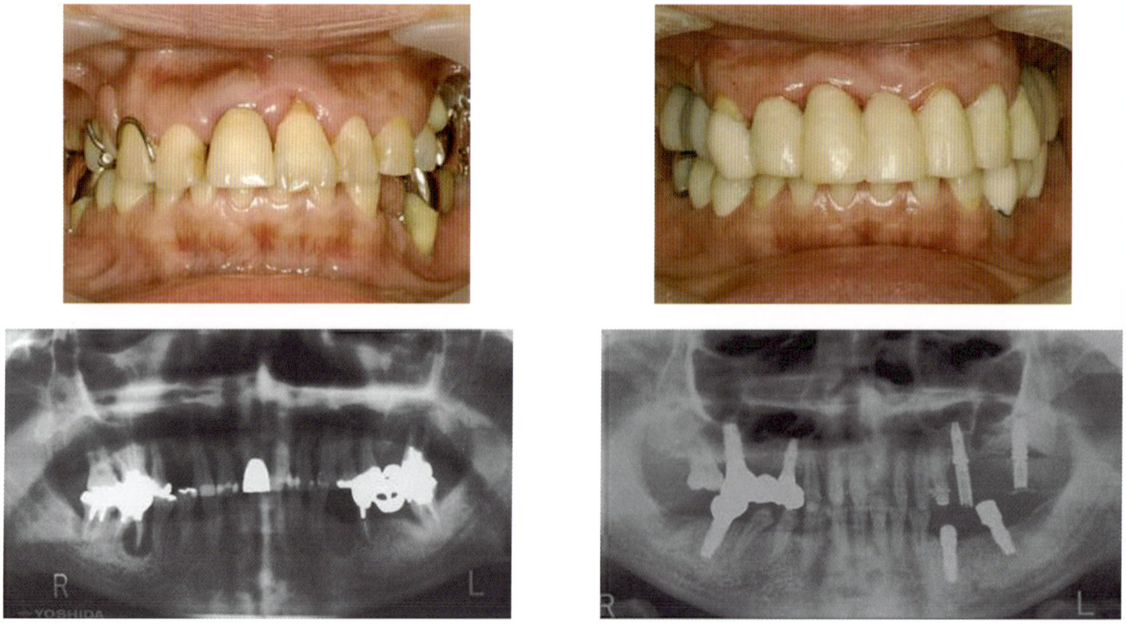

図5　保存不可能な歯は抜歯し，臼歯部にはインプラント治療を行い，咬合支持を獲得した

本患者の治療で苦慮した点は，血圧と脈拍のコントロールである．患者は歯周基本治療の際，診療に対する緊張や浸潤麻酔中に含まれる血管収縮剤の影響で，常に血圧・脈拍が平常時よりも高い値を示していた．血圧や脈拍の異常な上昇が続けば，高血圧性脳症，脳出血，うっ血性心不全，心筋虚血などの生命の危険を脅かす偶発症を発症しかねないため，抜歯を含む観血的処置は禁忌である．現在の全身状態では，将来的にインプラント治療も難しくなることを患者に伝え，全身状態を改善する目的で内科との対診と食事指導，運動指導を行った．

患者の食事記録と問診を取った結果，1日に2回夕食を摂っていること，毎日欠かさず晩酌を行っていること，日に複数回の間食を摂っていることを問題点として提示した．また日常生活の運動を問診した結果，エレベーター・エスカレーターの利用が多く，歩行距離もほとんどないことがわかった．そこで，食生活，運動習慣の改善の指導を行った．

改善の提案をした当初は，「歯科治療に来ているだけなのに，なぜ生活習慣のことまで細かく指導されなくてはいけないのか」という患者の反発があり，思うようにこちらの提案に耳を傾けてくれなかった．しかし繰り返しの働きかけや，内科でも同様の指摘を受けたこと，歯科治療時に血圧や脈拍の変動が大きいことから，患者自身も生活習慣の改善に前向きに取り組むようになった．

食生活ではご子息達とご主人と2回に分けて一緒に摂っていた夕食を1回に減らし，高カロリーな食品の摂取を控えた．また毎日欠かさず行っていた晩酌は2日に1回に回数を減らし，酒量を半減してつまみを食べないよう改善した．間食は1日2回までに限定し，ケーキなどの脂質と糖質を多く含む物は摂らないよう改善した．

運動習慣の改善としては，いきなり負荷の高い運動を行うと身体に負担が掛かり過ぎ，かえって健康を害する可能性が高かったため，まずエレベーターやエスカレーターで下りを利用する際には階段に変更すること，家から駅までの道のりを，時間のあるときには少し遠回りすることを提案し，実践していただいた．すると患者の体重減少を認め，再評価時には依然高い値ではあるものの，初診時に比べ血圧・脈拍ともに正常値に近づいた．

全身症状が安定してきたため，手術へと移行した．抜歯，骨造成，インプラント治療が終了し，プロビジョナルレストレーションを装着すると，臼歯部でもしっかり咀嚼ができるようになり，少量の食事でも満腹感が得られるようになったと患者より報告があった．食事の摂取量が減ったことでさらなる体重減少へと繋がり，その頃には患者の血圧は，拡張期・収縮期ともに正常範囲内となった（図6）．降圧剤などの薬剤を服用することなく，生活習慣の改善と咬合機能の回復で肥満と高血圧症が改善し，メインテナンスに移行した現在も維持できていることに，患者はとても満足している．

臼歯部のバーティカルストップが確立された後に，前歯部の治療へと移行した．|1はSRPと根管治療を行っても症状の改善を認めなかったため，抜歯を行い顎堤保存のための骨造成を併用した．また，1|遠心の垂直性骨欠損に対して歯周組織再生療法を行った（図7）．再生療法後7カ月でリエントリーを兼ねて，歯周ポケットを除去する目的で，骨外科処置を伴うAPF（Apically positioned flap，歯肉弁根尖側移動術）を上顎前歯部に行った（図8）．そして最終補綴を行い，メインテナンスへと移行した．

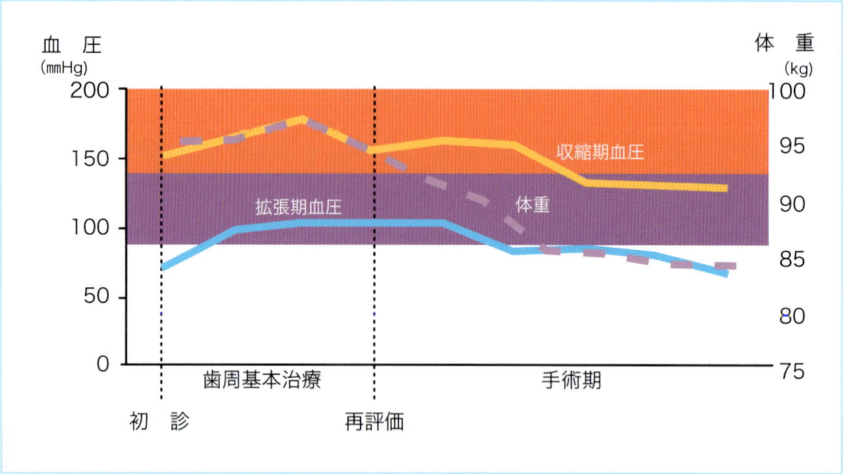

図6 血圧と体重の変動．体重減少に伴い，血圧は正常範囲内に改善した

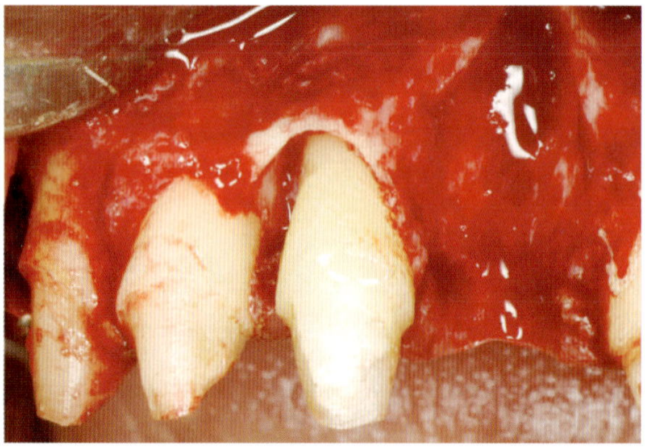

図7 保存不可能な|1は抜歯し，1|遠心の垂直性骨欠損部に歯周組織再生療法を行った

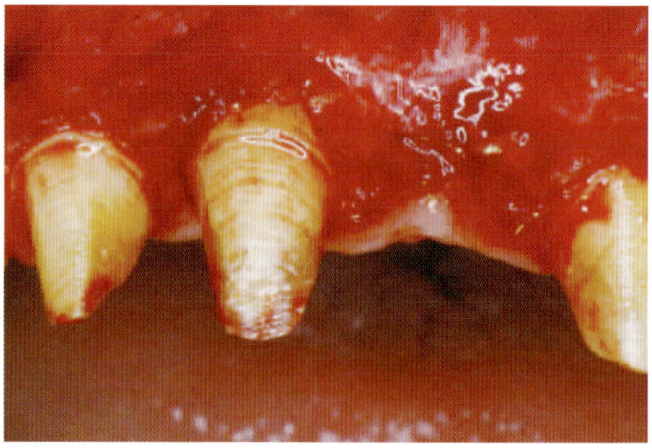

図8 APF時，1|遠心の垂直性骨欠損は骨様組織で満たされ，|1の抜歯窩も顎堤が保存できている

筆者らのリサーチグループで，歯周基本治療後に非外科で経過観察を行った群（SRP群）と，骨外科処置を伴うAPFを行い，積極的に歯周ポケット除去を行った群（APF群）とでの，メインテナンス期における歯周ポケット内の歯周病原細菌の後戻りを調べた結果，SRP群は細菌の後戻りがあるのに対し，APF群は細菌の後戻りがきわめて少なく，多くの症例で除菌が達成されていることがわかった[3]（図9）．本患者も，再評価時には基準値よりは下回るが*P.g.*，*T.f.*が検出されていたが，外科治療後，歯周病原細菌は検出されなくなり，メインテナンス期においても除菌が達成できている（図10～12）．

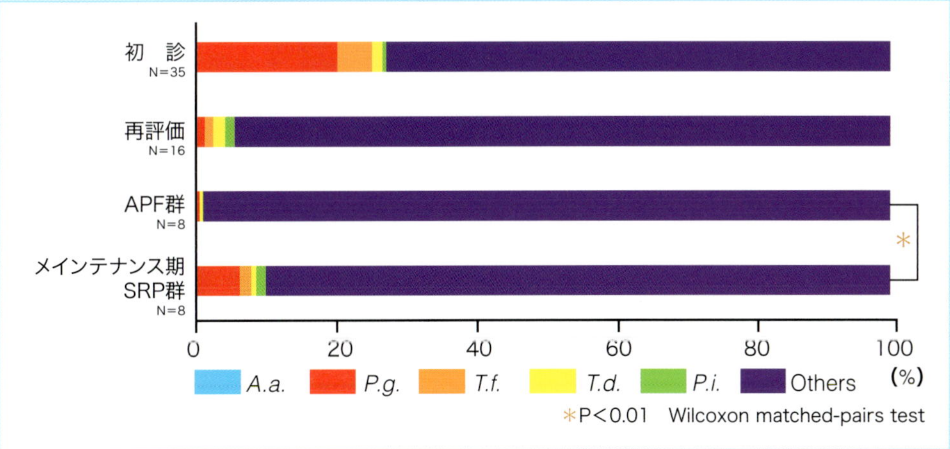

図9　SRP群は細菌の後戻りがあるのに対し，APF群は細菌の後戻りがきわめて少なく，多くの症例で除菌が達成されていることがわかった

初　診

PD平均値	4.17mm		
血　圧	150/71mmHg		

#17MP	菌　数	対総菌数比率	基準値
総菌数	4,400,000	—	—
A.a.	＜5,000	0.000%	＜0.01%
P.i.	＜5,000	0.00%	＜2.5%
P.g.	130,000	2.95%	＜0.5%
T.f.	460,000	10.45%	＜0.5%
T.d.	490,000	11.14%	＜5.0%

メインテナンス

PD平均値	1.77mm		
血　圧	126/70mmHg		

#17MP	菌　数	対総菌数比率	基準値
総菌数	1,500	—	—
A.a.	＜10	0.000%	＜0.01%
P.i.	＜10	0.00%	＜2.5%
P.g.	＜10	0.00%	＜0.5%
T.f.	＜10	0.00%	＜0.5%
T.d.	＜10	0.00%	＜5.0%

図10　初診時とメインテナンス時の検査結果．初診時は全顎的に歯周ポケットが深く，血圧も高い値を示していた．メインテナンス期には歯周ポケットも減少し，血圧も正常値で安定している．歯周病原細菌も除菌が達成できている

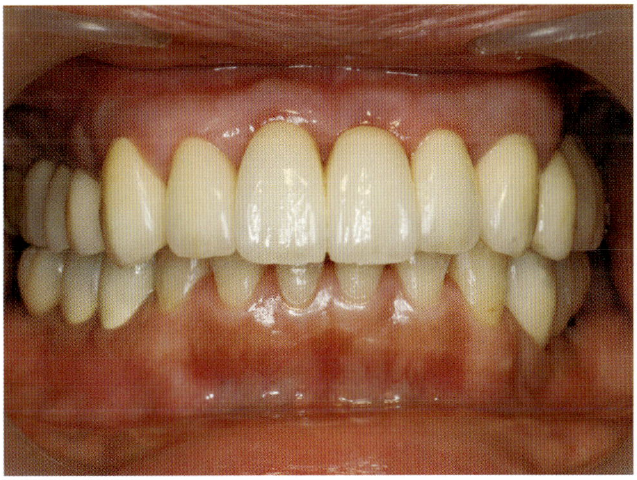

図11　メインテナンス時．歯肉は安定している

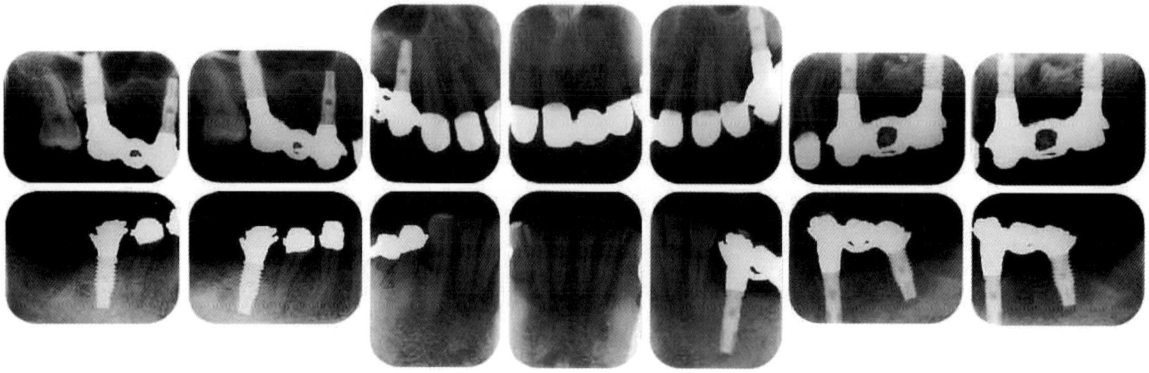

図12　メインテナンス時，X線写真．骨も安定している

【考　　察】歯科治療を希望して来院した患者に対し，歯科医院で全身状態の評価や生活習慣の改善指導を行う場合，患者が好意的にこちらの話に耳を傾けてくれることは少ない．しかし，患者の全身状態を正しく評価しないと治療が奏功しないばかりか，歯科治療自体が生命を脅かす危険性がある．また治療結果をより長く安定させるためには，患者自身が健康でいること，また基礎疾患がある場合にはきちんとコントロール下に置くことが必要である．

全身疾患を有する患者に対し医科との対診を行うことも重要であるが，歯科治療前の全身の評価や生活習慣改善指導など，歯科の分野からも患者が健康を取り戻すためのアプローチをすることも，これからの歯科医療には必要なのではないかと筆者は思う．

<参考文献>

1）三辺正人，吉野敏明編著：細菌検査を用いた歯周治療のコンセプト．医学情報社，東京，2005.
2）Forner L, et al：Incidence of bacteremia after chewing, tooth brushing and scaling in individuals with periodontal inflammation. J Clin Periodontol, 33（6）：401-407, 2006.
3）田中真喜ほか：重度広汎型歯周炎患者における骨外科処置を伴う歯肉弁根尖側移動術と非外科療法との細菌叢の比較．日本歯周病学会会誌，51：133，2008.

1 疾患別対応　メタボリックシンドローム，糖尿病症例――③

糖尿病を有する，重度歯周炎患者症例

松井・中村歯科医院　松井 定江

はじめに

厚生労働省が発表した2011年国民健康・栄養調査報告によると，糖尿病が強く疑われる人や可能性を否定できない「予備軍」が合わせて27.1％と推計され，成人の4人に1人以上が糖尿病か，その予備軍であることが示された．とすれば，日常の歯科診療において自覚の有無に関わらず，糖尿病あるいはその予備軍である患者の治療に携わる機会は多いと考えられる．歯周病は糖尿病の第6番目の合併症とされているだけでなく，糖尿病の存在により歯周病が重篤化する可能性が示唆されている．また，適切な歯周治療により血糖コントロールが改善する場合も報告されており，その相互の関連性からも早期に歯周組織の炎症を取り除くことが必要とされている．そこで重篤な歯周病に罹患した血糖コントロール状態が不良である糖尿病患者の歯周治療を通して，糖尿病患者の歯周治療に抗菌療法を併用することの有用性を考えたい．

症　例

【患　　者】40歳，女性，非喫煙者．2005年5月初診．

【主　　訴】歯の動揺による咀嚼障害．

【既 往 歴】2004年11月に1型糖尿病を発症〈発症時のHbA1c（JDS値，以下同）：12.9％，FBS値：339mg/dL〉．2005年2月から糖尿病専門医にてインスリン治療を受けている．同月の医科の検査結果は，HbA1cが11.8％，FBSが250mg/dL，BMIが22.7 kg/m^2，中性脂肪が109mg/dL，総コレステロールが191mg/dL，HDLコレステロールが66mg/dL，LDLコレステロールが108mg/dL，CRPが0.11mg/dL，白血球数が69×10^2/mm^3，赤血球数が446×10^4/mm^3，血小板数が30.7×10^4/mm^{3}であった．

【現 病 歴】30歳頃より歯肉の腫脹を自覚し，近医にてスケーリングを受けていた．その際に歯周病についての病状説明などはなく，スケーリングの度に歯肉が下がっていくように感じ，不安になっていた．次第に歯の動揺が顕著となり，咀嚼困難により摂食できるものも限られるようになったため，2005年2月，糖尿病治療を受けていた病院の歯科を受診し，同年5月までスケーリングと局所的抗菌薬の投与を受けたが，さらなる徹底した歯周治療が必要と判断され，紹介された．

【現　　症】ブラッシング時の歯肉の疼痛と嘔吐反射があったため，初診時の口腔内の清掃状態は不良でPCRは80.0％であった．歯肉の発赤・腫脹は著しく，前医にて行われていた上下前歯部の暫間固定の一部は外れて，ほとんどの歯が動揺している状態であった．歯周組織検査では深い歯周ポケットの形成がいたるところに見られ，PD4mm以上の部位率は70.0％と高く，平均PDは4.3mmであった．BOP陽性部位も多数認め，その割合（BOP陽性率）は80.0％であった．パノラマX線写真にて，中等度から重度の水平的な歯槽骨吸収を認めた．前医にて抗菌薬を投与されていたため，細菌検査を行わなかった（図1〜3）．

【診　　断】広汎型侵襲性歯周炎．歯周病の発症は遅くとも30歳前と推定され，現時点での重篤な状態からその進行は急速である．さらに咬合性外傷も伴い，歯周病の進行に関与しているものと考えた．また高血糖状態の持続が，歯周局所における炎症の重篤化に影響を及ぼしている可能性があると判断した．

【治療方針】歯周治療の成功のためには炎症のコントロールだけでなく，早期に外傷力のコントロールが必要であると考えた．また高血糖状態は歯周病の進行や歯周治療の効果，そして予後に影響を及ぼすと考えられるため，医科と連携して血糖コントロール状態の把握を行うことが不可欠であると判断した（図4）．

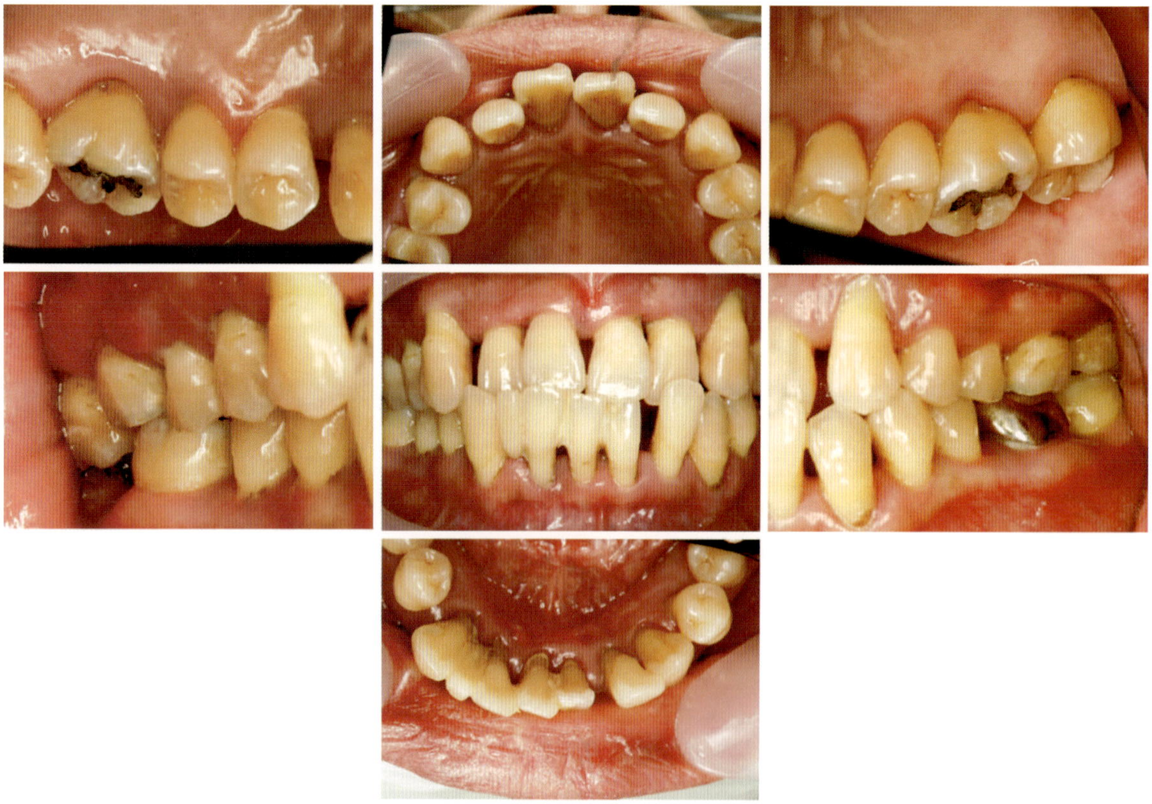

図1　初診時口腔内写真．全顎的に歯肉の発赤・腫脹を認め，特に上下前歯部の動揺が著しい

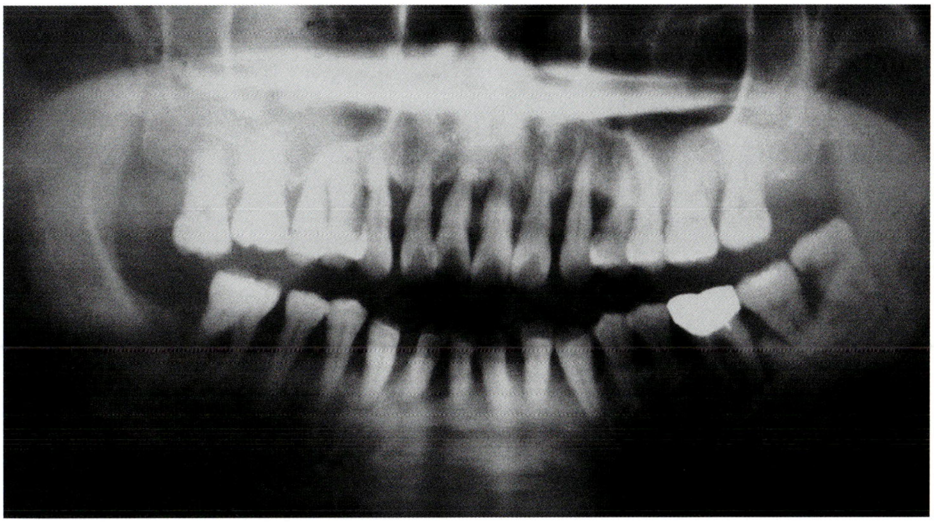

図2　初診時パノラマX線写真．全顎的に中等度から重度の水平的骨吸収を認めた

PPD4mm以上の部位　BOP陽性の部位

	7	6	5	4	3	2	1	1	2	3	4	5	6	7
Mobility	0	0	1	1	3	1	2	2	2	2	1	1	0	1
B BOP														
B PPD	5 4 4	3 4 4	6 5 6	6 6 6	6 3 6	5 4 5	4 3 5	3 6 8	4 4 4	6 4 6	6 3 3	3 3 3	3 4 7	6 6 6
上顎	7	6	5	4	3	2	1	1	2	3	4	5	6	7
P PPD	3 3 4	4 4 5	6 4 3	3 3 8	5 6 6	4 4 4	4 6 5	5 6 6	4 4 4	6 6 6	4 3 4	4 3 3	4 4 4	4 5 4
P BOP														

	7	6	5	4	3	2	1	1	2	3	4	5	6	7
L BOP														
L PPD		4 6 6	4 3 4	4 4 5	4 4 4	3 3 8	4 4 4	4 3 4	4 4 4	4 6 4	5 3 4	3 3 4	3 3 3	3 4 5
下顎	7	6	5	4	3	2	1	1	2	3	4	5	6	7
B PPD		4 3 5	3 3 5	5 3 5	5 3 3	4 3 6	4 3 4	3 3 3	4 3 4	6 3 5	5 3 3	3 3 6	5 3 5	4 3 6
B BOP														
Mobility		1	1	1	2	3	2	2	3	1	0	1	0	1

図3　初診時歯周組織検査．平均PD：4.3mm，PD4mm以上の部位率：70.0%，BOP陽性率：80.0%

①早期の炎症のコントロール
- ・歯肉の強い炎症に対する処置：抗菌薬の経口投与
- ・歯肉縁上の徹底したプラークコントロール
  歯肉の状態に合わせたツールの選択とブラッシング方法の指導
- ・歯肉縁下のプラークコントロール
  抗菌療法（経口投与，局所投与）併用したSRP

②外傷力のコントロール
上下前歯部の暫間固定と咬合調整

③医科との連携
血糖コントロール状態を含めた全身状態の把握

図4　歯周基本治療のポイント

1. 応急処置
   強い歯肉の炎症に対する抗菌薬の経口投与
   セルフケアの指導
2. 歯周基本治療
   徹底した歯肉縁上のプラークコントロール
   Q-SRP＋経口・局所抗菌療法
3. 再評価→SPTへ移行
4. 口腔機能回復治療
   審美的な回復と連結固定
5. SPT

図5　歯周治療経過

【治 療 経 過】

1．歯周基本治療：歯肉の炎症が強くブラッシングも困難であったため，応急処置としてアジスロマイシン（ジスロマック®）を経口投与して炎症の軽減を図り，毛先の軟らかい歯ブラシで歯頸部のプラークの除去を行うよう指導した．血糖コントロール状態が不良で，観血的処置を行うには術後感染や出血，ストレスなどによる低血糖発作などの偶発症のリスクがあったため，当初は歯肉縁上のプラークコントロールを徹底することに努めた．また，動揺歯が多く食事にも困難を生じており，糖尿病治療にも支障をきたすことも考えられたため，暫間固定，咬合調整により外傷力をコントロールして咬合状態の安定を図り，咀嚼機能を改善させるようにした（図5）．

HbA1cが8.4％となった8月から，医科からの了承も得てSRPを実施した．当初はFM-SRPも検討したが，患者の仕事の都合と肉体的な負担（ストレス）を考え，1～2週間間隔で4回に分けてSRP（Q-SRP）を行った．その際には術前のアジスロマイシンの経口投与とSRP後の歯周ポケットへの2％塩酸ミノサイクリン歯科用軟膏（ペリオクリン®）の局所投与を行い，ホームケアとしてクロルヘキシジン（バトラーCHX洗口液®）での洗口を行うよう指導した．歯周治療にあたっては患者の血糖コントロール状態を含め，全身状態の把握に努めた（表1）．⌈8は清掃が困難で，炎症のコントロールは難しいと判断し，SRP時に抜歯した．

表1　血液検査データの変動

	2004 11.9	2005 2.5	5.12	8.11	12.12	2006 3.3	5.13	8.9	正常値
HbA1c(%)(JDS値)	12.9	11.8	9.3	8.4	9.0	10.1	7.0	6.8	4.3–5.8未満
空腹時血糖値(mg/dL)	339	250	129	200	152	85	124	122	70–110未満
中性脂肪(mg/dL)	—	109	52	101	90	73	108	112	30–149
総コレステロール(mg/dL)	—	191	188	203	199	181	236	218	120–219
尿素窒素(mg/dL)	—	11.0	12.0	8.0	11.5	14.0	13.0	13.6	8–22
尿酸(mg/dL)	—	4.1	4.0	3.9	3.5	3.9	3.9	4.1	7.0以下
白血球(×10^2/mm^3)	—	69	72	78	96	62	74	79	35–91
赤血球(×10^4/mm^3)	—	446	450	432	455	429	436	427	375–500
血小板(×10^4/mm^3)	—	30.7	26.4	25.2	22.0	24.4	23.5	23.8	13–36.9

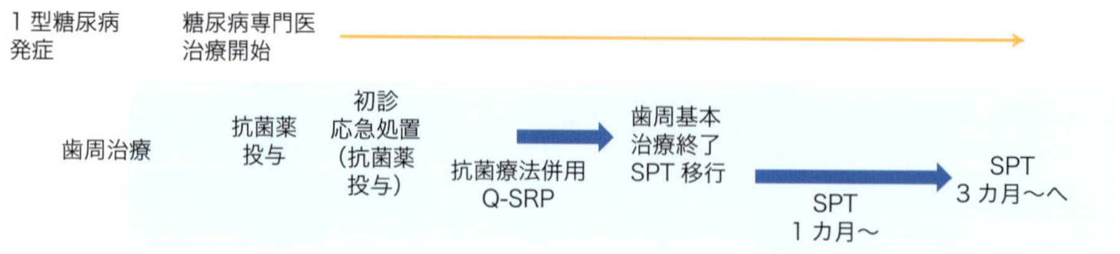

2．再評価（2006年2月，図6～8）：歯周基本治療後の歯周組織検査では，平均PDが2.7mm，PD4mm以上の部位率は7.0％となり，BOP陽性率は14.0％まで減少した．X線写真では歯槽骨レベルの安定した状態が確認できた．ブラッシング時の嘔吐反射も見られなくなり，口腔内の清掃状態も改善した．歯の動揺が減少し，咀嚼機能が改善された結果，患者自身も食事の際の不具合感の消失を実感していた．

3．SPT：歯周基本治療の結果，良好な歯周組織状態が得られたと判断し，SPTに移行した．HbA1cが9.0％と高く，再発のリスクが高いと考えたため，SPTの間隔は1〜2カ月とした．

HbA1cが6.9％となった2006年6月の時点で，平均PDは2.5mm，PD4mm以上の部位率は7.0％，BOP陽性率は14.0％と，歯周組織の安定した状態を維持していたので，SPTの間隔を3カ月とした．その後，上下前歯部について患者が審美的な改善を希望したことと，長期的な予後を考え，口腔機能回復治療として，前歯部に補綴物による連結固定を行った（図9）．その際に，骨吸収の著しい2|は抜歯した．

SPT期の2011年5月の時点（図10，11）では，良好なプラークコントロール状態を維持し，平均PDは2.5mm，PD4mm以上の部位率が5.2％残存するものの，全て4mmで落ち着いており，BOP陽性率は11.8％であった．HbA1cは7.6％と，まだ血糖コントロールが十分であるとはいえないが，比較的安定した状態であった．その後，|6が歯根破折のため抜歯となったが，良好な歯周組織の状態を維持している（図12）．SPTの間隔については，プラークコントロールも良好で歯肉の炎症状態も安定しているので3カ月を基本としている．生活環境などによって血糖コントロール状態が変動しやすく，歯周病の再発のリスクは高いと考えられるため，プラークコントロール状態や歯肉の状態だけでなく，HbA1c値の変化にも留意してSPT間隔を調整し，特に歯周ポケット残存部や初診時に深い歯周ポケットがあった部分については必要に応じ抗菌薬の使用も検討する．また，歯肉退縮により根面露出が著しいことと，前歯部は補綴による固定を行っているので根面齲蝕，二次カリエス予防としてSPT時にはフッ素塗布を実施している．

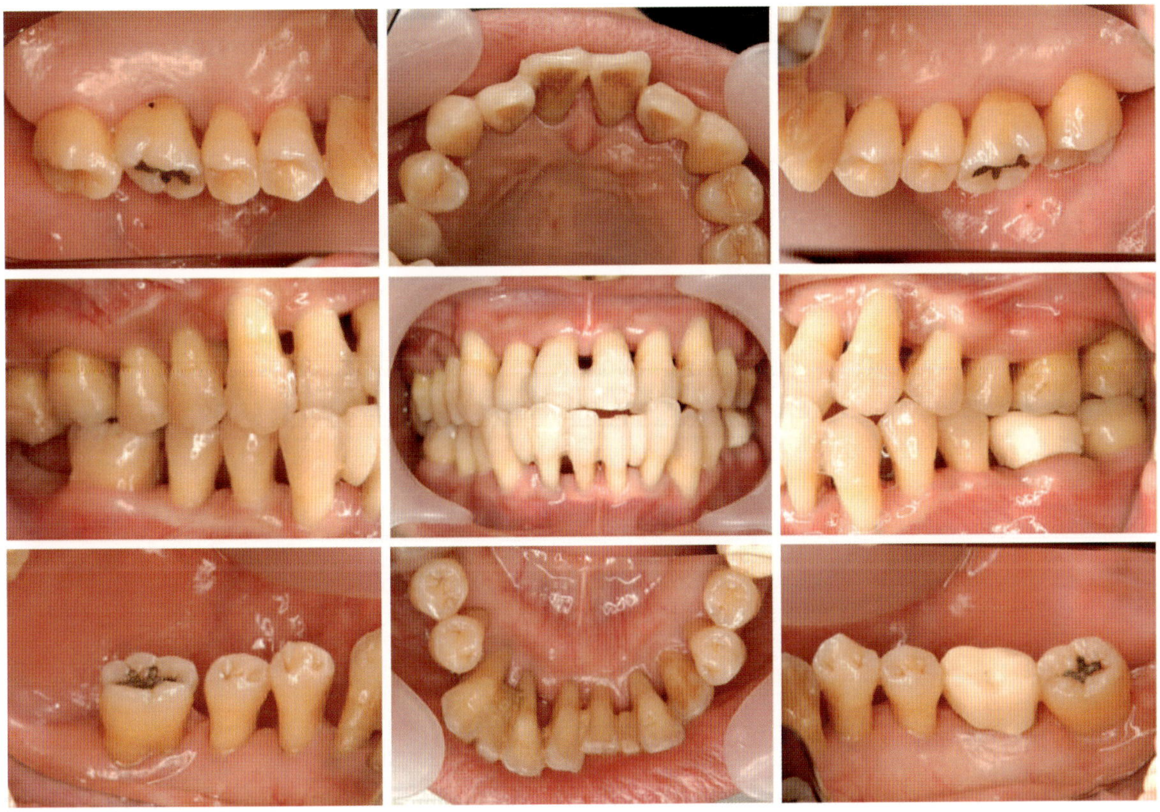

図6　歯周基本治療後の口腔内写真

Mobility		0			0			1			2			1			2			1		
B	BOP		■					■														
	PPD	3	4	4	4	3	3	3	2	3	3	2	5	3	4	3	3	2	3	3	2	3
上顎		7			6			5			4			3			2			1		
P	PPD	3	2	3	3	2	3	3	2	2	3	2	3	4	4	4	2	2	2	2	2	2
	BOP												■									

Mobility		1			1			1			1			0			1			1		
B	BOP		■		■			■				■				■			■	■		■
	PPD	3	3	3	3	3	3	3	3	3	3	3	3	3	2	3	3	3	3	4	3	4
上顎		1			2			3			4			5			6			7		
P	PPD	2	2	3	3	2	2	3	2	3	3	2	3	2	2	3	3	2	3	2	2	3
	BOP																		■			

L	BOP					■					■									■		■
	PPD				3	3	3	3	3	3	3	2	3	3	3	3	3	2	3	3	2	3
下顎		7			6			5			4			3			2			1		
B	PPD				3	2	3	3	2	3	3	2	3	3	3	3	3	3	4	2	2	2
	BOP																			■		■
Mobility					0			1			2			1			1			1		

L	BOP	■			■																■	
	PPD	3	2	3	3	2	3	3	2	2	3	2	3	3	2	3	3	3	3	2	2	3
下顎		1			2			3			4			5			6			7		
B	PPD	2	2	2	2	2	2	3	2	3	3	2	2	2	2	2	3	2	2	2	2	3
	BOP	■																				
Mobility		1			1			1			0			0			0			1		

図7　歯周基本治療後の歯周組織検査．平均PD：2.7mm，PD4mm以上の部位：7.0%，BOP陽性率：14.0%

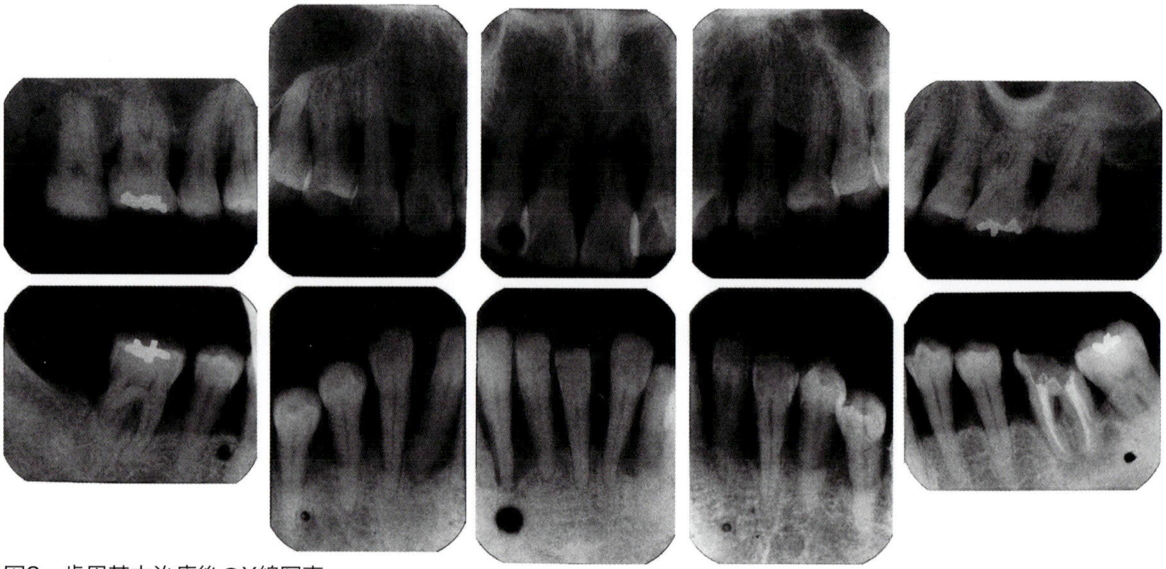

図8　歯周基本治療後のX線写真

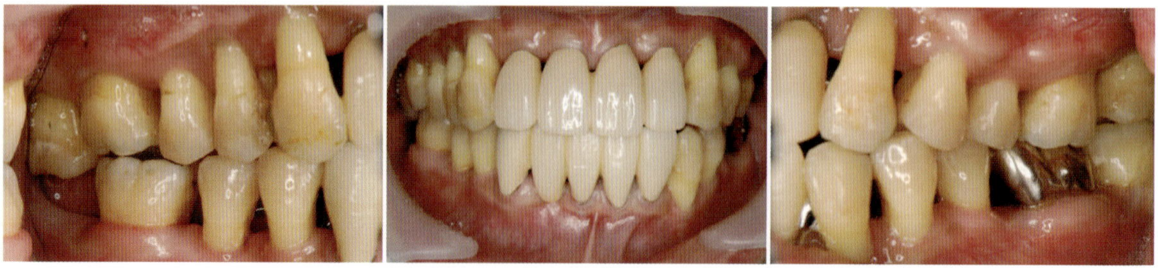

図9　口腔機能回復治療終了時の口腔内写真

Mobility		0			0			0			0			0			0			0		
B	BOP																			■		
	PPD	3	4	3	3	3	3	3	2	3	2	2	4	3	2	2	2	2	2	2	2	2
上顎		7			6			5			4			3			2			1		
P	PPD	2	2	3	2	2	2	3	2	3	2	2	2	4	2	3	3	2	3	3	2	3
	BOP		■																			

Mobility		0			0			0			0			0			0			0		
B	BOP	■											■		■			■				
	PPD	2	2	2	2	1	2	2	1	2	3	2	3	3	2	2	2	3	4	4	3	3
上顎		1			2			3			4			5			6			7		
P	PPD	3	2	3	3	2	2	3	2	4	3	2	2	2	2	2	2	2	2	3	3	3
	BOP																					■

L	BOP						■	■			■									■		
	PPD				3	3	3	3	2	3	3	2	3	3	2	2				2	2	3
下顎		7			6			5			4			3			2			1		
B	PPD				3	2	2	3	2	3	3	2	3	3	1	2				3	2	3
	BOP												■									
Mobility					0			0			0			0						0		

L	BOP	■											■			■	■			■		
	PPD	2	1	2	2	1	2	2	1	2	3	2	3	3	2	3	3	3	3	4	4	3
下顎		1			2			3			4			5			6			7		
B	PPD	3	2	3	3	2	3	3	2	3	3	2	2	2	2	2	2	2	3	3	2	3
	BOP	■						■														
Mobility		0			0			0			0			0			0			0		

図10　SPT期の歯周組織検査．平均PD：2.5mm，PD4mm以上の部位率：5.2%，BOP陽性率：11.8%

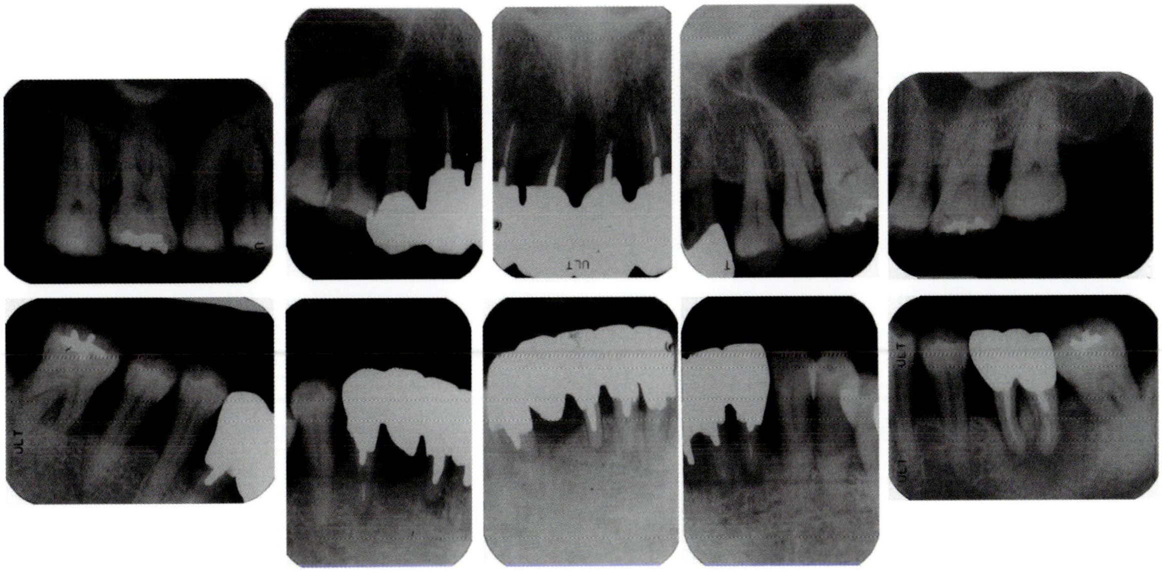

図11　SPT期のX線写真

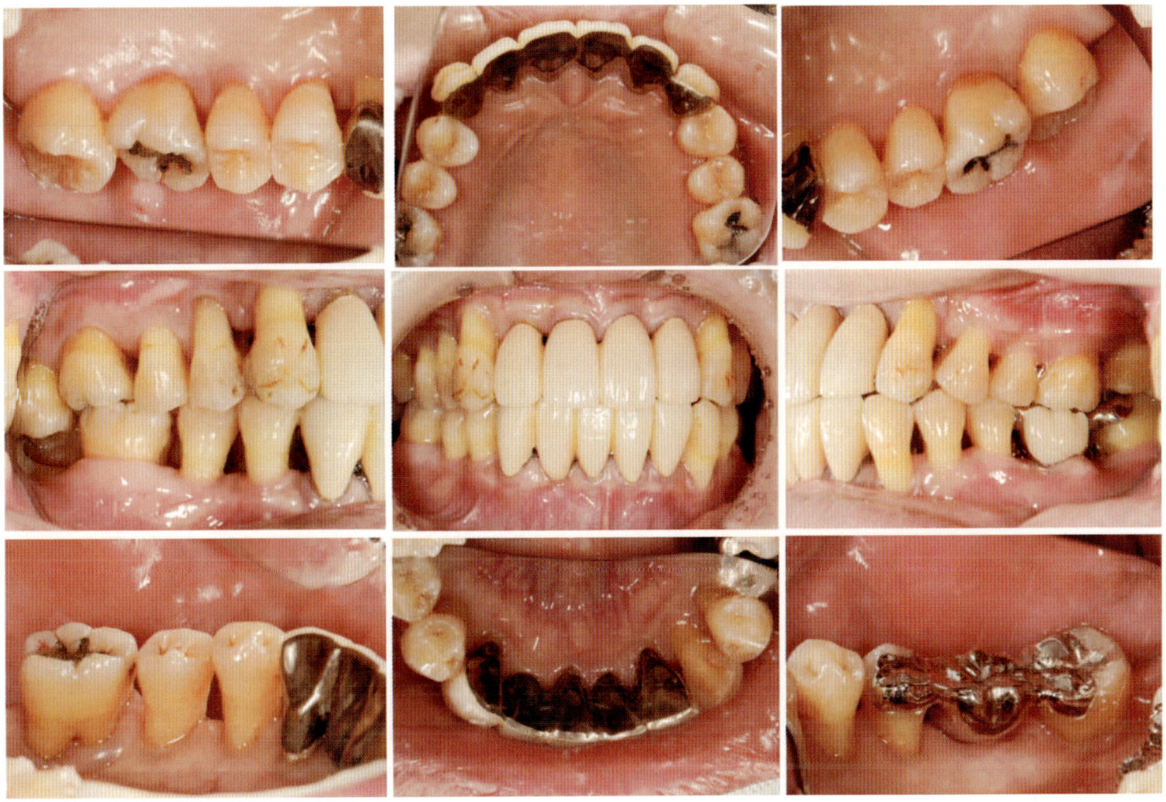

図12　SPT期の口腔内写真

【考　　察】 1型糖尿病は，自己免疫性あるいは特発性に生じた膵臓のランゲルハンス島β細胞の破壊による，絶対的インスリン量の不足を原因とする疾患である．我が国においては，その割合は全糖尿病患者中の5％と低く，主に小児や若年層における発症が多いが，本症例のように中高年層での発症も認められる．糖尿病の罹患期間が長くなるとアタッチメントロスが大きく，歯周病の悪化が示唆されている[1)]が，本症例においては40歳で1型糖尿病が発症していることと，歯周病の発症は30歳以前と考えられるため，糖尿病が歯周病の発症からの急速な進行に関与したとは考えにくいが，糖尿病発症後，高血糖状態が持続していたことは歯周組織に影響を与え，歯周病の悪化を惹起したものと考えられる．また歯周組織の炎症や咀嚼機能低下による摂食障害は，血糖コントロールに影響を及ぼす因子であると考えられ，歯周治療は，糖尿病の改善や合併症の予防のためにも不可欠である．本症例では，歯周治療開始からSPT期間にかけての血糖コントロール状態は「不十分」～「不良」の範囲ではあるが，歯周病の改善とともに血糖コントロール状態の改善も認められる（表2，3）．また，歯周治療が進むにつれ咀嚼機能も回復し，食事の内容が改善したことも血糖コントロールの改善に結びついたと考えられる．

本来，糖尿病患者の歯周治療においてSRPなどの観血的処置のタイミングは，血糖コントロール「良」以上であるとされている（図13）が，今回，医科との相談のうえ，早期に歯周組織の炎症を除去するためHbA1cが8.0%の時点でSRPを実施した．その際には抗菌療法を併用し，感染のコントロールを行うこととした．また，糖尿病患者の歯周治療において歯周ポケット内への抗菌薬の局所投与が推奨されている[3)]ことから，SRP時には2%塩酸ミノサイクリン歯科用軟膏を局所投与した．

今回FM-SRPも検討したが，血糖コントロール状態がまだ不安定であることと，治療時間が長くなり，嘔吐反射を持つ患者のストレスが大きくなることは避けるべきであると考えたため，患者の体調とスケジュールに合わせた間隔で実施した．その結果，患者のモチベーションを崩すことなく，良好な状態を得ることができた．

重度の1型糖尿病患者では，歯周基本治療後の再発が起こりやすいという報告[4)]もあることから，より厳格なSPTが必要であると考える．また再発の観点からHbA1c：6.5%以下でSPTを行うことが推奨されている[5)]が，本症例ではSPT期間中も依然として高いHbA1cであるため，今後も再発に注意し，細菌検査ならびに抗菌療法を検討することも必要となる場合もあると考える．

糖尿病患者の歯周治療の場合，歯肉の炎症のコントロールが困難となる場合が多く，歯周治療効果が得られなかったり，治療後再発を生じてしまったりすることが見られる．歯肉の炎症のコントロールに際しては，抗菌薬を併用することにより良好な結果に導ける可能性が高いと考えられる．

表2　歯周ポケットの状態と血糖コントロール状態の変化

	初診時	歯周基本治療終了時 （SPT移行時）	SPT期
	2005．5．12	2006．2．27	2011．5．25
平均PD（mm）	4.3	2.7	2.5
PD4mm以上の部位の割合（%）	70.0	7.0	5.2
BOP陽性率（%）	80.0	14.0	11.8
HbA1c（%）(JDS値)	9.3	9.0	7.6

表3　血糖コントロールの指標と評価

指　標	優	良	可		不　可
			不十分	不　良	
HbA1c (NGSP) (%)	6.2未満	6.2–6.8	6.9–7.3	7.4–8.3	8.4以上
HbA1c (JDS) (%)	5.8未満	5.8–6.4	6.5–6.9	7.0–7.9	8.0以上

HbA1c：糖化ヘモグロビン　NGSP：National Glycohemoglobin Standardization Program
JDS：Japan Diabetes Society
2012年4月よりHbA1c値はNGSPを用いる
HbA1c（%，NGSP）＝HbA1c（%，JDS）×1.02＋0.25
HbA1c（%，JDS）値が5.0～9.9%であれば0.4%を加えることでNGSP値に換算できる

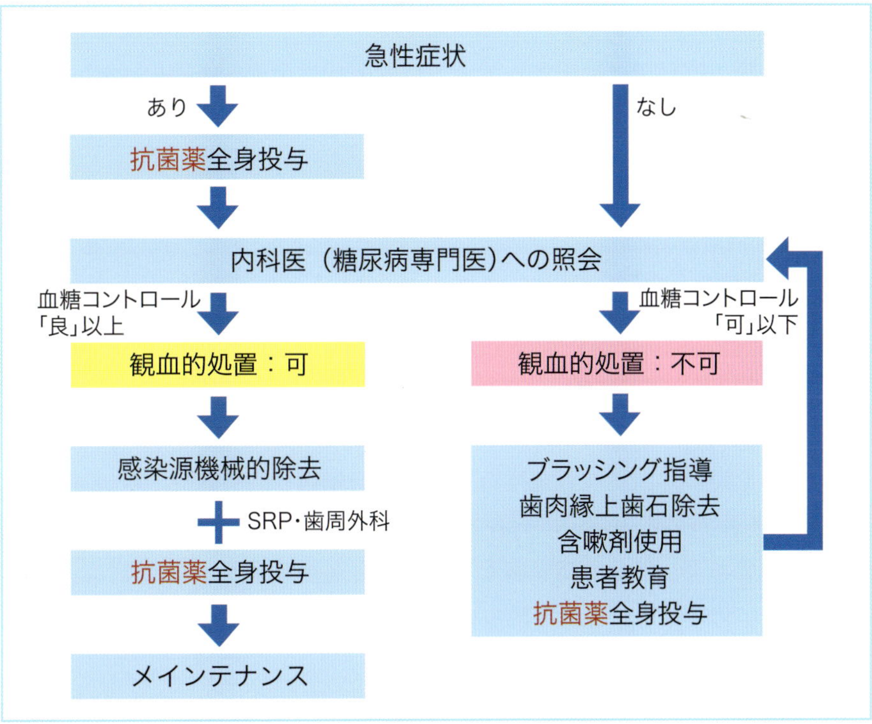

図13　糖尿病患者の歯周治療（岩本ら[2]より引用・改変）

＜謝　辞＞

本症例の写真使用の許可をいただいた，一般財団法人サンスター財団附属千里歯科診療所に感謝致します．

＜参考文献＞

1）Firatli E：The relationship between clinical periodontal status and insulin-dependent diabetes mellitus. Results after 5 years. J Periodontol, 68：136-140, 1997.
2）岩本義博ほか：リスクファクター［1］糖尿病患者の歯周病に対する治療指針，別冊ザ・クインテッセンスYEAR BOOK．クインテッセンス出版，東京，2004.
3）日本歯周病学会監修：糖尿病患者に対する歯周治療ガイドライン．日本歯周病学会，東京，38-43，2008.
4）Tervonen T, Karjalainen K：Periodontal disease related to diabetic status. A pilot study of the response to periodontal therapy in type 1 diabetes. J Clin Periodontol, 24：505-510, 1997.
5）日本歯科医学会監修：糖尿病患者に対する歯周治療ガイドライン．日本歯周病学会，東京，70-75，2008.

1 疾患別対応　メタボリックシンドローム，糖尿病症例――④

2型糖尿病患者症例

吉野歯科診療所　歯周病インプラントセンター　吉野 敏明，田島 祥子

はじめに

糖尿病は歯周病と関連が明らかにされている疾患の1つであり，しかも両疾患ともに日本で最も多い疾患（歯科では歯周病，医科では糖尿病）である．糖尿病は歯周病を悪化させ，また歯周病も糖尿病を悪化させるため，両者にまたがった治療が必須である．ここでは症例を通じて，メンタルも含め全身の管理を行いながら，歯周治療を行った症例を提示する．

症　例

【患　　者】51歳，女性．派遣社員の兼業主婦．非喫煙者．2009年8月初診．

【主　　訴】左上の歯がグラグラする．

【既 往 歴】問診では特に全身的に問題ないとの申告を受けたが，明らかな肥満体型であり，メタボリックシンドロームを疑い，血液検査を行った結果，糖尿病と高脂血症，肝機能障害が発見された（図1）．典型的なメタボリックシンドロームであり，食生活，生活習慣などによってウェイトコントロールの改善が必須であり，併せて糖尿病などの治療を進める必要があった．

【現 病 歴】20代から30代にかけて，Ⅲ級咬合を補綴的に改善する治療を受けているが，きちんとした歯周治療は受けていないようであった．

【現　　症】プラークコントロールが不良であり，主訴の左上臼歯部は保存が不可能であった（図2）．X線写真所見とプロービングチャートからも中等度の歯周炎であり（図3），全身疾患との関連も強いので，細菌検査も行って，細菌学的な全身のリスクも診断することとした．細菌検査結果では，*P.g.*，*T.f.*，*T.d.*から成るRCが著しく多量に検出された（図4）．

【診　　断】2型糖尿病を伴う，中等度歯周炎．

【治療方針】①患者に歯周病と全身疾患の関わりを教育する，②ウェイトコントロールを行い，全身疾患の改善を図る，③平行して，抗菌療法によって歯周病原細菌の除菌を行いながら，歯周基本治療を行うこととした．そのためにはカウンセリングが必須であり，患者の健康や疾患に対する根本的な価値観を変えることが，このような症例の治療にとって最も重要かつ難しいところである．

身長 151cm　体重 71.3kg
BMI=31.5

18.5未満	やせ
18.5～25未満	標準
25～30未満	肥満
30以上	高度肥満

血液検査結果

高脂血症
LDL：217mg/dL(60～120)
糖尿病
HbA1c：10.3(4.3～5.8)
Glu：256mg/dL(60～109)
肝機能障害
ALT：40IU/L(0～35)
γ-GTP：144IU/L(0～55)

図1　初診時に行った検査結果．患者の自覚症状は，歯周病も含め，何もないとの申告であった

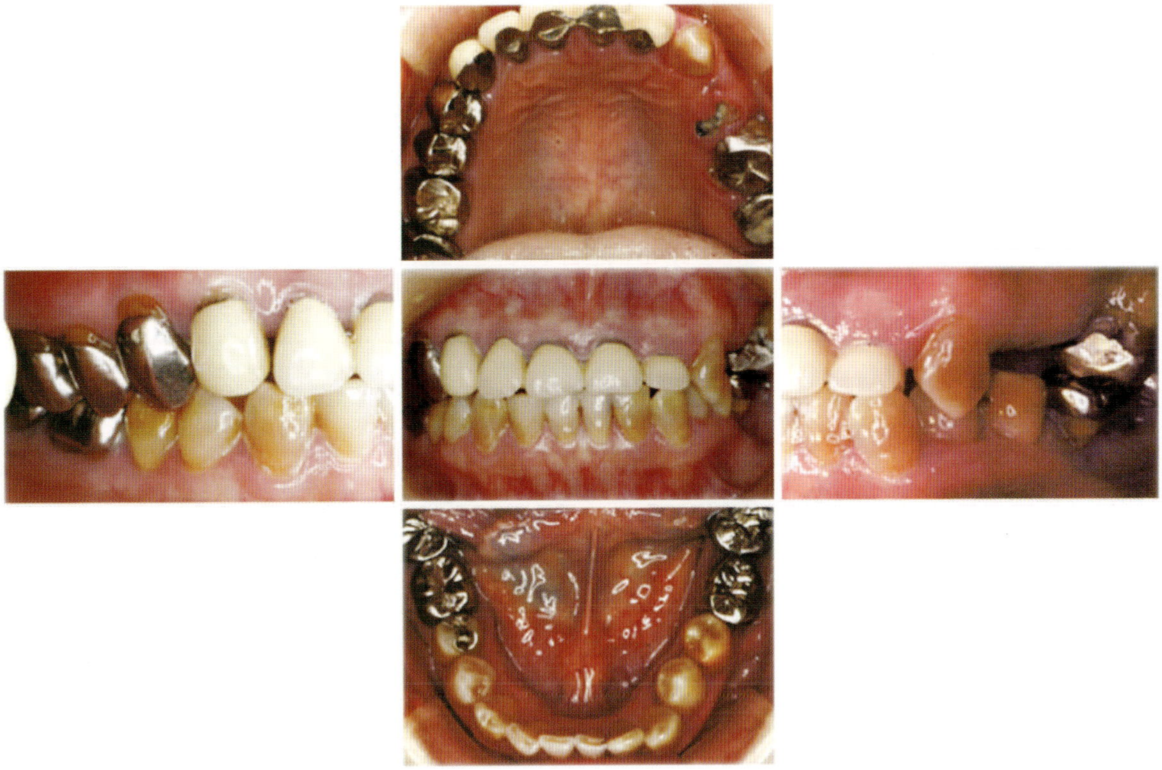

図2　口腔内所見．3級咬合の被蓋を補綴的に治療してある．プラークの付着，歯肉の腫脹を認める．主訴の左上は動揺が著しく，自然脱落寸前である

		8	7	6	5	4	3	2	1	1	2	3	4	5	6	7	8
	Mo.		0	0	0	0	0	1	1	0	0	0				1	
B	B.O.P.	□□□	■■■	■■■	■■■	■□■	■□■	■■■	■■■	■■■	■■■	■□□	□□□	□□□	□□□	□□□	□□□
B	P.D.		5 7 5	7 5 4	3 1 1	2 1 1	1 2 2	1 1 2	2 1 3	9 2 9	6 1 3	3 1 4				2 2 3	
		8	7	6	5	4	3	2	1	1	2	3	4	5	6	7	8
P	P.D.		4 3 5	5 2 5	5 2 4	3 1 4	3 3 2	3 2 3	2 1 5	5 4 4	3 2 3	5 2 3				3 3 3	
P	B.O.P.	□□□	■■■	■■■	■■■	■□■	□□■	■■■	■■■	■■■	■■■	■■■	□□□	□□□	□□□	■■■	□□□

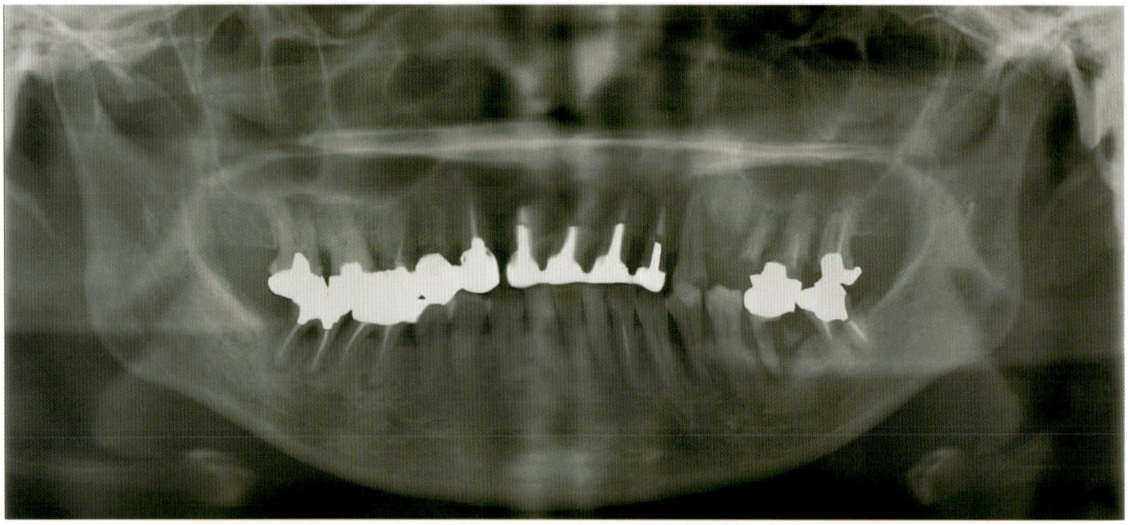

		8	7	6	5	4	3	2	1	1	2	3	4	5	6	7	8
L	B.O.P.	□□□	■■■	■■■	■■■	□□□	□□□	□□□	■□□	□□□	□□□	□□□	■■■	■■■	■■■	■■■	□□□
L	P.D.		3 5 4	3 3 3	5 2 1	2 1 2	2 1 2	2 1 2	1 1 1	1 1 1	1 1 2	2 1 2	7 1 5	4 1 5	5 5 1	4 3 3	
		8	7	6	5	4	3	2	1	1	2	3	4	5	6	7	8
B	P.D.		2 1 2	3 1 3	5 1 1	1 1 4	4 1 3	1 1 1	1 1 1	1 1 1	2 1 1	3 1 5	6 2 5	4 1 2	6 2 3	3 1 2	
B	B.O.P.	□□□	□□□	■■■	■■■	■■■	■■■	□□□	□□□	□□□	□□□	□□□	■■■	■■■	■□□	■□□	□□□
	Mo.		1	0	0	0	0	0	1	1	1	2	2	0	2	0	

図3　初診時パノラマX線写真とプロービングチャート．全顎にわたり深い歯周ポケットとBOPを認めた

菌　名	菌　数	対総菌数比率	基準値
総菌数	12,084,000		
A. a.	0	0%	<0.01%
P. i.	130,560	1.08%	<2.5%
P. g.	8,959,800	74.15%	<0.5%
T. f.	1,262,160	10.44%	<0.5%
T. d.	149,280	1.24%	<5.0%
Red complex (*P.g.*+*T.f.*+*T.d.*)		85.83%	<5.0%

図4　初診時の細菌検査結果．初診ではRCが多量に検出された

【治療経過】まず，幼少期から歩かない・運動が嫌いなど，身体を動かす習慣が生活の中にまったく取り入れられていなかったため，とにかく歩くよう指導した．2階に上がるのもエレベーターやエスカレーターを迷わず選択していたため，少なくとも下りは階段を使うことから開始した．

また，過食や過剰なアルコール摂取もしていたので，低インスリンダイエットなど食生活の改善などの指導のほか，料理のレシピを提示したり，食物繊維やタンパク質から摂取するなど，つくり方・食べ方も含めて食事指導した．

そのほか，歯科衛生士と歯科医師と患者が密に連携し，頻回のカウンセリングで患者の精神的支援を行った．これら治療と平行して行われた歯科治療としては，アジスロマイシンを用いた抗菌療法を行い，RCの対総菌数比率値が著しく高いので，FMDを選択した（図5）．結果は図6の通り，除菌に成功した．当初200以上あった血糖値は100程度まで，歯周治療の進展に伴い10以上あったHbA1cも6.5程度まで改善し，その他のマーカーも全て改善して正常値になった．これらのことより，歯周病と糖尿病の関連性がよくわかる（図7）．

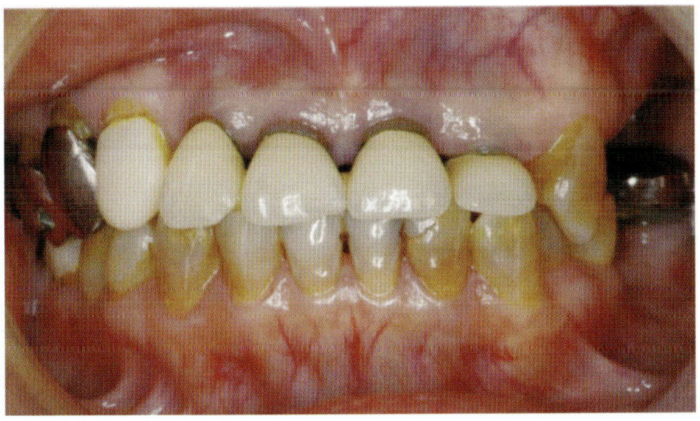

図5　歯周基本治療終了後．プラークコントロールの向上と，炎症の消退を認める

菌　名	菌　数	対総菌数比率	基準値
総菌数	137,840		
A. a.	0	0%	<0.01%
P. i.	0	0%	<2.5%
P. g.	0	0%	<0.5%
T. f.	0	0%	<0.5%
T. d.	0	0%	<5.0%

図6　再評価時の細菌検査結果．アジスロマイシンを用いた抗菌療法後は，歯周病原細菌は検出限界以下となった

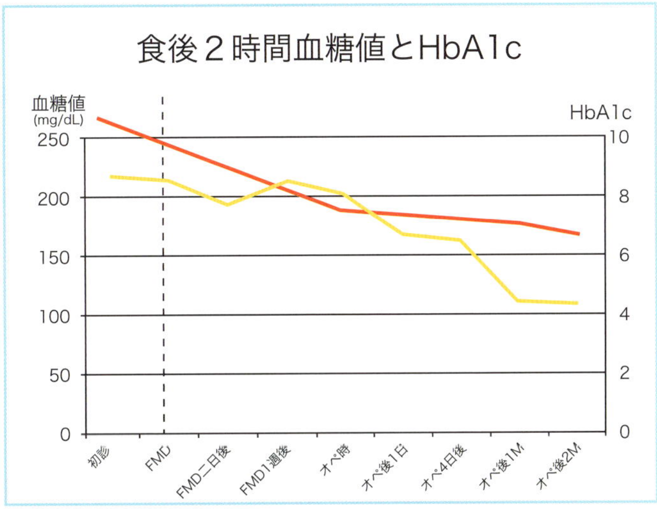

図7　治療経過とHbA1c，および血糖値と歯周治療の経過との関連のグラフ．歯周治療の進展に伴い，血糖値などのマーカーは全て改善した．歯周病と糖尿病の関連性がよくわかる

まとめ》

これまで，歯科はあまり全身疾患とメンタルに深く入り込んで歯周治療をしてこなかったが，糖尿病などが国民病になった現在，各々の専門医が専門の疾患のみを治療しているだけでは，病態は改善しない．専門医との連携も重要であるが，関連疾患に関して我々歯科医師も，造詣を深めていかねばならない．

1 疾患別対応　メタボリックシンドローム，糖尿病症例――⑤

全身疾患を有する咀嚼障害を主訴とした重度歯周炎患者

神奈川歯科大学大学院歯学研究科　口腔科学講座　歯周病学分野　三辺 正人

はじめに》

歯周治療における抗菌療法の症例選択において，診断分類からの症例選択基準として，

1．治療抵抗性歯周炎および難治性歯周炎
2．広汎型重度慢性歯周炎および広汎型侵襲性歯周炎
3．喫煙関連性歯周炎および糖尿病を含む全身疾患関連性歯周炎
4．最上リスクを有する歯周炎患者

が挙げられている[1]．このうち2と3に該当し，咀嚼障害を主訴とした患者に経口抗菌療法を適応した症例について報告する．

症　例

【患　　者】64歳，男性，18～63歳まで1日に50本（パックイヤー：112）喫煙していた．初診2年前より禁煙．2005年4月初診．

【主　　訴】入れ歯が壊れて噛みにくい．

【既 往 歴】初診1年前の健康診断で肝機能，脂質，糖代謝に関する検査値異常を指摘された（γ-GTP：283U/L，TG：409mg/dL，FBS：132mg/dL）．リスク因子は，2次性咬合性外傷（ブラキシズム），2型糖尿病〈HbA1c（JDS値）：7.2%，罹病期間15年〉，高血圧（150/90mmHg）脂質異常症（中性脂肪高値）．降圧剤（アムロジン®，ニューロタン®）を3年前より服用中．

【現 病 歴】50歳頃より咬合痛と動揺，および歯肉腫脹を繰り返していたが，応急処置のみで放置していた．数年前に上下顎義歯に移行したが上顎義歯は異物感，発音障害，味覚障害があり，下顎義歯は不安定でよく噛めない状態であった．2週間前に上顎義歯が破折し，当院に来院した．

【現　　症】全顎的に歯肉の発赤が著明で，増殖傾向を示す．歯肉縁上プラーク，歯石，歯肉縁下歯石沈着，不適合義歯，歯の咬耗と動揺，平均60%の骨吸収（骨吸収・年齢比：1.0）初診時の口腔内写真，X線写真および歯周検査所見を図1に示す．平均PDは5.8mmで，PD7mm以上の部位率は24.0%であった．6，7は3度，6は2度の根分岐部病変が存在した．

【診　　断】広汎型重度慢性歯周炎（残存歯数9本）．

【治療方針】①動機づけ，義歯修理，②歯周基本治療，咬合調整，根管治療（挺出歯），暫間義歯製作，抗菌療法，③再評価，④歯周外科治療（FOP；flap operation，再生療法），⑤再評価，⑥口腔機能回復治療（残存歯は永久固定とインプラント治療による咀嚼改善），⑦再評価，SPT．

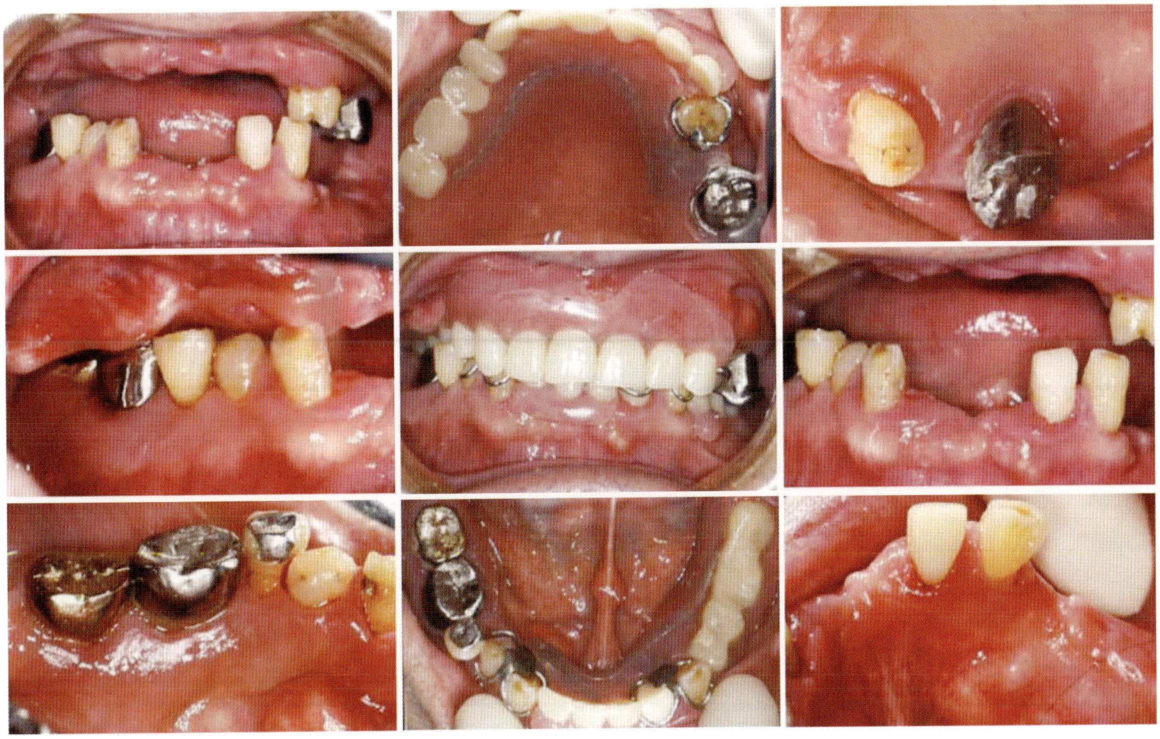

図1a　初診時口腔内写真

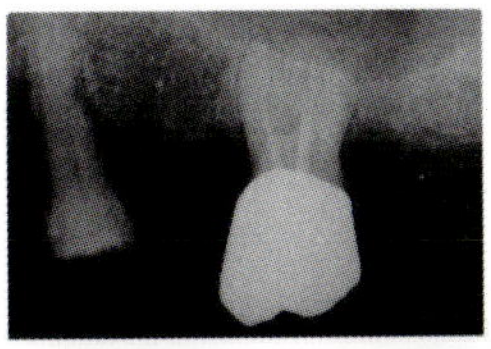

		7	6	5	4	3	2	1	1	2	3	4	5	6	7
B	BOP														
B	PPD											3 3 4		4 3 6	
上顎		7	6	5	4	3	2	1	1	2	3	4	5	6	7
P	PPD											5 6 3		8 3 9	
P	BOP														

		7	6	5	4	3	2	1	1	2	3	4	5	6	7
L	BOP														
L	PPD	6 4 8	6 6 6	8 7 3	4 4 5	3 9 9				5 4 4	6 6 5				
下顎		7	6	5	4	3	2	1	1	2	3	4	5	6	7
B	PPD	6 8 7	8 6 9	9 2 6	6 2 6	6 2 8				4 2 6	6 2 6				
B	BOP														

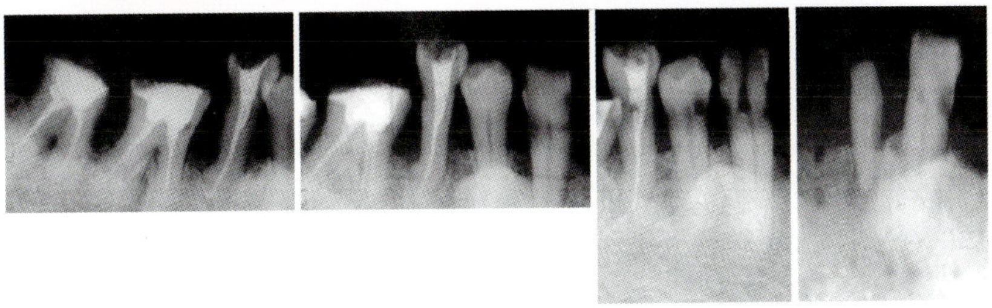

図1b　初診時X線写真および歯周組織検査表．PD：4mm以上…54.0%，7mm以上…24.0%，BOP：63.0%，PCR：78.0%

【治療経過】表1に治療経過を示す．歯肉増殖の改善が不十分で口腔乾燥も認められたため，内科対診によりカルシウム拮抗薬であるアムロジン®の服用を中止し，アンジオテンシンII受容体拮抗薬であるアバプロ®に変更した．上顎はオーバーデンチャー，下顎は歯冠補綴による咀嚼機能の早期回復を意図して，IPTAT（Periodontal intensive anti-infective therapy，集約的抗菌療法，**図2**）後に，インプラント埋入を行った．

図3にSPT開始時の口腔内写真，X線写真，歯周組織検査表を示す．歯周ポケットの一部残存とPCR，BOPの改善が不十分であったため，再度のTBI（Tooth brushing instruction，歯磨き指導）の強化と，胃潰瘍の診断で*Helicobacter pylori*（ピロリ菌）の除菌が予定されていたため，内科と連携してピロリ菌除菌前に再度FM-SRPを実施した．その後，SPT5年時までピロリ菌の再感染は認められていない（**表2**）.

表1　治療経過

治療時期	治　療　内　容
2005.4～2006.2	カウンセリング，TBI，スケーリング，暫間義歯製作
2006.3	FM-SRP+経口，局所抗菌療法（アジスロマイシン；500mg/日　3日間，ミノサイクリン軟膏；1回/週　4週間）
2006.5	床矯正（⌈3，⌈5 の唇側転移）
2006.7~9	インプラント埋入（4⌋，5⌋，⌊5，⌈4，⌈5，⌈7　静脈内鎮静下）
2007.1～3	歯周外科処置（⌊4，⌊6 FOP　4～7⌉ ARF ⌈3，3⌉ P-cur）
2006.12～2007.8	歯冠，インプラント補綴（2008.2スリーピングデンチャー　装着）
2008.4	FM-SRP+ピロリ菌除菌療法（内科連携下，１次除菌：クラリスロマイシン400mg/日＋アモキシシリン750mg/日＋ランソプラゾール30mg/日　７日間）

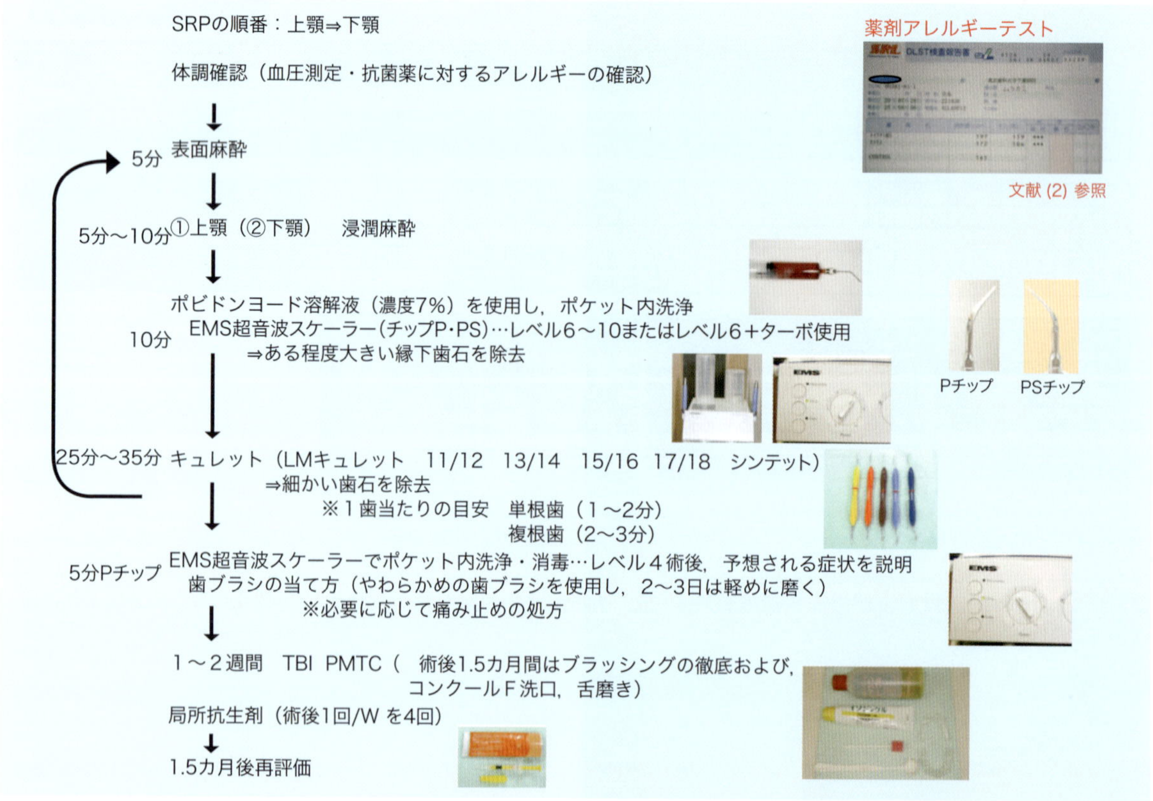

図2　集約的抗菌療法のプロトコール．2時間アポイント（1回法）あるいは，1週間以内に全顎SRP（2回）

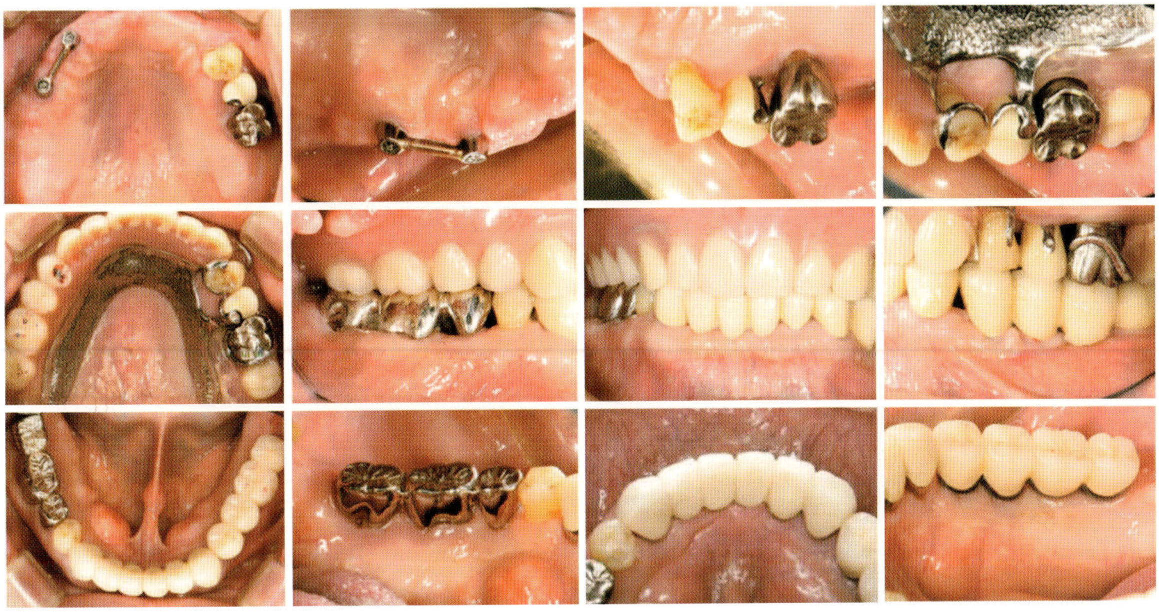

図3a　SPT開始時（2007年12月）の口腔内所見

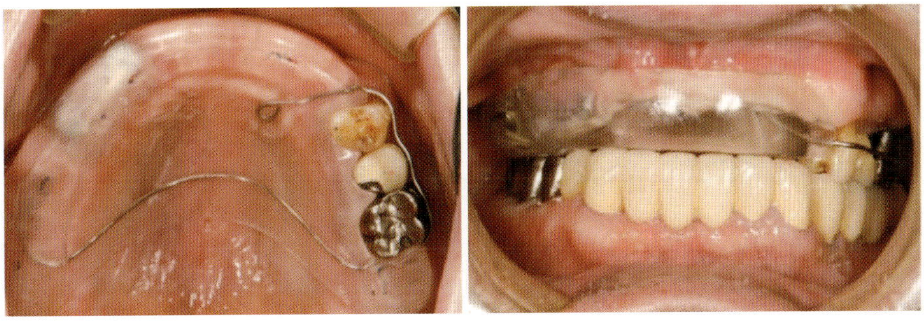

図3b　スリーピングデンチャー装着時

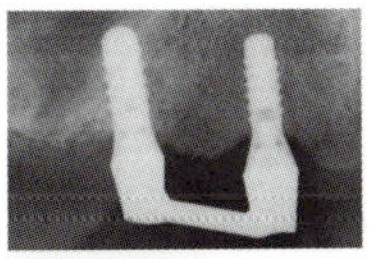

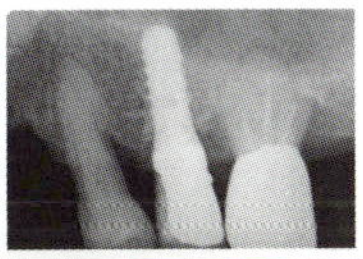

		7	6	5	4	3	2	1	1	2	3	4	5	6	7
B	BOP														
B	PPD			2 2 2		4 3 2						2 3 2	4 3 3	3 3 3	
上顎		7	6	5	4	3	2	1	1	2	3	4	5	6	7
P	PPD			2 1 4		4 2 3						3 2 4	4 3 4	3 4 4	
P	BOP														

		7	6	5	4	3	2	1	1	2	3	4	5	6	7
L	BOP														
L	PPD	3 6 3	2 3 2	2 2 2	2 3 2	2 1 2				2 1 2	2 2 2	3 3 4	3 2 3		2 2 3
下顎		7	6	5	4	3	2	1	1	2	3	4	5	6	7
B	PPD	2 6 3	2 2 2	2 1 2	2 2 3	2 3 4				3 1 2	2 2 2	3 2 3	3 2 4		2 3 4
B	BOP														

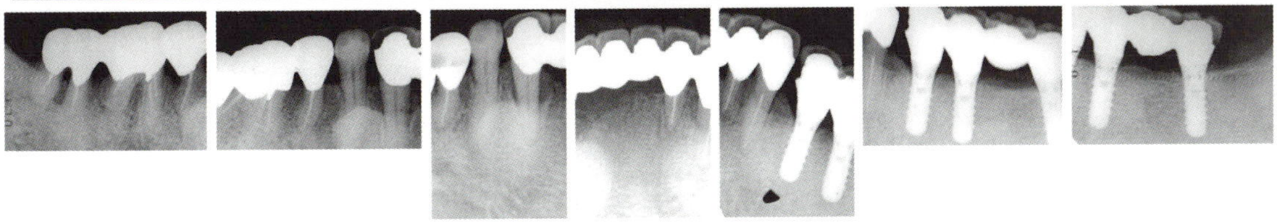

図3c　SPT開始時（2007年12月）のX線写真および歯周組織検査表．PD：4mm以上…17.0%，7mm以上…0.0%，BOP：33.0%，PCR：47.0%

表2　細菌検査所見

細菌検査§	抗菌療法前 (2005.6)	抗菌療法後*1 (2006.5)	ピロリ菌除菌*2 (2008.4)	SPT6M (2008.8)	SPT 3.5Y (2011.1)	SPT5Y (2012.7)
総菌数	9.2×10^5	3.8×10^5		5.1×10^5	1.3×10^6	
A.a.	0 (0)	0 (0)		0 (0)	0 (0)	
P.i.	−	−		−	−	
P.g.	69,000 (7.5)	−		−	−	
T.f.	16,000 (1.7)	−		−	−	
T.d.	32,000 (3.5)	−		−	−	
BANAテスト	++	−		−	−	−
ピロリ菌検査*3	+	−	+	−	−	−

*1　抗菌療法（FM-SRP + アジスロマイシン）500mg/日 3日間
*2　ピロリ菌除菌（1次除菌：クラリスロマイシン　400mg/日，アモキシシリン750mg/日，ランソプラゾール7日間）
*3　便中ピロリ菌抗原検査
§　リアルタイムPCR（BML社）（　）%
プールドサンプル　(|6, 3|, 6 7|)
−：未検出

図4にSPT5年時の口腔内写真，X線写真，歯周組織検査表を示す．PCR，BOPはSPT期間中良好に推移しているが，|6には咬合性外傷の所見である歯根膜腔の拡大が，また3|人工歯の脱離がSPT4年時と5年時に生じた．7|は，トンネリング部から波及した根面齲蝕による歯周ポケットの深化が認められた．

現在，ミノサイクリン軟膏（ペリオクリン®）を併用した歯周ポケットメインテナンスと義歯調整および，根面のフッ素塗布により経過観察中である．**表3**に初診時とSPT5年時の歯科検査所見と内科検査所見を示す．歯周治療後には，食事・咀嚼機能の回復と口腔乾燥改善を主とした口腔QOLの改善および，特に食生活習慣に関する自己効力感の改善が認められた[2〜5]．また定期的検診により口腔清掃習慣が維持され，定年退職後（65歳以降）は外食，アルコール摂取量が減少し，内科における服薬コンプライアンスも良好となり，血圧，脂質，血糖のコントロールが図られている．

2011年には冠動脈カテーテル検査施行後に，予防的に抗血小板薬を服用中である．しかしながら2012年より定年退職した会社に期限つき復職となり，アルコール摂取量の増加が認められることから，医科・歯科連携で食生活習慣に留意した指導・支援を行っている[6]．

血糖コントロールや血管内皮機能の改善に，経口抗菌療法の併用が有効かのエビデンスは不十分であるが，アジスロマイシンを用いたIPTATは抗感染と抗炎症双方の効果が期待でき，インスリン抵抗性の改善やFM-SRP後の菌血症の予防にも効果的と考えられる[7,8]．また歯周組織再生療法や，本症例のようにインプラント治療を歯周基本治療中に施行する場合には，インプラント周囲炎のリスクを軽減するうえで，歯周病原細菌の厳格なコントロールは有用と考えられる[9]．

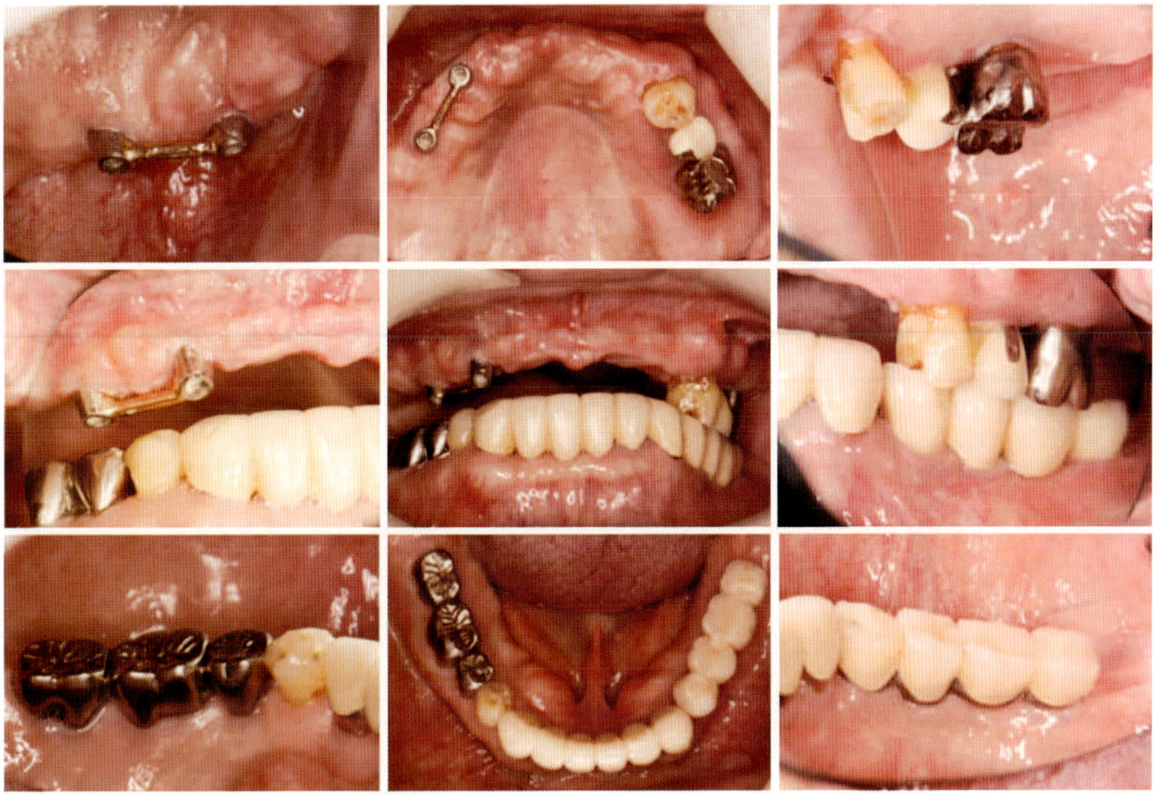

図4a　SPT5年時（2012年7月）の口腔内写真

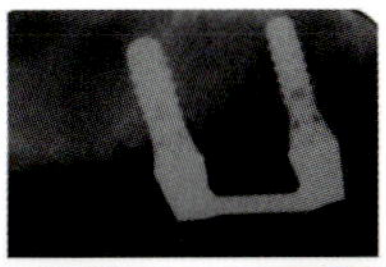

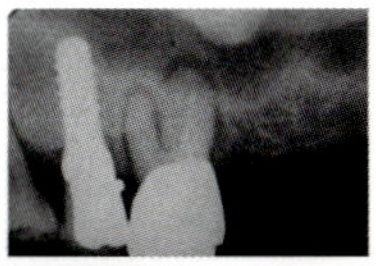

		7	6	5	4	3	2	1	1	2	3	4	5	6	7
B	BOP														
B	PPD			3 2 3		2 3 3						2 3 2	4 3 3	3 3 3	
上顎		7	6	5	4	3	2	1	1	2	3	4	5	6	7
P	PPD			3 2 3		3 2 3						3 2 4	4 3 4	3 4 4	
P	BOP														

		7	6	5	4	3	2	1	1	2	3	4	5	6	7
L	BOP														
L	PPD	7 3 8	4 2 3	3 2 3	3 2 3	3 2 4				3 2 3	3 2 3	4 3 5	4 3 3		3 3 3
下顎		7	6	5	4	3	2	1	1	2	3	4	5	6	7
B	PPD	6 3 6	3 2 3	2 1 2	2 1 2	3 1 3				2 1 2	2 1 3	3 2 4	3 2 3		3 2 3
B	BOP														

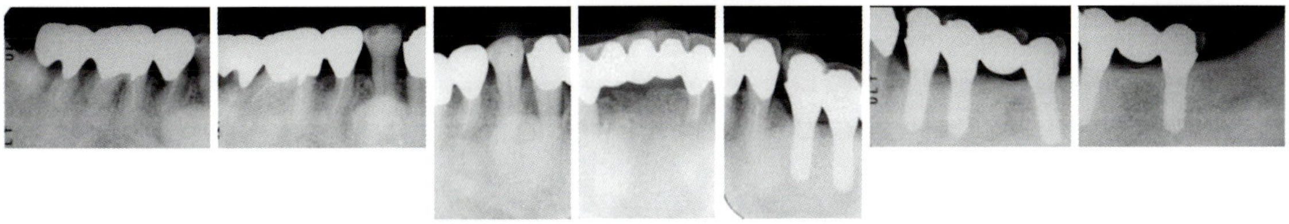

図4b　SPT5年時（2012年7月）のX線写真および歯周組織検査表．PD：4mm以上…18.0%，7mm以上…2.0%，BOP：2.0%，PCR：6.0%

表3　歯科および内科検査所見

	初診時（64歳）	SPT5Y時（70歳）
歯科検査所見		
咀嚼能主観評価*1	7点	16点
（客観評価値*2）		（241mg/dL）
自己効力感評価*3	46点	61点
口腔QOL評価*4	55点	36点
内科検査所見		
BMI	23	22
血　圧	150/90	130/76
脂質（中性脂肪）	409mg/dL	101mg/dL
血糖（HbA1c*5）	7.6%	6.4%
肝機能（γ-GTP）	283mg/dL	118mg/dL
服薬状況		
降圧薬	アムロジン，ニューロタン	アバプロ
血糖改善薬	ジャヌビア	
脂質異常改善薬	リピトール	
抗血小板薬	フラビックス	フラビックス
	バイアスピリン	バイアスピリン

＊1：文献3参照　＊2：文献4参照　＊3：文献5参照　＊4：文献6参照　＊5：NGSP値

歯周病とピロリ菌感染の関連性についての現在までの研究において，①口腔内にピロリ菌が感染している場合は，胃におけるピロリ菌の除菌率が低下する，あるいは除菌後の再感染が生じやすくなる，②口腔のピロリ菌の除菌は胃よりも困難で，ピロリ菌の再感染の原因となっている，などの知見が得られており，歯周治療（SRPとPMTC）とピロリ菌除菌の併用療法は，ピロリ菌除菌単独療法と比較して，胃炎患者のピロリ菌再感染リスクを減少するとの見解が示唆されている[10)].

【考　　察】抗菌療法を併用した，歯周治療のピロリ菌再感染の抑制効果は不明である．しかしながら，ピロリ菌の1次除菌（アモキシシリン＋クラリスロマイシン），2次除菌（アモキシシリン＋メトロニダゾール）およびニューキノロン系抗菌薬を併用した3次除菌は，いずれも歯周病原細菌のコントロールにも有効と考えられ，特に2次除菌療法に用いられる抗菌薬の複合投与法は，ITPATの治療法として欧米において最もエビデンスレベルの高い方法であることから（国内ではメトロニダゾールは歯周炎適応外治療となる），過剰な抗菌薬の使用による副作用や耐性菌のリスクを回避し，治療効率を向上させるうえで，胃ピロリ菌除菌適応の重度歯周炎患者に対して，医科・歯科連携による両疾患のコントロールを目的とした除菌療法の実施は有用と考える[8)].

<参考文献>

1）日本歯周病学会編：歯周病患者における抗菌療法の指針 2010．医歯薬出版，東京，2011.
2）伊藤太一ほか：インプラント治療におけるリスク診断について．日本歯科評論，67（3）：148-155, 2007.
3）三浦宏子ほか：厚生労働科学研究費補助金（循環器疾患・糖尿病等生活習慣病対策総合研究事業）分担研究報告書，保健・栄養指導時に活用可能な咀嚼能力チェックリストの開発とその応用性の検討.
4）志賀 博ほか：先進医療に導入されたチェアサイドで簡便に行える咀嚼機能検査．東京都歯科医師会雑誌，59（9）：479-488，2011.
5）Kakudate N, et al：Oral health care-specific self-efficacy assessment predicts patient completion of periodontal treatment: a pilot cohort study. J Periodontal, 79（6）：1041-1049, 2008.
6）Saitou A, et al：Effect of initial periodontal therapy on oral health-related quality of life in patients with periodontitis in Japan. J Periodontol, 81（7）：1001-1009, 2010.
7）三辺正人ほか：糖尿病と歯周病の医科歯科連携促進への対応策，プラクティス，30（6）：1-6，2013.
8）日本歯科医学会監修：糖尿病患者に対する歯周治療ガイドライン．日本歯周病学会，東京，2008.
9）Hirsch R, et al：Review article Axithromycin in periodontal treatment:more than an antibiotics. J Periodontal Res, 47：137-148, 2012.
10）土永浩史ほか：細菌検査を用いたインプラント治療の臨床経過に関する後ろ向き症例集積研究．日口腔インプラント誌, 26（1）：21-29，2013.
11）Bouziane A, et al：Effect of periodontal therapy on prevention of gastric Helicobacter pylori recurrence: a systematic review and meta-analysis. J Clin Periodontol, 39：1166-1173, 2012.
12）榊 信廣編：ピロリ菌除菌療法．Jmed mook 08，日本医事新報社，2010.
13）Sgolastra F, et al：Effectiveness of systemic Ammoxicillin/Metronidazole as an adjunctive therapy to full-mouth scaling and root planing in the treatment of aggressive periodontitis：A systematic review and meta-analysis. J Periodontol, 83：731-743, 1257-1269, 2012.

1 疾患別対応　高血圧症例——①

インプラント治療前に抗菌療法を併用した歯周基本治療を行った症例

吉野歯科診療所　歯周病インプラントセンター　田中 真喜

はじめに》

歯科医院に来院されている患者で，定期的な健康診断や人間ドックなどを受けている患者は多くはない．患者自身はまったくの健康だと思っていても，実際に血液検査や血圧測定などを行うと，思わぬ全身疾患が潜んでいる場合も少なくはない．本患者は歯科治療介入前に全身的評価を行い，リスクを判定した後に歯周治療を行った症例である．

症　例

【患　　者】61歳，男性，非喫煙者（過去に喫煙歴あり．18歳～35歳，60本/日）．2008年10月初診．

【主　　訴】下顎臼歯部の違和感と歯肉腫脹．

【既 往 歴】問診では特に異常はないとの答えだったが，健康診断を数年間受けていなかったため，全身状態の把握を目的として血液検査と血圧測定を行った結果，中性脂肪とHDLコレステロールが基準値を上回っており，血圧は158/83mmHgで，軽度の高血圧症を発症していた．

【現 病 歴】半年前より腫脹を繰り返し，咬合時の違和感があった．

【現　　症】初診時，下顎大臼歯部は歯周ポケットが深く，X線写真を撮影した結果，根尖まで骨吸収が進行していた．本患者の歯周病の発症進行には歯周病原細菌が強く関与していると考え，細菌検査と免疫検査を行った．細菌検査の結果ではRCが基準値を上回って検出され，免疫検査の結果では*P.g.*の血清抗体価が上昇していた．以上の結果より，本患者の歯周病の発症進行にはRCが関与しており，また*P.g.*の血清抗体価が上昇していることから，免疫機能には問題はないと判断した．

【診　　断】中等度慢性歯周炎．

【治療方針】歯周基本治療後，保存不可能な$\overline{76|8}$を抜歯し，$\overline{|7}$をMTMにてアップライトした後にインプラント埋入を行い，欠損部を回復する．

【治療経過】患者の全身状態を考慮し，歯周病の感染源の除去は1日で全顎SRPを行うFMD（Full mouth disinfection）と，経口抗菌療法を併用した歯肉縁下のデブライドメントを行うこととした．

投薬は患者の生活が不規則なこと，またRCのみ検出されたことからアジスロマイシン250mgを3日間処方し，服用2日目にFMDを行った[1]．その後，保存不可能な歯を抜歯し，インプラントにて欠損部を回復することとした．歯周基本治療の結果*T.f.*は減少したものの，まだ基準値以上が検出された．しかし，臨床症状は改善を認めたことと患者の免疫機能が正常なことから，追加の投薬は行わずに経過観察とした．その後インプラント埋入，遊離歯肉移植，最終補綴処置を行い，メインテナンスに移行した．

メインテナンス時，歯周組織は安定しており歯周病原細菌も検出されなくなった．全身状態としては，歯周基本治療終了後より血圧が下がりはじめ，メインテナンス移行時には基準値まで改善していた．メインテナンスで現在約4年経過しているが，口腔内状況，血圧ともに安定している（図1～8）．

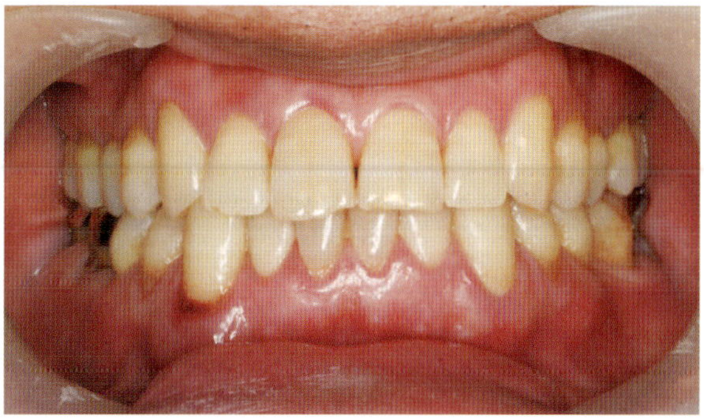

図1　初診時，3からは自然出血を認める

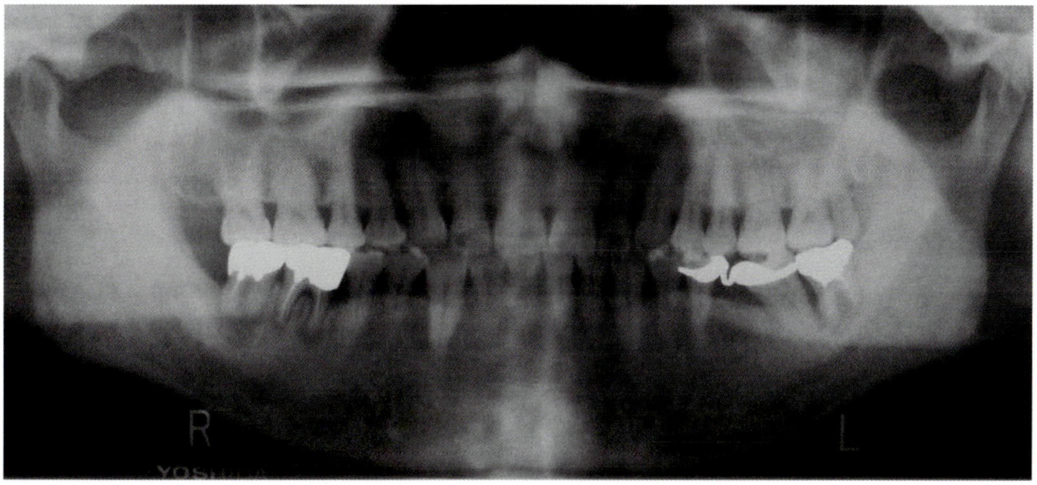

図2　初診時のパノラマX線写真．下顎臼歯部は根尖まで骨吸収が進行している

細菌検査（Realtime PCR）			
2008.8.20	菌　数	対総菌数比率	基準値
総菌数	140,000		
A.a.	＜10	0.000%	＜0.01%
P.g.	1,500	7.86%	＜0.5%
T.f.	11,000	3.50%	＜0.5%
T.d.	4,900	0.79%	＜5.0%
P.i.	1,100	1.07%	＜2.5%
F.n.	2,100	1.50%	―

血清抗体価検査（ELISA）	
A.a.	-0.1
P.g.	5.7
P.i.	-0.2
E.c.	-0.5

図3　初診時，RCが基準値以上検出され，*P.g.*の血清抗体価が上昇している

血液検査

肥満度	
身　長	163.0cm
体　重	69.0kg
BMI	26.0

血圧
158/83 mmHg

項　　目		基　準　値	2008.11.26
肝機能	AST	10-14　IU/L	23
	ALT	5-45　IU/L	32
	γ-GTP	M<81　IU/L	24
腎機能	尿素窒素	8-23　mg/dL	15.2
	クレアチニン	M　0.61-1.04　mg/dL	0.8
	尿　酸	M　3.8-7.0　mg/dL	6.4
脂質代謝	総コレステロール	120-219　mg/dL	171
	中性脂肪	30-149　mg/dL	212
	HDL	M　40-85　mg/dL	31
	LDL	70-139　mg/dL	98
糖代謝	空腹時血糖	70-109　mg/dL	85
	HbA1c	4.3-5.8　%	5.1

図4　初診時の血圧測定，血液検査の結果．中性脂肪とHDLコレステロールが基準値を上回っており，血圧は158/83mmHgで，軽度の高血圧症を発症していた

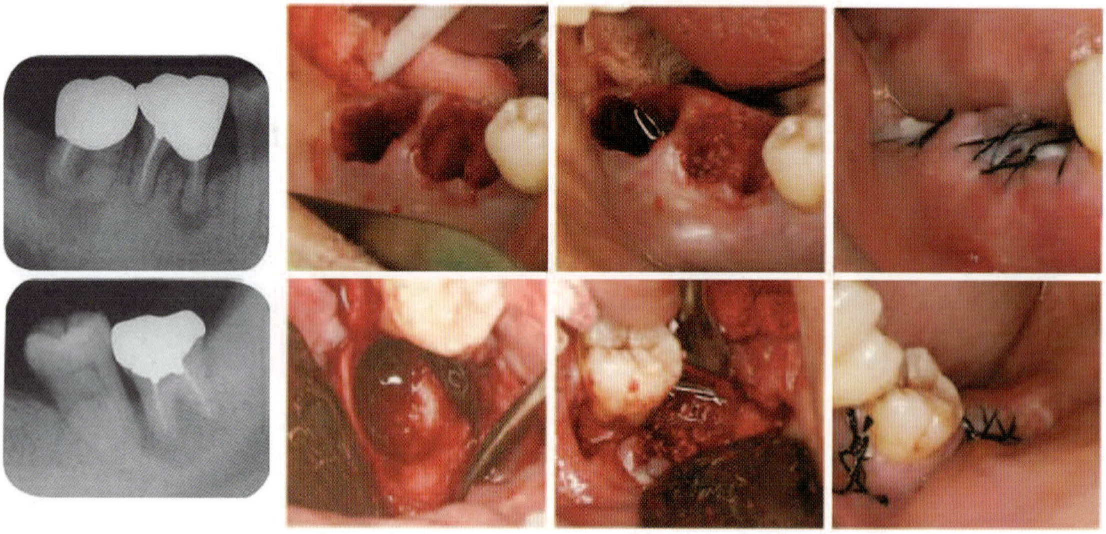

図5　FMD後，保存不可能な歯の抜歯を行った

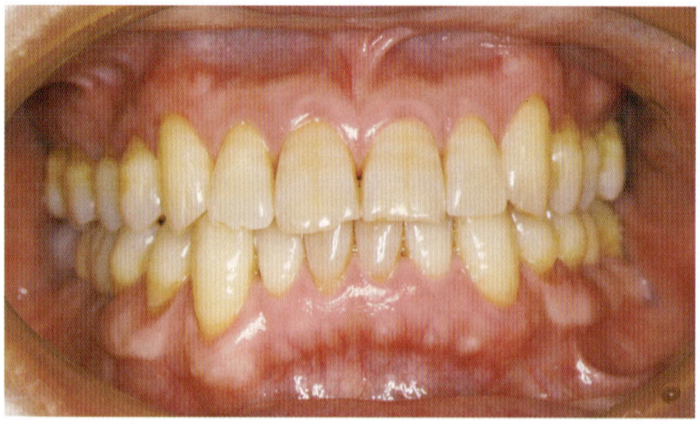

図6　メインテナンス時．良好な経過を辿っている

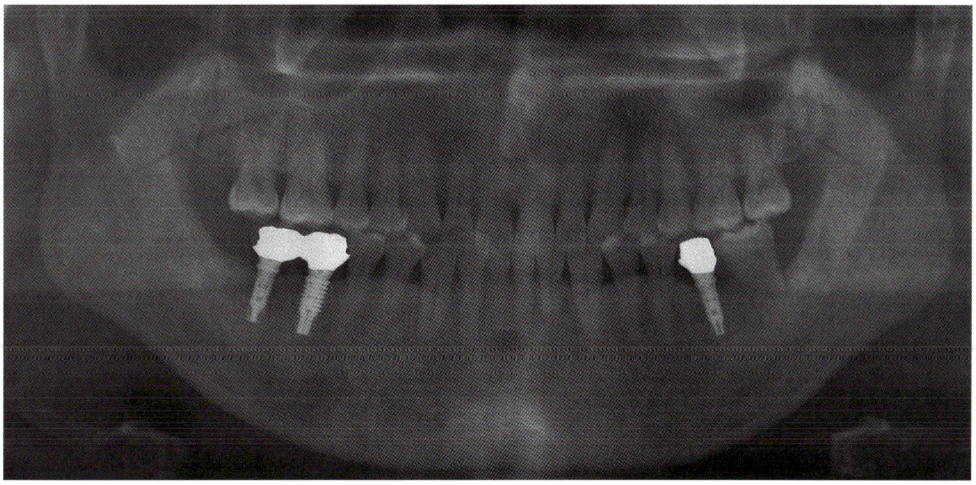

図7　メインテナンス時，パノラマX線写真．骨も安定している

初　診　　　　再評価　　　　メインテナンス

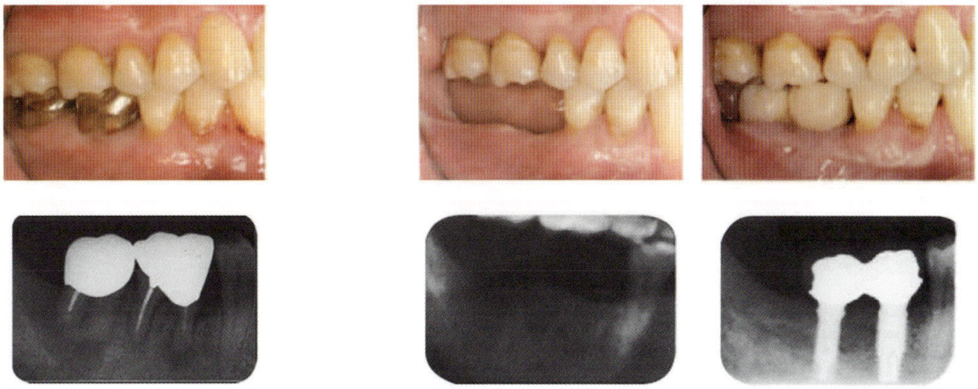

	初診			再評価		メインテナンス	
	菌　数	対総菌数比率	基準値	菌　数	対総菌数比率	菌　数	対総菌数比率
総菌数	140,000	—	—	130,000	—	1,400	—
A.a.	<10	0.000%	<0.01%	<10	0.000%	<10	0.000%
P.g.	1,500	7.86%	<0.5%	<10	0.00%	<10	0.00%
T.f.	11,000	3.50%	<0.5%	2,100	1.62%	<10	0.00%
T.d.	4,900	0.79%	<5.0%	<10	0.00%	<10	0.00%
P.i.	1,100	1.07%	<2.5%	<10	0.00%	<10	0.00%

図8　細菌検査の結果の推移．FMD終了後の再評価時はわずかに歯周病原細菌が検出されたが，メインテナンス時は歯周病原細菌が検出されず，良好な経過を辿っている

本症例では，歯周治療を行い感染源の除去を行った結果，高血圧症が改善した．我々のリサーチグループが2010年にアメリカ歯周病学会で報告した結果によると，歯周病と高血圧症を併発している多くの患者に対して歯周治療を行った結果，全ての患者において血圧の改善を認め，メインテナンスに移行しても血圧が安定している（**図9**）．このことより，歯周病と全身疾患は密接に関係しており，感染源の除去を行うことにより身体に掛かる負担が軽減し，全身状態の改善が見込めることが示唆された[2)]．

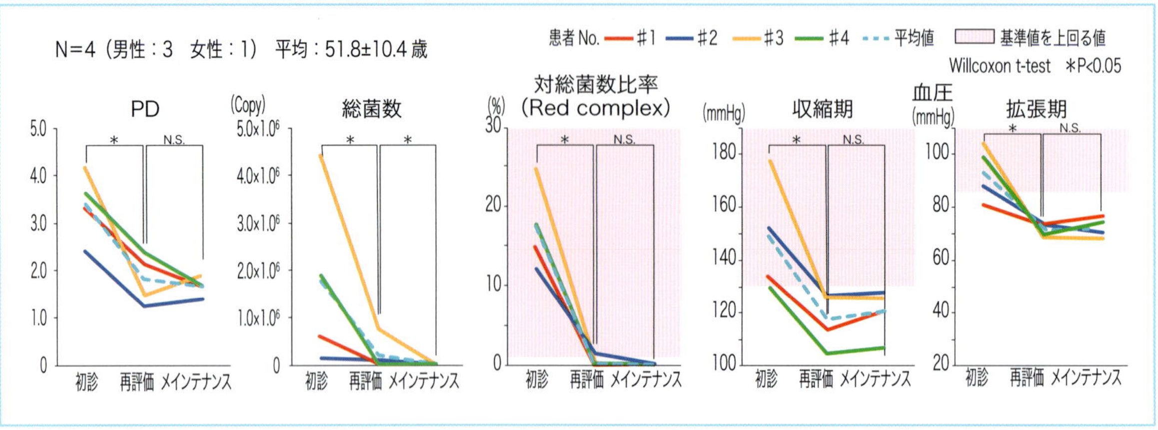

図9　歯周病と高血圧症を併発している患者に対して歯周治療を行った結果，歯周病原細菌は基準値以下に減少し，全ての患者において血圧の改善を認めた．メインテナンスに移行しても口腔内のみならず血圧も安定している

【考　　察】 歯科医院に来院する患者の多くは，自身は全身的にはまったくの健康で，口腔内のみに疾患があると思っている．しかし実際に歯科受診がきっかけで全身状態を検査した結果，思わぬ疾患に罹患していたり，予備軍である患者が少なくない．

歯周病はさまざまな全身疾患と関係していることが解明されつつある昨今，健康診断や人間ドックを1年以上受診していない患者に対しては，治療介入する前に歯科でも全身状態を再度確認するためのアプローチが必要であると思われる．そして，全身状態を考慮に入れたうえで治療計画を立案し，治療介入することでより安全に治療が進められるだけでなく，口腔内のみならず全身状態の改善も見込める可能性が高い．

＜参考文献＞

1）Gomi K, Yashima A, et al：Effects of full-mouth scaling and root planing in conjunction with systemically administered azithromycin. J Periodontol, 78（3）：422-429, 2007.

2）Tanaka M, et al：Periodontal therapy is effective for antihypertensive on hypertensive patients. 日本歯周病学会会誌，52（3）：326, 2010.

1 疾患別対応　高血圧症例――②

血管年齢90歳代と診断された患者の症例

吉野歯科診療所　歯周病インプラントセンター　田中 真喜

はじめに

平成23年国民健康・栄養調査の結果では，高血圧といわれたことがある者の割合は男性37.2%，女性31.3%と，10年前に比べ男女とも増加に増加している[1]．それに伴い，高血圧性疾患の国民医療費も増加の一途を辿っている[2]．高血圧症は生活習慣や食生活の改善や，降圧剤などの服用が主な治療法となるが，降圧目標に到達しない場合には複数種の薬剤の併用療法となり，患者自身の身体的・経済的負担が大きくなってしまう．

本患者は，初診より5年前に高血圧症と診断され，降圧剤を服用し始めた．最初は単剤投与であったが徐々に薬剤の効果が不十分となり，併用投与となった既往のある患者に対し，経口抗菌療法とFMDを併用して血圧が安定した症例である．

症　例

【患　　者】60歳，男性，非喫煙者（過去に喫煙歴あり）．2008年4月初診．

【主　　訴】左下奥歯の歯茎が痛い．歯が揺れている．

【既 往 歴】歯科の既往としては，1カ月前まで定期的に歯科受診をしていた．3月で定年退職し，大阪から横浜に引越したため，歯科医院も転院した．医科としては，2001年に大腸癌の既往あり．手術後，腸閉塞の合併症を引き起こしたが，現在は経過良好で再発もしていない．2003年に高血圧症と診断され，カルシウム拮抗剤（アダラート®CR錠2mg）の服用を開始した．服薬開始数年後，血圧のコントロールが不十分となり，アンジオテンシンⅡ受容体拮抗薬（ディオバン®錠16mg），中枢性交感神経抑制薬（ワイテンス®錠）が追加された．近年も日によって血圧の変動が大きくなり始めている傾向にある．その他，消化性潰瘍治療薬（ガスター®D錠2mg，ムコスタ®錠100mg）を服用している．

【現 病 歴】数週間前より，左下臼歯部歯肉に違和感を覚え始めた．

【現　　症】初診時，歯肉縁下歯石が沈着し，上下顎臼歯部は歯周ポケットが深かった（図1）．X線写真撮影した結果，7|7 ともに根尖まで骨吸収が進行していた（図2）．8|8 は水平埋伏しており，歯肉縁下歯石が多量に沈着し，智歯周囲炎を併発していた（図3）．本患者の歯周病の発症進行には歯周病原細菌が強く関与していると考え，細菌検査を行った結果では，*P.g.*，*T.f.*が基準値を上回って検出された（図4）．

【診　　断】重度慢性歯周炎．

【治療方針】細菌検査結果より，*P.g.*，*T.f.*が基準値を上回って検出されたため，ミノマイシンを使用した経口抗菌療法を4週間行い，投薬第3週目にFMDを行い，感染源の除去を行う．その後，全身管理下で$\overline{8|78}$を抜歯し，メインテナンスに移行する．

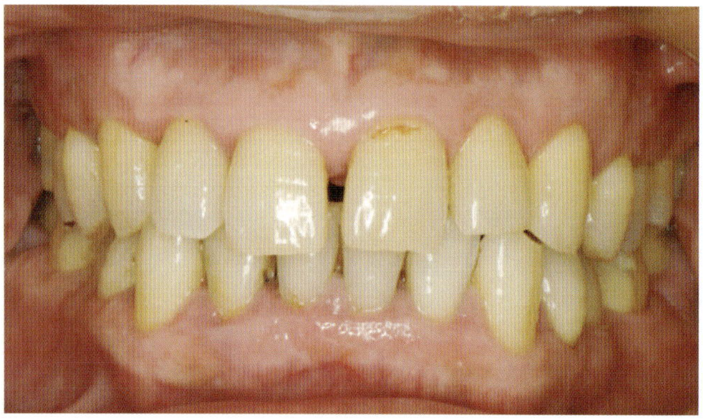

図1　初診時，下顎前歯部に歯肉縁下歯石の沈着を認める

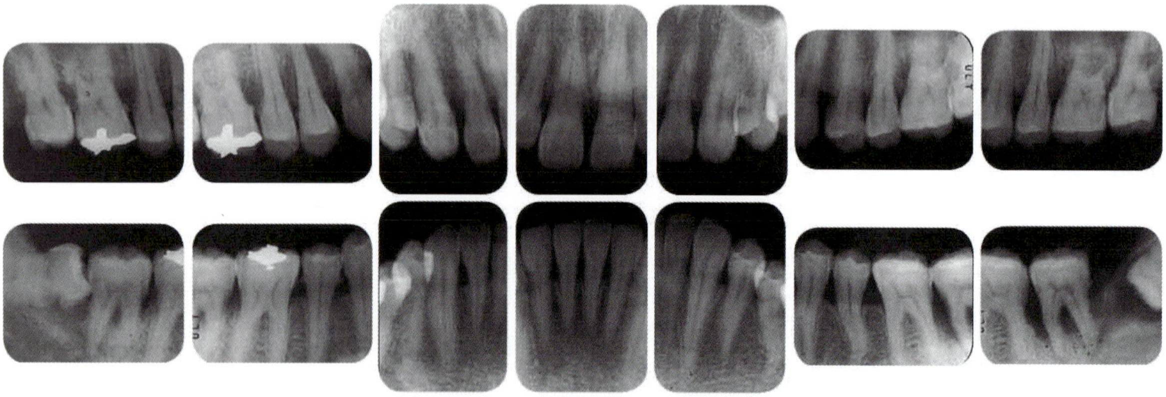

図2　初診時のデンタルX線写真．上下顎臼歯部は骨吸収が進行している

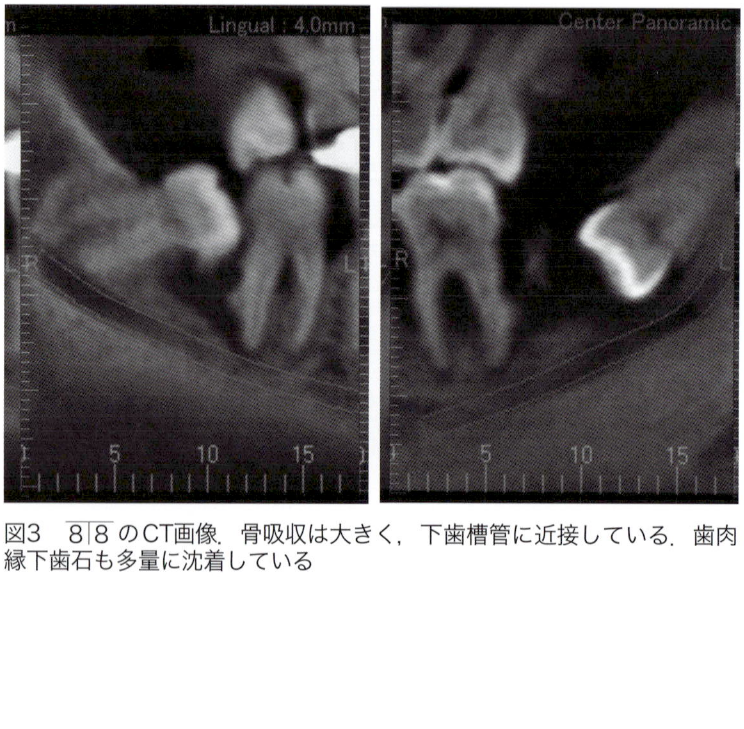

図3　$\overline{8|8}$のCT画像．骨吸収は大きく，下歯槽管に近接している．歯肉縁下歯石も多量に沈着している

2008.4.18	菌　数	対総菌数比率	基準値
総菌数	630,000	―	―
A.a.	＜10	0.000%	＜0.01%
P.i.	1,900	0.30%	＜2.5%
P.g.	48,000	7.62%	＜0.5%
T.f.	18,000	2.86%	＜0.5%
T.d.	28,000	4.44%	＜5.0%
F.n.	25,000	3.97%	―

図4　初診時の細菌検査結果．*P.g.*,*T.f.*が基準値を上回って検出されている

【治療経過】 患者の全身状態を考慮し，歯周病の感染源の除去は1日で全顎SRPを行うFMDと，経口抗菌療法を併用した歯肉縁下のデブライドメントを行った．細菌検査の結果と投薬試験の結果より，抗菌薬はミノマイシン100mgとし，投薬期間は4週間とした．ミノマイシン服薬1週間後に顎角部，肘，膝裏に痒みが出たので，アジスロマイシン250mgに薬剤変更を行い，残りの3週間は経口抗菌療法を行った．経口抗菌療法3週間目に静脈内鎮静法を併用し，全身管理下でFMDを行った．歯周基本治療1カ月後に細菌検査を行った結果，歯周病原細菌が検出されなくなり，除菌が達成された．

患者は，2006年に頸部エコーで血管年齢が90歳代と診断されており，2008年には急激に脈拍数が増加した既往があった（図5）．初診時，脈拍が平常時74であったが，診療中は過緊張や浸潤麻酔薬の影響で90台まで上昇し安定しなかったが，歯周基本治療を進めるにつれ脈拍は60台に減少し，診療中も初診時ほどの大きな変動を示さなくなった（図6）．そのため，全身管理下で8|，|78の抜歯を行った．

現在，メインテナンスに移行して3年4カ月経過した．組織は安定しており，|7には根分岐部病変が残存しているが，良好な経過を辿っている（図7，8）初診時は降圧剤の服用のみではコントロールが不十分になりかけていたが，現在は追加投薬もせずに血圧は安定し，気温や体調などの因子も血圧に大きな影響を与えることはなくなった．

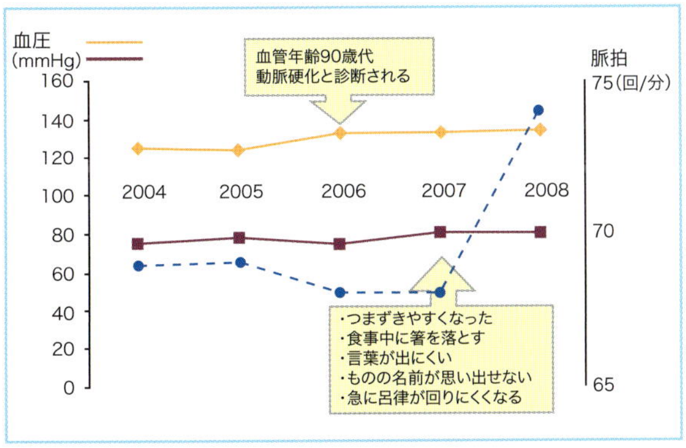

図5　当診療所受診前の患者の血圧と脈拍の推移．2006年に血管年齢90歳代の動脈硬化と診断され，2007年には呂律が回らないなどの症状が出たがすぐに治まったため，病院は受診しなかったとのことだった．2008年から脈拍の急激な増加を認める

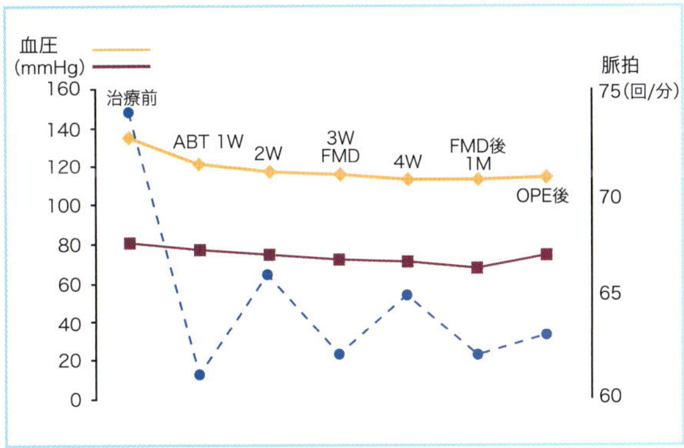

図6　経口抗菌療法（ABT）を開始し始めてから血圧は緩やかに減少し，脈拍も毎分60回台に減少した

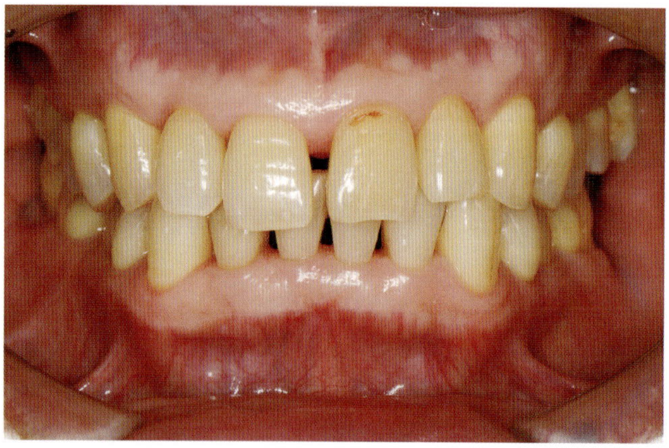

図7　歯周組織は安定している

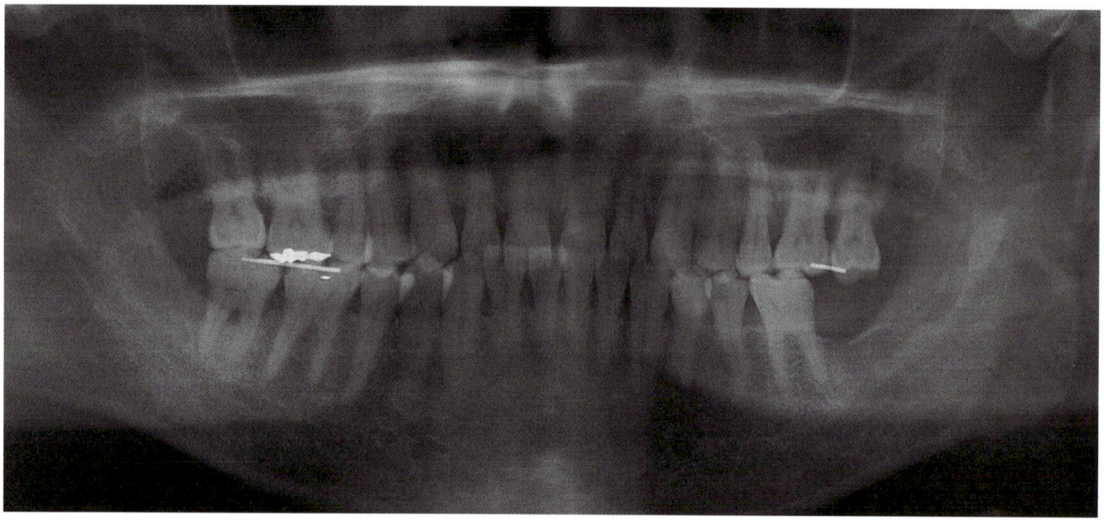

図８　メインテナンス時，パノラマX線写真．骨も安定している

【考　　察】高血圧の原因は肥満やストレス，生活習慣や遺伝的要因などといわれているが，90％以上が明確な原因は不明といわれている．そのため，降圧剤などの薬剤を多剤服用している患者も少なくはなく，国民医療費も増加の一途を辿っている[2)]．慢性感染症である歯周病の，原因である歯周病原細菌は，高血圧を引き起こす動脈硬化を誘導する物質を放出するといわれている．歯周治療を行うことで高血圧症の改善に繋がり，結果として患者の健康寿命や生涯医療費の軽減になる可能性がある．

＜参考文献＞

1）厚生労働省：平成23年国民健康・栄養調査報告．
2）厚生労働省：平成23年度国民医療費の概況．

1 疾患別対応　高血圧症例——③

歯周外科治療後に抗菌療法を用いた症例

東京医科歯科大学大学院　歯科医療行動科学分野　新田　浩

はじめに》

1939年にKimballによって，抗てんかん薬のフェニトインによる歯肉増殖の副作用が報告されて以来，抗てんかん薬，免疫抑制剤，カルシウム拮抗剤を服用している患者に，歯肉増殖あるいは歯肉肥大が発症することが数多く報告されている．我が国における高血圧の患者は，平成20年の患者調査では7,967千人，平成23年の患者調査では9,067千人と報告され，年々増加傾向が認められる．また，平成23年の国民健康・栄養調査では，50歳以上の方で降圧剤を服用している割合は39.2%と報告されている．

高血圧治療における降圧剤の第一選択薬の1つであるカルシウム拮抗剤を服用している患者の増加に伴い，カルシウム拮抗剤の副作用による歯肉増殖症の患者に接する機会が多くなっている．薬物性歯肉増殖症の発症機序は，薬理作用による線維芽細胞の増殖，コラーゲン産生の上昇などがあげられるが不明な点があり，臨床的には口腔衛生状態が大きく関与していると考えられている．

今回，カルシウム拮抗剤服用による，薬物性歯肉増殖症を伴う慢性歯周炎患者に対して，薬剤の変更をせず，歯周基本治療，歯周外科治療と抗菌療法で改善が見られた症例を提示する．

症　例

【患　　者】41歳，女性，喫煙者（15本/日，20年間）．2002年4月初診．

【主　　訴】全顎的な歯肉の腫脹，口内炎

【既 往 歴】高血圧，糖尿病，腎不全，鉄欠乏性貧血．服薬状況はアダラートL 20mg®；4T 4×1，テノーミン25mg®；2T 1×1，カルデナリン2mg®；4T 2×2，ペンフィル50R®（インスリン1回/日）．

【現 病 歴】2年前から歯茎が腫れている．2001年頃より体重減少，2002年頃より目のかすみを自覚し，医科病院を受診．血圧が260/160mmHg，血糖値が137mg/dLで糖尿病と診断され，歯肉腫脹，口内炎が認められたので，歯周病外来に紹介された．

【現　　症】上下顎大臼歯部，上顎前歯部の歯間部歯肉に，カルシウム拮抗剤の副作用で助長されたと思われる高度の歯肉腫脹が認められた（図1）．X線写真では上顎左右臼歯部に一部垂直的な歯槽骨吸収が認められるが，全体的に軽度の水平性骨吸収が認められた（図2）．歯周ポケットは全顎的に深く，平均PDは4.6mm，全ての歯に4mm以上の歯周ポケットが認められ，BOPは76.5%であった（図3）．プラークコントロールの状態は比較的良好で，PCRは20.0%だった．

【診　　断】薬物性歯肉増殖症を伴う慢性歯周炎．

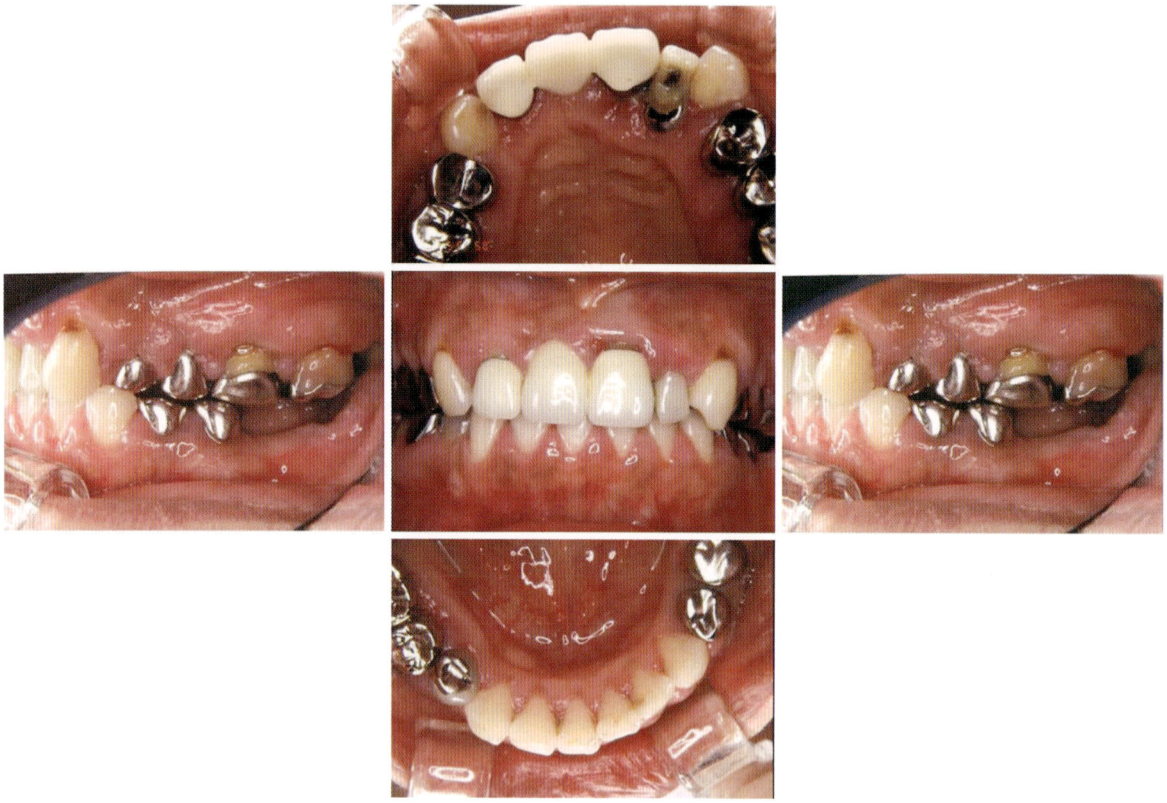

図1　初診時の口腔内写真．上下顎大臼歯部，上顎前歯部の歯間部歯肉にカルシウム拮抗剤の副作用で助長されたと思われる，高度の歯肉腫脹を認めた

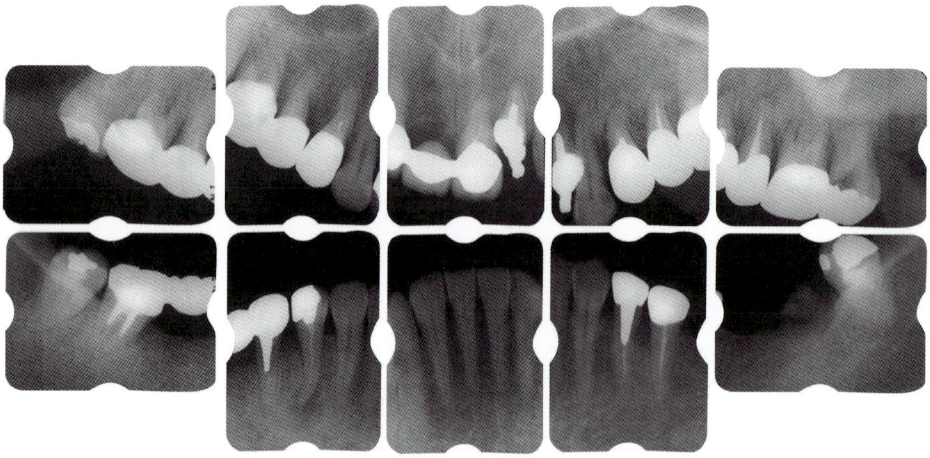

図2　初診時のデンタルX線写真．上顎左右臼歯部に一部垂直的な骨吸収が認められるが，全体的に軽度の水平性骨吸収を認めた

動揺度				0			0			0			0			0			0					
PD				7	6	6	11	3	4	7	3	7	6	2	3	3	2	8	8	3	4			
BOP						x			x				x	x	x				x	x	x			
	18			17			16			15			14			13			12			11		
BOP				x	x	x	x	x	x	x	x	x	x	x	x	x	x	x	x	x	x			
PD				7	5	8	6	4	8	7	5	7	7	4	4	4	7	7	7	3	4			

動揺度	0			1			0			1			1			2			2					
PD	2	3	7	8	3	3	3	2	9	9	3	8	8	11	6	3	8	8	3	6	6			
BOP	x	x	x	x	x	x	x		x	x	x	x	x	x	x	x	x	x	x	x	x			
	21			22			23			24			25			26			27			28		
BOP	x	x	x	x	x	x	x	x	x	x	x	x	x	x	x	x	x	x	x	x	x			
PD	6	6	6	6	2	4	6	7	9	10	5	6	8	6	8	9	5	9	8	4	4			

PD	3	3	4	4	4	4				3	3	5	5	3	3	3	2	3	3	2	2	3	2	2
BOP	x	x	x	x	x	x				x	x	x	x	x	x	x		x	x					
	48			47			46			45			44			43			42			41		
BOP	x	x	x	x	x	x						x	x		x	x				x	x	x		x
PD	4	3	5	5	2	8				5	2	6	7	3	3	2	2	4	4	2	4	4	2	5
動揺度	0			0						1			0			0			1			1		

PD	2	2	3	4	2	3	2	2	4	3	2	5	5	3	3				4	5	6	4	4	4
BOP			x	x	x		x	x	x	x	x	x	x	x	x				x	x		x	x	
	31			32			33			34			35			36			37			38		
BOP	x	x	x	x	x	x	x								x					x		x	x	x
PD	5	2	4	5	2	4	4	2	4	4	2	4	4	2	4				2	4	4	4	4	3
動揺度	1			0			0			0			1						1			0		

図3　初診時歯周組織検査．平均PD：4.6mm，PD4mm以上の歯数率：100.0%，BOP陽性率：76.5%

【治療方針】患者が服用しているカルシウム拮抗剤アダラート®を，カルシウム拮抗剤以外の降圧剤への変更を内科に依頼する．歯肉増殖はプラークにより増強されるので，より厳密なプラークコントロールを患者に実践してもらう．歯周基本治療と並行してプラークリテンションファクターとなる適合の悪い補綴物の再修復を行い，基本治療後の再評価後改善の見られない，特に歯間部のプラークコントロールを妨げる増殖歯肉に対して，歯肉切除手術で対応する．その後，口腔機能回復治療，SPTに移行する．

【治療経過】内科にカルシウム拮抗剤の変更依頼をしたが，変更できないとの返事であった．歯周基本治療中に5|，|7を齲蝕のため抜歯した．再評価時には上顎に歯周ポケットが残存したが，平均PDが3.1mm，PD4mm以上の歯数率が14歯（51.9%），BOPが32.0%と改善した（図4）．再評価後，不良補綴物を除去，歯周ポケットの残存している|23，|67，65|に歯肉切除手術を行った．歯肉切除手術後の再評価検査では，平均PDが2.3mm，BOPが28.0%に改善したが，PD4mm以上の歯が9歯残存した（図5）．また|2が口蓋側転位しており，十分なプラークコントロールができないためか歯肉の増殖が認められたので，プラークコントロールができるよう|2を抜歯し，唇側に歯牙移植手術を行った．このとき抗菌療法（アジスロマイシン；ジスロマック® 500mg，1×1，3日分）を併せて行い，その後，SPTに移行した．

抗菌療法8カ月後では歯肉の炎症はなくなり，全ての部位でカルシウム拮抗剤の副作用による歯肉増殖は認められなかった（図6）．X線写真では初診時と比較して，歯槽硬線の明瞭化が認められた（図7）．平均PDは2.2mm，PD4mm以上の歯は3歯に減少した（図8）．

	18	17	16	15	14	13	12	11	21	22	23	24	25	26	27	28
動揺度		0	0	0	0	0	0		0	0	0	1	0	0	0	
PD		4 2 4	5 2 3	5 2 3	3 2 3	3 2 7	7 2 3		3 2 6	7 2 3	5 2 6	6 3 3	2 2 6	7 2 6	7 2 2	
BOP		x _ x	_ _ x	x _ _		_ _ x	x _ _		_ _ x	x _ x	x _ x		_ x x	x _ x		
BOP		x _ _	_ _ x	x x x	x x x	x x x	x _ x		_ _ x	x x x	x x x	x _ x	_ x x	x x x	x x x	
PD		7 3 5	3 3 5	6 3 5	3 2 3	3 2 7	6 2 3		3 3 5	5 3 3	4 5 7	6 3 3	3 2 3	7 3 6	6 2 3	

	48	47	46	45	44	43	42	41	31	32	33	34		36	37	38
PD	4 3 4	4 3 5			2 1 2	2 1 2	2 1 2	2 1 2	2 2 2	1 2 2	2 2 2	2 2 2	2 2 2			2 3 3
BOP		x _ x					x _ _									
BOP																
PD	2 2 2	2 2 2			2 2 2	2 2 2	2 2 2	3 2 2	3 2 2	3 2 2	3 2 2	2 2 2	2 2 2			2 3 3
動揺度	0	0			0	0	0	0	0	0	0	0	0			0

図4　再評価1回目の歯周組織検査．平均PD：3.0mm，PD4mm以上の歯数率：51.9%，BOP陽性率：32.0%

	18	17	16	15	14	13	12	11	21	22	23	24	25	26	27	28
動揺度		0	0	0	0	0	0		0	0	0	1	0	0	0	
PD		2 2 3	4 2 2	3 2 3	3 2 2	2 1 2	3 2 2		2 2 2	6 2 2	2 2 2	2 2 2	2 2 4	5 5 5	5 2 3	
BOP			x x _							x _ _						
BOP		x _ x	x _ x							x _ _		x _ _	_ x _	_ _ x	x _ x	
PD		3 3 4	3 3 4	3 2 3	3 2 3	3 2 2	3 2 2		3 3 3	4 3 3	2 3 3	4 2 3	3 2 4	4 3 4	5 3 4	

	48	47	46	45	44	43	42	41	31	32	33	34	35	36	37	38
PD	3 3 4	4 2 2			3 1 2	2 1 2	2 1 2	2 1 2	2 1 2	2 1 2	2 1 2	2 1 2	2 2 2			3 3 3
BOP																
BOP										x _ x						
PD	2 2 2	2 2 3			2 2 2	2 1 2	2 1 2	3 1 2	2 1 2	2 1 2	2 1 2	2 2 2	2 2 2			4 3 4
動揺度	0	0			0	0	0	0	0	0	0	0	0			0

図5　歯肉切除手術後の歯周組織検査．平均PD：2.3mm，PD4mm以上の歯数率：36.0%，BOP陽性率：28.0%

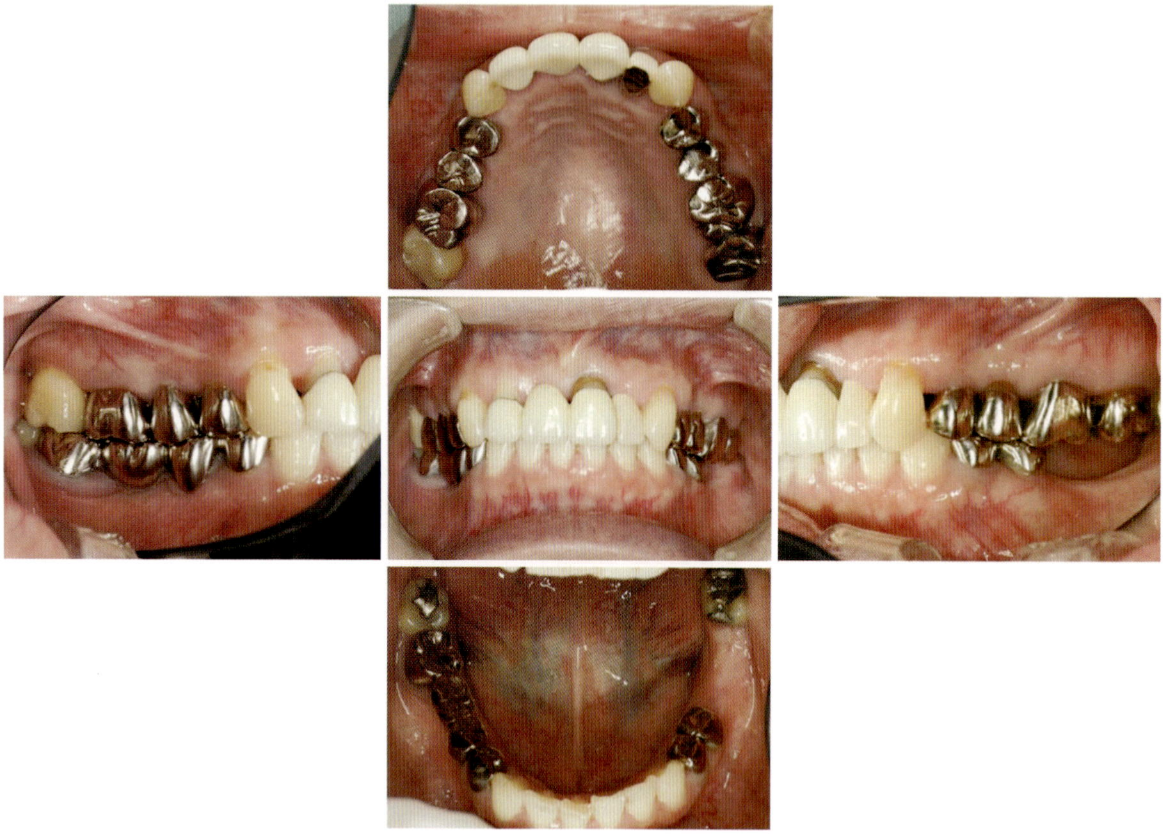

図6　抗菌療法後8カ月の口腔内写真

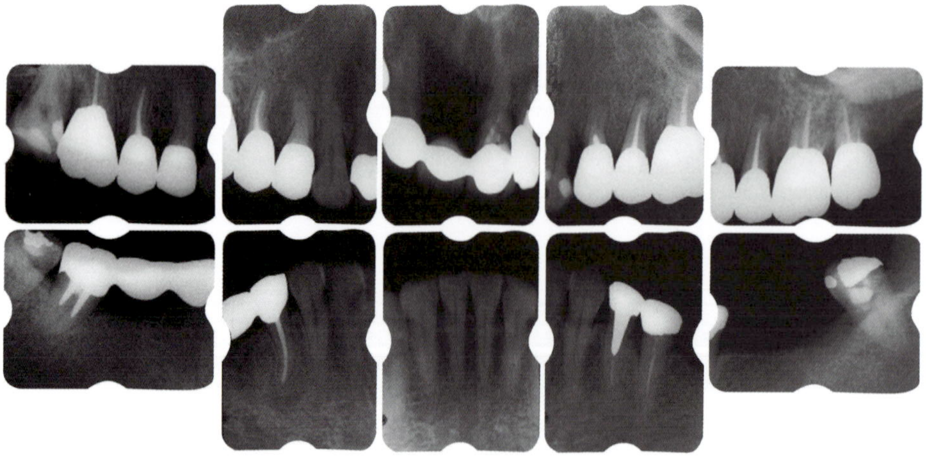

図7　抗菌療法後8カ月のX線写真

動揺度				0			0			0			0			0			0					
PD				3	2	3	3	2	2	2	2	2	3	2	2	2	1	3	3	1	2			
BOP																								
	18			17			16			15			14			13			12			11		
BOP						x	x		x	x						x		x						
PD				3	3	3	3	2	3	3	2	2	3	2	3	3	2	3	3	2	2			

動揺度	0			1			0			1			0			0			0					
PD	2	2	2	2	2	2	2	1	2	4	2	3	3	2	3	5	2	3	4	2	3			
BOP															x			x						
	21			22			23			24			25			26			27			28		
BOP	x		x		x							x				x		x	x					
PD	3	2	3	2	2	2	2	2	2	3	2	3	3	2	2	3	2	2	2	2	2			

PD	3	2	3	3	2	3							2	1	2	2	1	2	2	1	2	2	1	2
BOP				x	x	x							x											
	48			47			46			45			44			43			42			41		
BOP	x					x																		
PD	2	2	2	2	2	3							2	2	2	2	1	2	2	1	2	2	1	2
動揺度	0			0									0			0			0			0		

PD	2	1	2	2	1	2	2	1	2	2	2	2	2	2	2							2	3	3
BOP				x									x									x		
	31			32			33			34			35			36			37			38		
BOP																						x		
PD	2	1	2	2	1	2	2	1	2	2	1	2	2	2	2							3	3	3
動揺度	0			0			0			0			0									0		

図8　抗菌療法後8カ月時の歯周組織検査．平均PD：2.2mm，PD4mm以上の歯数率：12.0%，BOP陽性率：12.0%

【考　　察】『歯周病患者における抗菌療法の指針2010』では抗菌薬の経口投与を検討すべき症例として，易感染疾患，動脈硬化性疾患を有する中程度・重度歯周炎患者を挙げている．本患者は高血圧（170/90mmHg），糖尿病〈HbA1c（NGSP値）：6.2%〉，腎不全，鉄欠乏性貧血の既往があるが，血糖は比較的良好にコントロールされていた．本症例では歯肉腫脹の原因としてプラーク以外に，カルシウム拮抗剤の副作用が認められたが，薬剤の変更はかなわなかった．歯周病の進行防止，歯肉腫脹の再発防止には，通常より厳密なプラークコントロールが必要となることから，抗菌療法を併用した．

本症例では，歯周外科後の平均PDが2.36mm，PD4mm以上の歯が10歯であったが，抗菌治療後はそれぞれ2.2mm，3歯に減少し，抗菌療法による化学的プラークコントロールの付加的効果が認められた．また，アジスロマイシンにはシクロスポリンによる歯肉増殖症の改善，シクロスポリンによる線維芽細胞の増殖を抑制することが報告されており，アジスロマイシンには抗菌作用のほか，カルシウム拮抗剤による歯肉増殖の抑制作用を有する可能性がある[1)]．

＜参考文献＞

1）Kim JY, Park SH, et al：Mechanism of azithromycin treatment on gingival overgrowth. J Dent Res, 87：1075-1079, 2008.

1 疾患別対応　妊娠症例

妊娠，あるいは妊娠が疑われる歯周炎患者に対する抗菌療法

吉野歯科診療所　歯周病インプラントセンター　吉野 敏明

はじめに

抗菌療法を伴う歯周治療は，妊娠が既知の患者より，むしろ妊娠が疑われる患者やそれに気付いていない患者のほうが，流産や奇形の誘発という意味ではリスクが高い．「妊娠しているのに気付きませんでした」という言い訳を患者に押しつけないためにも，出産適齢期の女性に関しては妊娠というリスクがある，と仮定して治療にあたる必要がある．また催奇形性のある薬物投与時には，患者が妊娠を申告していなくとも，性行為に対する配慮や妊娠の可能性も考慮して説明と同意を得なければならない．あらゆる薬物療法のリスクを知るとともに，受精から胚の形成，そしてヒトへの形態形成の時期とプロセスを知ることが，安全な抗菌療法を妊婦に適応することに繋がる．

ここでは，侵襲性歯周炎患者が妊娠を希望している状態で，いかに安全に抗菌療法や歯周外科治療を行いながら，妊娠そしてその後の安全な出産にいたったかを，症例を通じて解説する．なお，妊娠性歯肉炎や妊娠性エプーリスなど，従来から記されている妊娠時の歯周病的一般注意次項については割愛しているので，成書を参考にされたい．

受精から胚形成，ヒトへの形態変化までの時期と奇形誘発への影響時期

一般外来の妊婦に対する歯科治療において，「麻酔しないでください」「抗生物質を使わないでください」「鎮痛剤を飲みたくありません」という患者は多い．患者は奇形の誘発や流産，早産を心配してこのような発言をしているのだが，それ以上に歯科医師や歯科衛生士が，妊娠への一連のプロセスと時期，奇形や流産のリスク，薬剤の催奇形性などについて知っておかなければ，これら患者の質問や意見に対して適切な返答をすることができない．ごく簡単に受精から胚，そしてヒトへの形態形成のステージと時期について図1，2に示す．

受精して5～6日頃に着床が始まり，排卵から7～11日後に着床状態が完成する．この着床を以て妊娠成立と見なす[1)]．受精卵は妊娠7週6日までは「胎芽」，8週以降は「胎児」と呼ばれる．胎児の諸器官の原型は妊娠初期にほとんど形成される．諸器官は妊娠中期に著しく成長し，22週頃には早産してもNICU（新生児集中治療室）の保育器内で生存できる場合がある．36週以前，または2,500g未満で生まれた場合は「低出生体重児」（未熟児とはいわない），1,500g未満の場合は「極低出生体重児」，1,000g未満の場合は「超低出生体重児」と呼ばれる[2)]．ヒトに限らず動物において奇形の誘発と発生が起こるのは，胎児が成長する段階の中でも，器官が形成される胚芽期に外因・内因の影響を受けることが重要な条件となる．逆に，妊娠後期は器官がほぼ完成されているため，外的な有害作用を受けても奇形という結果に繋がる可能性は比較的低い．つまり，受精後8週のステージ23の時期を

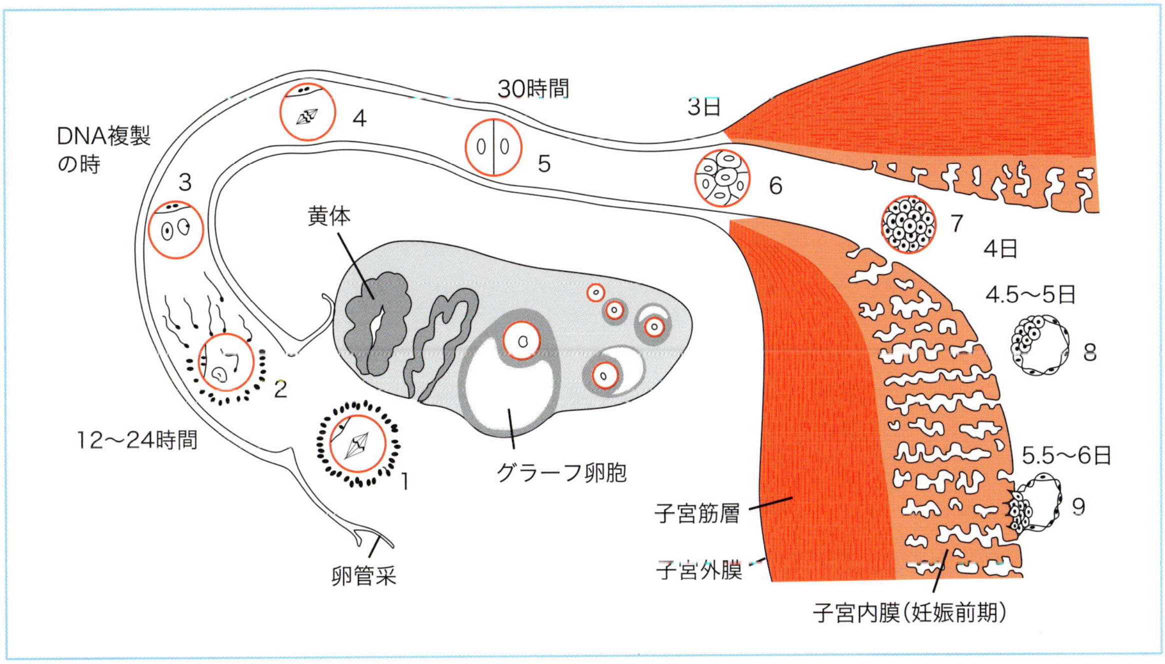

図1 受精から胚の発生，そして子宮への着床まで．受精して卵管を通り，子宮に受精卵が着床するには5〜6日である（Sadler[3] より）

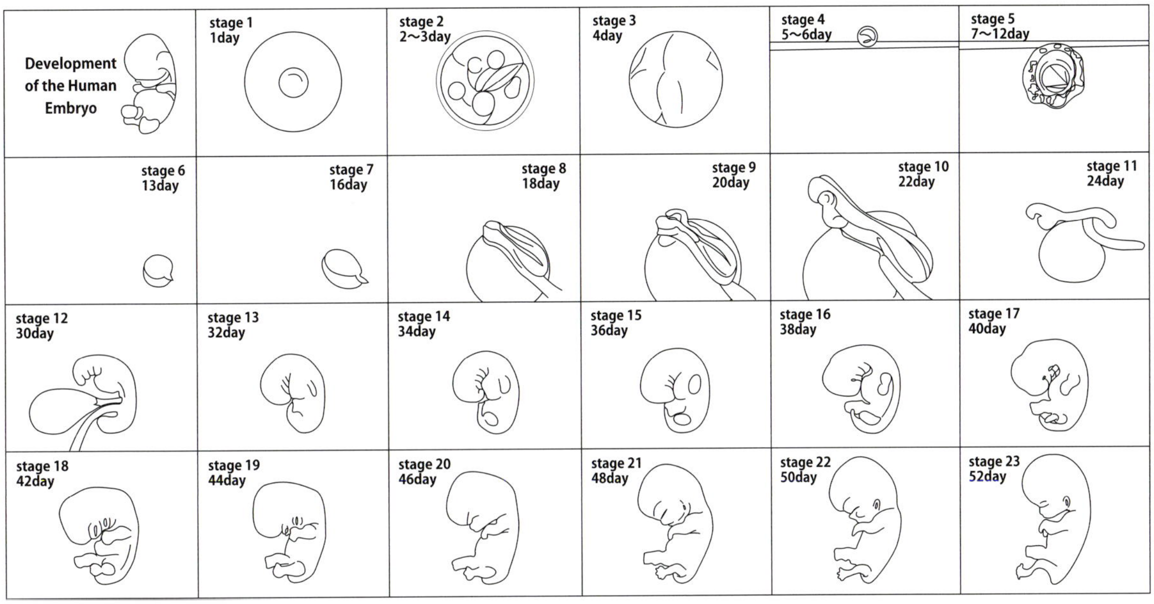

図2 受精から受精卵，そして胚からヒトへの形態形成の過程は，その形に応じて発生段階が決められている．ヒトの発生段階は「カーネギー発生段階」と呼ばれ，ステージ1（受精卵）からほぼヒトの形ができあがるステージ23（受精後8週）までに分類される（塩田[4] より）

過ぎれば，薬物や放射線由来での奇形の誘発の可能性はきわめて低くなるのである．

ここで，受精卵から着床，そして出産の発生学的期間の表現と，臨床妊娠期間の数え方には差があることに留意されたい．すなわち臨床妊娠期間の数え方は，月経後胎齢最終月経初日を1日目として，満日数または満週数で表すため，両者の関係は「受精後胎齢＝月経後胎齢－2週」となる．一般に最終月経の第一日目を妊娠0週0日とする月経後胎齢で妊娠期間を計り，40週0日を標準的な妊娠期間として出産予定日を導出しているため，最終月経から母体を“1カ月，2カ月”と月数で表現するので，最終月経開始日はすでに妊娠1カ月であり，月経予定日（4週0日相当）を過ぎても次の月経が来ないことに気付き，この日に検査を行った時点で妊娠2カ月である．つまり，この時点で2カ月であるから，28日×2−14日＝42日であるので，ステージ23のヒトへの形態形成まで影響を与える期間は14日であり，この期間が最も奇形に対する影響に気をつけなければならないのである．外因の影響を受けやすい妊娠時期（形態異常の発生しやすい臨界期）は，主要な器官形成が起きる受精後3〜8週（妊娠5〜10週）に一致しており，その前後の妊娠時期には減少している．各臓器別の外因の影響を受けやすい週数を見ると，脳は妊娠4週から13週と広くなっており，眼や心臓は5〜9週，聴力は9週から19週になっている[5)]．

奇形誘発の原因物質》

奇形の原因になりうる要因としては外的なものとして，感染症，薬剤（催奇性のある外来物質．医薬品以外のものも含まれることに注意），放射線などがある（図3，4）．内的なものはその多くが染色体異常であり，遺伝子異常や染色体異常があるが，これは受精時点での問題であり，歯科治療とは関わりがない．しかし歯科治療との因果関係を証明できることではないので，歯科医師は外的因子を歯科治療では排除しなければならない．ここでは全ての薬剤を記載できないので，歯科医師の責務として，患者に薬物を使用するときは添付文書を必ず精読されたい．特に，歯科治療でよく使われる抗生物質に関し，催奇形性の強いものはテトラサイクリン系，クロラムフェニコール系，サルファ剤などであり，特にテトラサイクリン系は歯周病治療によく使われるので，要注意である．

またX線写真撮影に関しては，生殖腺に影響するのは1rad，妊婦が腹部に直接X線を曝射して胎児に影響があるものが10radであるといわれ[6)]，表1からもX線写真撮影の影響が胎児に影響を及ぼすとは，きわめて考えにくい．しかし，妊婦には精神的影響を考慮し，安全性は高いことを説明しつつも必要最低限の撮影回数とし，また防護エプロンを装着してX線写真撮影をする．これは奇形の誘発そのものではなく，医師と患者の信頼関係のためである．

- **外的因子　60〜70%**
  感染症（風疹，トキソプラズマ，梅毒，サイトメガロウイルスなど）
  薬剤（催奇性のある外来物質．サリドマイドのような医薬品も含む）
  放射線

- **内的因子（多くは染色体異常）　20〜30%**
  遺伝子異常
  染色体異常

図3　奇形を誘発する因子

・**物理的因子**
X線（レントゲン含）：小頭症，脊椎裂，口蓋裂，四肢の奇形．3カ月間に5mmシーベルト以下

・**化学的因子**
サリドマイド：四肢の奇形，心臓奇形
抗癲癇薬：胎児性ヒダントイン症候群，顔面奇形．通常の奇形発生の2〜3倍といわれる
リチウム（抗躁薬）：心臓奇形
アンフェタミン（中枢興奮薬）：口唇裂，口蓋裂，心臓奇形
抗生物質：テトラサイクリン系，クロラムフェニコール系，サルファ剤は胎児障害性が強いので注意
ワーファリン（抗凝固薬）：軟骨形成不全，小頭症
アルコール：胎児性アルコール症候群，短眼瞼裂，上顎骨発育不全，心臓奇形
有機水銀：水俣病に代表される神経障害
経口避妊剤
スタチン：中枢神経系障害，四肢の奇形，双頭，全前脳胞症
ダイオキシン：複合奇形，皮膚発育不全，脳発育不全
副腎皮質ステロイド剤：1日50mg以下
スルピリン（メチロン），ミグレニン，イブプロフェンなどの鎮痛剤：催奇形性が高いので注意
ベンゾジアゼピン系化合物：口蓋裂や口唇裂の発生が多いので注意
その他，消炎鎮痛剤のアセトアミノフェン，塩化リゾチーム，アスピリン，メフェナム酸，ロキソプロフェンなどや，抗ヒスタミン薬のクロルフェニラミン，クレマスチンなど，気管支拡張薬，鎮咳去痰など

図4　奇形誘発の外的因子

表1　医療被曝撮影，1回あたりの被曝線量[6)]

	一般撮影	CT 撮影
頭　部	0.013rad	0.0042rad
胸　部	0.0065rad	0.047rad
胸部（集団検診）	0.03rad	
胃	0.2rad	
胃（集団検診）	0.41rad	
腹部（膀胱）	0.19rad	0.023rad

早産，低体重児出産のリスク—妊娠中期〜後期

早産とは，臨床妊娠期間22〜36週で出産することをいう[2)]．かつて表記された「未熟児」とは，早産児と低出生体重児のどちらの意味ともとられていたが，医療上の問題点は早産児と低出生体重児で異なるため，現在では「未熟児」という用語は用いられていない．早産は出産の約5％で認められているが，34週未満では胎児の予後が不良であることが多い．34週以降では比較的良好であるといわれている．

自然早産の原因はほとんどが羊膜絨毛膜炎であり，内科・婦人科的な合併症では，母体年齢，流早産歴，腎疾患，心疾患，子宮筋腫などである．また社会的な要因，喫煙，ストレス，労働などであるが，歯科医師が知っておくべきことは，歯周病が早産と低体重児出産のリスクとなることである．Offenbacherらは，喫煙と飲酒と歯周病，また初産か2回目以降であるかが，早産と低体重児出産に影響をするかを調べた[7)]．結果，特に初産において歯周病が最も影響を与えていることがわかった．このことから，受精〜妊娠初期においては，薬物やX線写真撮影に対する留意が歯科的に重要であっ

たが，妊娠中期から後期では，智歯周囲炎や根尖病変などを含む歯周病である慢性感染症が，炎症性サイトカインを誘発して早産，低体重児出産のリスクを高めることを知らなければならない．

この時期の薬物に関しては，通常の歯科麻酔薬でよく使われているリドカイン（キシロカイン®など）は胎盤を通過するが，リドカインは無痛分娩では大量に使われるため胎児への影響は少ないと考えられているものの，インプラント外科などで大量に使用した場合，血管収縮薬のエピネフリンが子宮にも影響して，胎児に血行障害や無酸素症を招く恐れがあるため，注意を要する．シタネスト-オクタプレシン®など，血管収縮薬にフェリプレシンが入っている麻酔薬は，フェリプレシンに分娩促進作用があるため妊婦には使用しない．また抗生物質に関しては，妊娠中は肝臓，腎臓の機能が低下し，妊娠中毒症の場合には腎臓から排泄されるセファロスポリン系，ペニシリン系，テトラサイクリン系の抗生物質の濃度が上昇するため，投与量を減らすか，影響の少ない別の種類の薬に変えることも考慮する．しかし，麻酔を恐れるあまり痛みを伴う治療を行えば，精神的ストレスやプロスタグランジンの放出によって早産や低体重児出産をきたす可能性もあり，また炎症が強いのに抗生物質を使用しないと，同様に炎症性サイトカインの上昇によって早産や低体重児出産をきたす可能性もあるので，次で述べる抗生物質の局所療法薬やa-PDTなどをうまく併用し，麻酔や感染治療にあたるべきである．

妊娠初期あるいは妊娠が疑われる時期の抗菌療法》

前項までに述べたように，原則この時期の経口薬物投与や大量の麻酔は控えるべきである．しかし強い痛みや感染を伴う場合，感染や炎症性サイトカイン，痛みによるストレスなどが，流産などのリスクに勝ると倫理的・道徳的見地から歯科医師が判断した場合，患者同意のもとにこれら薬物を使用する．現在では抗生物質の局所応用薬のペリオクリン®に加え，Periowave™などのa-PDT治療が存在するためこれらを使用，あるいは併用することで以前より対処がしやすくなった．ペリオクリン®[8]は経口投与よりかなり低い血中濃度できわめて安全性が高いとはいえ，催奇形性のあるテトラサイクリンであること，また静菌的抗生物質であり，効果が出るまでに時間がかかることから，筆者は殺菌が1分程度で終了し，炎症によるタンパク分解酵素の阻害作用があることから，この時期の殺菌治療にはPeriowave™を使用している．

侵襲性歯周炎に対するa-PDTの応用》

侵襲性歯周炎は，内因性感染より外因性感染の疑念の強い疾患であり，一般にいわゆる感染症といわれている疾患に類似した様相を呈する．侵襲性歯周炎の定義は，全身疾患などが認められないにも関わらず急速なアタッチメントロスを起こし，歯周病原細菌が認められること，そして家族内集積が認められることである．多くは通常の歯周基本治療は効果的でなく，抗菌療法など薬物を用いた治療に反応するといわれている．このように，侵襲性歯周炎で妊娠した患者が早産であるとか，低体重児を出産したという研究報告はほとんど見られないが，そのリスクは通常の歯周炎患者より高いのでは，と推察できる．これら患者は，特に妊娠の初期においては長期大量投与を行う除菌のための抗菌療法は適応できない．そのため，a-PDTが現時点では倫理性の高い局所の抗菌療法と思われる．

a-PDTは，現在までに歯周治療やインプラント周囲炎治療，歯内治療，口腔粘膜病変の治療などへの応用研究が広がった．基本的には歯周基本治療時にSRPと併用することが推奨されているが，現行の機種の処置条件では，1回の処置では臨床的効果が弱い可能性があり，1回の治療における複数回照射や，Lulicの報告[9]にあるような一定期内での繰り返し照射で，より効果が確実になる可能性がある．

a-PDTの単独療法では，侵襲性歯周炎の治療における成績はSRPと同程度であったとの報告や[9]，侵襲性歯周炎に対してa-PDT単独，あるいは併用した非外科的な歯周基本治療において，SRP単独と同程度の臨床結果や各種マーカーを示したとする報告が，いくつか存在する[10~14]．抗菌薬の全身投与と比較した研究や，外科治療時の応用などの文献がまだあまり存在しないため，侵襲性歯周炎に対するa-PDTの単独での応用が従来の抗菌薬投与の代替療法として効果的であるか，また妊娠している時期での有効性の証明は現時点では未知数であるが，この時期の局所療法として，より効果的な侵襲性歯周炎の治療としての応用が期待される．

症　例 (図5～9)

【患　　　者】29歳，女性．非喫煙者．2010年5月初診．結婚して間もなく，妊娠も希望している．

【主　　　訴】検診希望で来院．

【既　往　歴】特記事項なし．

【現　病　歴】良好なプラークコントロールにも関わらず，X線写真と，全顎的に深いPDの歯周組織検査から侵襲性歯周炎を疑い，細菌検査と血清抗体価検査を行った結果，*T.f.*，*P.i.*の歯周病原細菌が基準値を超えて検出された．また検出された歯周病原細菌に対して行われたIgG血清抗体価検査では，検出されない*A.a.*は陰性，基準値の範囲内で検出された*P.g.*は陽性，しかしながら基準値を大きく超えた*P.i.*では抗体価が陰性であり，生体が抗原として*P.i.*を認識していないことがわかる．そのため本菌が増殖して，侵襲性歯周炎の状態を呈している可能性が示唆された．

【現　　　症】痛みや腫脹などの自覚症状はないが，縁上歯石除去を希望して来院．

【診　　　断】侵襲性歯周炎．

【治 療 方 針】従来であれば抗菌薬の経口投与による抗菌療法を選択していたが，妊娠の可能性があり，患者も妊娠・出産を強く希望していることから，歯周病原細菌の除菌と治療効率も鑑みてa-PDTを併用したFMDを選択した．

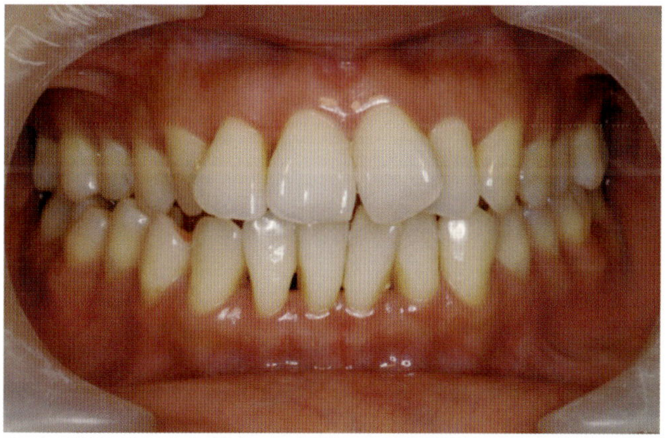

図5　良好なプラークコントロールにも関わらず，下顎前歯部のアタッチメントロスと歯間乳頭の喪失を認める．全顎的にファセットや楔状欠損など咬合に起因するような外傷は認めない，PDは深く，大臼歯部では4～5mm程度を示していた

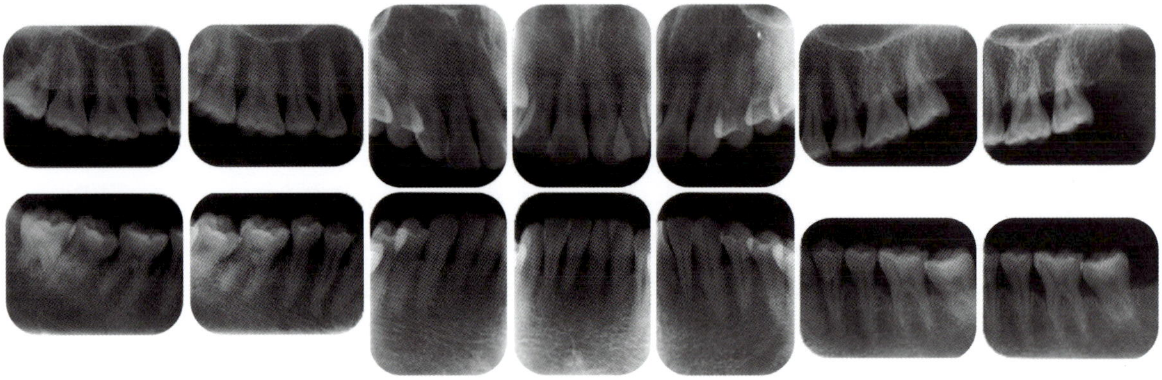

8 7 6　　7 6 5 4　　4 3 2　　2 1 1 2　　2 3 4　　4 5 6 7　　6 7 8
8 7 6　　7 6 5 4　　4 3 2　　2 1 1 2　　2 3 4　　4 5 6 7　　6 7 8

図6　下顎前歯部に水平的な骨欠損を認め，下顎左右大臼歯部には垂直的骨欠損を認める

【治療経過】 結果は奏功し，1歯に対して1分のa-PDTを１回＋FMDを行っただけで，筆者らが学会発表などで示した抗生物質の内服数週間併用のFMDと，ほぼ同等の細菌数の削減に達した(図7)．その後，智歯の抜歯とともに全顎の歯周外科を行い，メインテナンス時（2012年10月）には，細菌学的には全てが基準値に達している．その後，妊娠して無事出産した．プロービング値も全顎3mm以内であり，*A.a.*は存在せず，*P.g.*は抗体が産生されていることから，今後は抗体価が上昇しなかった*P.i.*の細菌検査をモニタリングすることで，細菌学的発症前診断を行っていく予定である．

	Pre-treatment 2010.5.15			After PDT 2010.10.10		Maintenance 2012.10.16			
	菌　数	対総菌数比率	IgG	菌　数	対総菌数比率	菌　数	対総菌数比率	IgG	基準値
総菌数	4,080,600			942,200		4,580			—
A. a.	0	0.00%	-0.3	0	0.00%	0	0,00%	-0.6	<0.01%
P. g.	600	0.01%	+2.0	0	0.00%	0	0,00%	-1.0	<0.5%
T. f.	283,280	6.94%		4,160	0.44%	0	0.05%		<0.5%
T. d.	345,680	8.47%		14,200	1.51%	0	0.24%		<5.0%
P. i.	3,125,600	3.08%	-0.1	6,840	0.73%	2,440	0.01%	-0.7	<2.5%

図7　リアルタイムPCRを用いた細菌検査と，IgG血清抗体価検査．*T.f.*，*Td.*，*P.i.*の歯周病原細菌が基準値を超えて検出された．検出された細菌に対するIgG血清抗体価検査では，検出されない．*A.a.*は陰性，基準値の範囲内で検出された*P.g.*は陽性，しかしながら基準値を大きく超えた*P.i.*では抗体価が陰性であり，生体が抗原として*P.i.*を認識していないことがわかる．a-PDTの後*P.i.*は基準値に収まるも抗体価が低いため，a-PDTのみでは除菌は達成できなかった．その後，全顎の再生療法を行い，対総菌数比率は0.01％にまで下がった．なお*T.f.*と*T.d.*は，抗体価を測定するキットが発売されていないため，免疫の詳細は不明である．メインテナンス時に行った免疫検査においても，*P.i.*の抗体価が上昇していないので，やはりこの患者は*P.i.*を抗原として認識していないことが推察され，侵襲性歯周炎の再発に関与する可能性があり，今後，細菌検査を含めて注意深い検査と観察が必要である

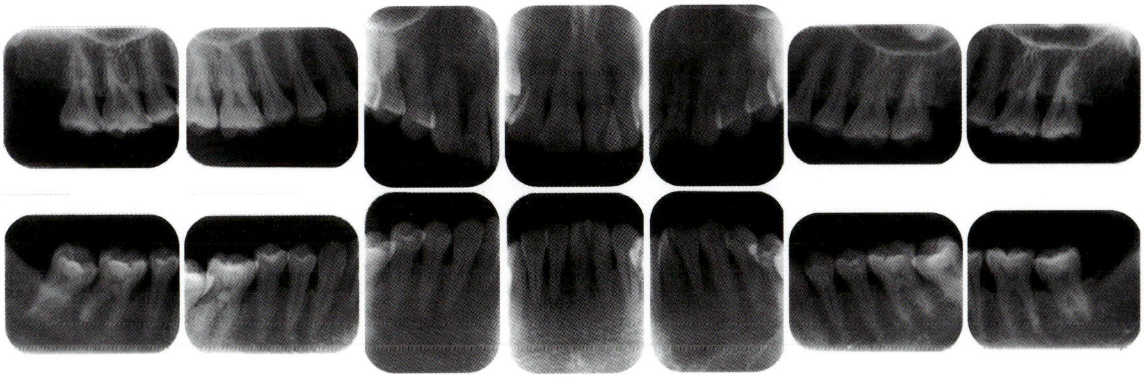

図8　再生療法と智歯抜歯および同部の抜歯窩保存術後のX線写真．骨の平坦化が見られる．PDは全て3mm以内である

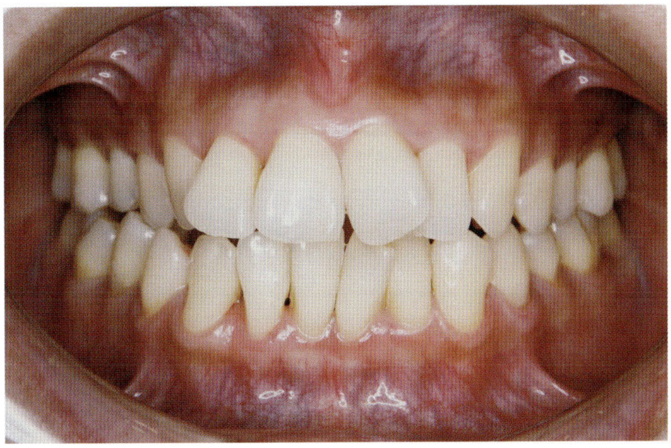

図9　現在の正面観．特に大きな問題は認めない．外科治療を行ったにも関わらず，歯肉退縮なども認めない

まとめ

出産年齢の高齢化とともに，歯周炎である患者の妊娠も増えることが予測される．また不妊治療におけるホルモン投与や人工授精など，妊娠を取り巻く環境が複雑化し，少子化とともに妊娠に対する期待も高くなることで，歯周炎というリスクとそのための麻酔と抗菌薬の投与というリスクの与える影響も大きくなる可能性がある．我が国における医療に対する訴訟の増加とともに，この分野の治療は慎重に進めていくべきであろう．

＜参考文献＞

1）武谷雄二，上妻志郎ほか監修：プリンシプル産科婦人科学—2.産科編．Ⅰ.産科学の基礎，1.妊娠の生理，メジカルビュー社，東京，2014.
2）武谷雄二，上妻志郎ほか監修：プリンシプル産科婦人科学—2.産科編．Ⅴ.新生児の管理，3.低出生体重児・未熟児の管理と処置，メジカルビュー社，東京，2014.
3）Sadler TW著，安田峯生，沢野十蔵訳：ラングマン人体発生学第8版．メディカルサイエンスインターナショナル，東京，2001.
4）塩田浩平編：ヒト発生の3次元アトラス．日本医事新報社，東京，2011
5）愛知県薬剤師会 妊婦・授乳婦医薬品適正使用推進研究班：妊娠・授乳と薬 対応基本手引き改訂第2版．2012.
6）藤村 聡，藤田 潤：遺伝カウンセリング入門．Scheneller Genetics，12：11-13，2008.
7）Offenbacher S, Jared HL, et al：Potential pathogenic mechanisms of periodontitis associated pregnancy complications. Ann Periodontol，3（1）：233-250， 1998.
8）里見綾子ほか：日歯周誌，29（3）：937，1987.
9）Lulic M, Leiggener Gorog I, et al：One-year outcomes of repeated adjunctive photodynamic therapy during periodontal maintenance : a proof-of-principle randomized-controlled clinical trial. J Clin Periodontol，36（8）：661-666，2009.
10）Novaes AB Jr, Schwartz-Filho HO, et al：Antimicrobial photodynamic therapy in the non-surgical treatment of aggressive periodontitis: microbiological profile. Lasers Med Sci，27（2）：389-395. Epub 2011 Mar 12，2012.
11）Goulart Rde C, Thedei G Jr, et al：Comparative study of methylene blue and erythrosine dyes employed in photodynamic therapy for inactivation of planktonic and biofilm-cultivated *Aggregatibacter actinomycetemcomitans*. Photomed Laser Surg. 28（Suppl 1）：S85-90，2010.
12）Goulart Rde C, Bolean M, et al：Photodynamic therapy in planktonic and biofilm cultures of *Aggregatibacter actinomycetemcomitans*. Photomed Laser Surg. 28（Suppl 1）：S53-60，2010.
13）de Oliveira RR, Schwartz-Filho HO， et al：Antimicrobial photodynamic therapy in the non-surgical treatment of aggressive periodontitis:cytokine profile in gingival crevicular fluid, preliminary results. J Periodontol，80（1）：98-105，2009.
14 de Oliveira RR， Schwartz-Filho HO， et al：Antimicrobial photodynamic therapy in the non-surgical treatment of aggressive periodontitis:a preliminary randomized controlled clinical study. J Periodontol，78（6）：965-973，2007.

1　疾患別対応　脳膿瘍症例

脳膿瘍患者の歯周治療

吉野歯科診療所　歯周病インプラントセンター　吉野 敏明

はじめに》

歯周病原細菌が菌血症になり，他臓器に感染することは，抗生物質の発達した現在では少ない[1]．しかし，報告が少ないなりにも症例は存在する．歯周病原細菌の異所性感染では，感染性心内膜炎やアテローム性動脈硬化[2]などがよく知られ，特に心臓循環器系疾患との関わりが強いことが知られている[3]．これらの疾患に罹患すると，心臓外科などで点滴による抗生物質の長期大量投与が行われた後に，外科手術によって感染部位が摘出される．このほかに歯周病原細菌に関与した散見する症例として，肺膿瘍，脳膿瘍などが挙げられる．ここでは，筆者が経験した脳膿瘍の症例について説明する．

脳膿瘍とは》

脳膿瘍とは，口腔内由来の感染が他臓器である脳に伝播されることであり，免疫不全者に起こる疾患である．本来，脳は細菌感染には非常に強い臓器であり，菌血症ではそう簡単に脳膿瘍にはならない．よって最も脳膿瘍の原因として多いのは近接臓器からの波及であり，中耳炎，副鼻腔炎，歯周病などからによるが，もともと脳に器質的なダメージ（梗塞の既往，血腫など）があると起こりやすい．最初は脳炎から始まり，その後2週間程度でカプセルの形成にいたる．

症状は頭痛が最も多い．脳膿瘍では激しい頭痛や突発した頭痛はまれであり，このような頭痛が出る場合は，合併した髄膜炎やクモ膜下出血である可能性がある．次頁に紹介する症例でも，当初受診した内科医では風邪を疑い，酸性系消炎鎮痛薬を投与したものの頭痛が治まらないため，脳外科を受診している．MRIはCTよりも軟部の描出には優れるため，ステージング（膿が溜まって刺し時かどうか）にもMRIのほうが診断に有用である（図1）．

抗菌薬の点滴によって抗菌療法を行う．当然であるが，初発の慢性感染部位が残存していれば，これらの病原体がついていることも多い．治療期間は古典的には6～8週間の点滴投与し，摘出手術に移行する．多くの場合，原発である中耳炎や歯周炎の治療をするように患者に指示をして，耳鼻科や歯科を受診することとなる．

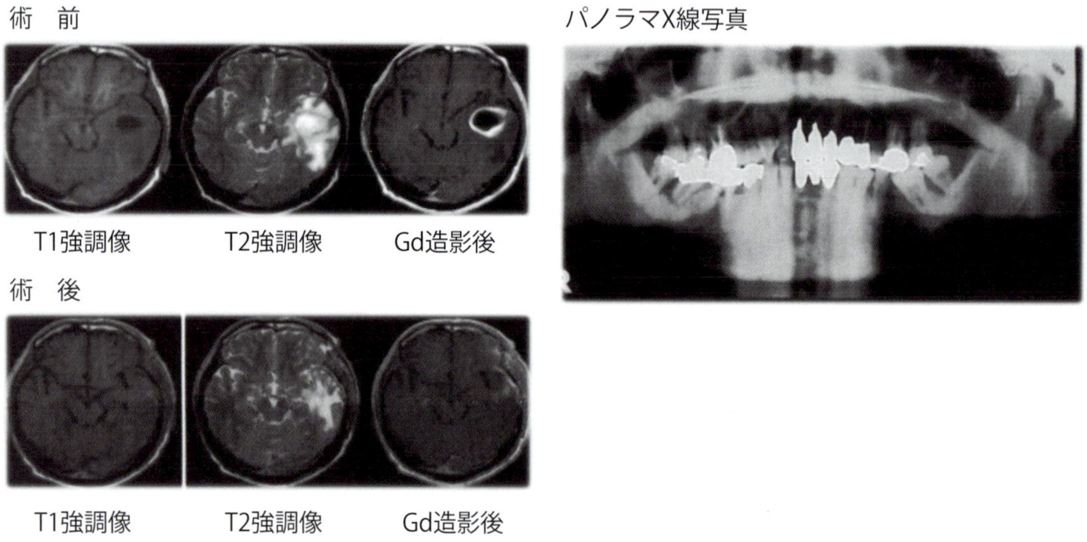

図1　脳膿瘍から*P.g.*が検出された症例（54歳，男性．脳膿瘍患者．原ケイ子先生症例）[4)]．抗生物質とその後の開頭手術で膿瘍を摘出した

症　例（図2，3）

【患　　　者】64歳，男性．非喫煙者．2005年3月初診．

【主　　　訴】歯周病を治療したい．

【既　往　歴】温厚な性格であるが，症状が治まるとその都度治療を中断していた模様である．重度の歯周炎であり喫煙歴もあったので，循環器系疾患との関わりを疑い，細菌検査を行った（図3）．

【現　病　歴】高血圧症．

【現　　　症】歯の動揺が多く，噛みづらい．

【診　　　断】重度慢性歯周炎．

【治 療 方 針】抗菌療法を伴う歯周治療．

【治 療 経 過】高血圧症の既往があり，循環器系疾患は歯周炎との関わりが大きいので，歯周病原細菌，特に*P.g.*など，脳膿瘍で検出されることの多い細菌が検出されたため，抗菌療法を含む歯周治療を強く推奨した．そして歯周炎は痛みなどの自覚症状が乏しく，進行すると歯を失うのみならず，全身疾患にも影響するということを詳しく説明したものの，歯周基本治療の途中で来院が途絶えてしまった．

その後，頭痛によって救急で脳外科を受診し，抗生物質の6週間の点滴の後，開頭手術を経て膿瘍を摘出し，脳外科より歯科で再治療することを強く命じられ，当診療所に戻り，再来受診をした．その直後の細菌検査では*T.f.*以外は脳外科の点滴で除菌されていた．そのためSRPの再開と保存不可能な歯の抜歯，および治療用義歯の製作に取り掛かることとした．しかしながら，再三の注意にも関わらずまたSRP開始前に治療を中断し，半年後に歯周炎の急性発作で急患来院した．そのときの細菌検査の結果からは，初診時の検査結果と類似したデータが得られた．

当然であるが，歯石除去なしの抗菌療法のみでは感染源の除去ができていないため，歯周炎は再発する．特に歯周炎に対して意識の低い患者で全身疾患を伴うもの（糖尿病，循環器系疾患など）は，患者の意識とモチベーションを上げることが重要である．

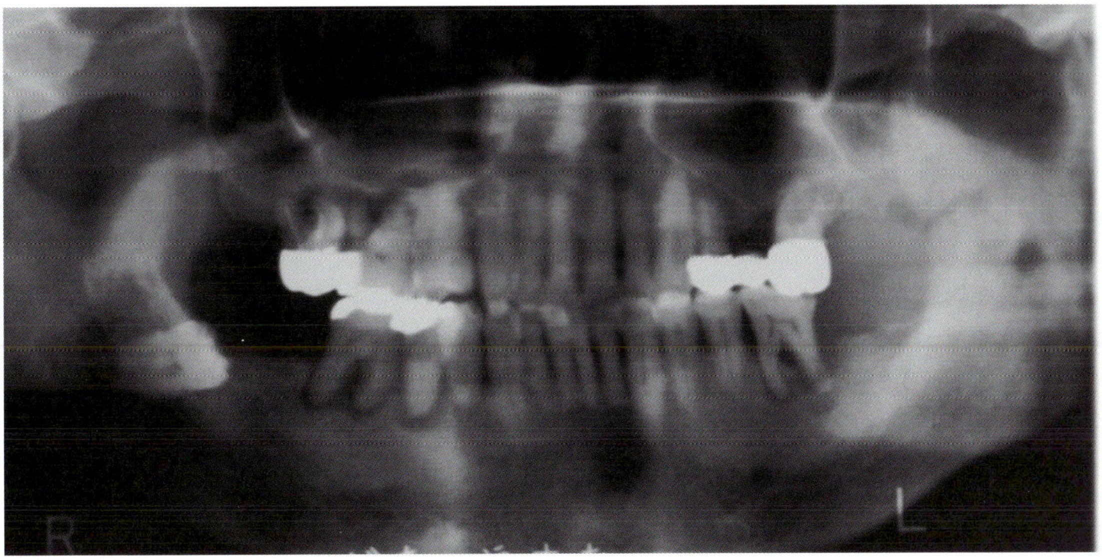

図2　全顎的に骨吸収を認める，重度歯周炎である

2005.3.18	菌　数	対総菌数比率	正常値
総菌数	2,400,000		
A.a.	0	0.00%	0%
P.i.	1,100	0.05%	<5%
P.g.	240.000	24.67%	<0.5%
B.f.	1,100	0.46%	–
T.d.	4,400	0.18%	–

初　診

2005.4.15	菌　数	対総菌数比率	正常値
総菌数	1,900,000		
A.a.	0	0.00%	0%
P.i.	0	0.00%	<5%
P.g.	0	0.00%	<0.5%
B.f.	29,000	1.53%	–
T.d.	0	0.00%	–

脳外科へ入院　抗生点滴6W　退院直後

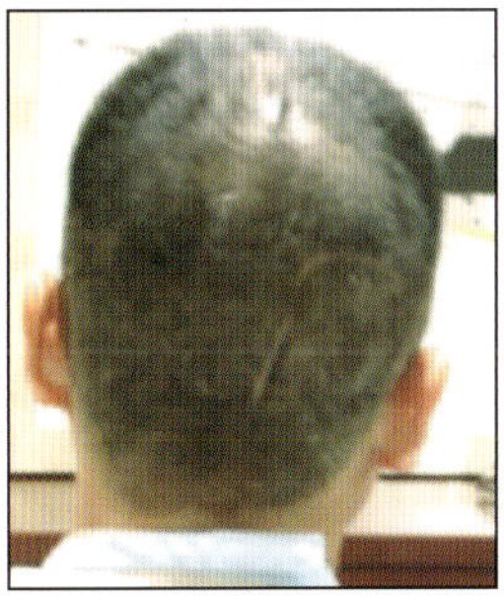

歯周治療を行わないまま
6M経過

2005.10.10	菌　数	対総菌数比率	正常値
総菌数	1,100,000		
A.a.	0	0.00%	0%
P.i.	0	0.00%	<5%
P.g.	120,000	10.91%	<0.5%
B.f.	6,800	0.62%	–
T.d.	0	0.00%	–

図3　細菌検査の推移と全身の状態．右下写真は右側の後頭部の開頭手術痕

まとめ

脳膿瘍，肺膿瘍などはまれな疾患であり，全身の免疫低下を伴わなければ起きにくい疾患である．抗癌剤や放射線療法，あるいはADISなどを除き，そもそもが患者の病気に対する認識不足から起こることが多い疾患である．種々の病気の放置やアルコールの過量摂取など，生活習慣による全身の免疫低下の原因を伴っているため，歯周治療とともに生活習慣の改善をすることが必要であり，そのような患者が来院した場合は，本症例のように生命の危機を伴う場合もあるので，診断のためにもモチベーションのためにも，細菌検査は有効な手段であろう．

<参考文献>

1）奥田克爾：デンタルプラーク細菌の世界．第５章プラーク細菌感染症，6．プラークによる菌血症，医歯薬出版，東京，1993.

2）Leonard S. Lilly著，川名正敏，川名陽子訳：ハーバード大学テキスト 心臓病の病態生理第3版．第5章アテローム性動脈硬化，メディカルサイエンスインターナショナル，東京，2012.

3）James D. Beck：Periodontal Disease and Cardiovascular Disease. J. Periodontol，67（10），1996.

4）Hara K：A case report of brain abscess caused by infection of Porhpyromonas gingivalis，a major causative bacterium of periodontal disease. Journal of Japanese Society of Dentistry for Medically Compromised Patient，12（2），67-71，2003.

1 疾患別対応　口腔乾燥対応症例──①

SPT中にシェーグレン症候群を併発した重度歯周炎症例

東歯科医院　東　克章

はじめに

患者が高齢である場合は，歯周病治療中やSPT中にいろいろな疾病を発症することがある．そんな中で近年，歯周病と自己免疫疾患の関連性が指摘されているところである．重度歯周炎においては，自己反応性B型細胞が血中や局所で自己免疫疾患と同様に高く認められるそうである[1]．自己免疫疾患の一つであるシェーグレン症候群は，唾液腺の障害により唾液分泌量が減少し，口腔が乾燥する状態となる．その結果，口腔内では齲蝕の多発が認められることがある．本稿では動的歯周治療後のSPT中にシェーグレン症候群を発症し，口腔乾燥症や金属の腐蝕，齲蝕の多発に悩まされた症例について報告する．

症　例

【患　　者】49歳，女性，非喫煙者．1993年5月初診．

【主　　訴】歯肉腫脹と出血，および排膿．

【既 往 歴】特記なし．

【現 病 歴】1989年から上顎前歯部が滲みていた．その頃から|1の唇口蓋側の歯肉がときどき腫脹していた．⑥5④|，|⑥5④のブリッジは1986年にセットした．|567は1992年に抜歯して局部床義歯を入れた．前歯では噛めない．

【現　　症】口腔内写真では全体的に歯肉の発赤腫脹や排膿を認めた．歯列不正と歯の病的移動が見られ，プラークや歯石が沈着していた（図1）．歯周組織検査では全顎的に歯周ポケットが深く，BOPも多数見られた．また，動揺歯や根分岐部病変も多数抱えていた（図2）．X線写真では多くの歯で，重度の水平的および楔状の骨透過像を認めた（図3）．

【診　　断】広汎型重度慢性歯周炎．

【治療方針】全体診断後，治療方針を決定するための1歯ごとの診断を行う．6|，1|，|1，1|，|2は抜歯，|4，6|は経過観察，その他は保存とした．矯正治療後，上顎は5|5延長ポンティックのクロスアーチスプリントを，下顎は経過観察歯を保存したり抜歯するに関わらず，7|から|5までのクロスアーチスプリントという治療方針にした．

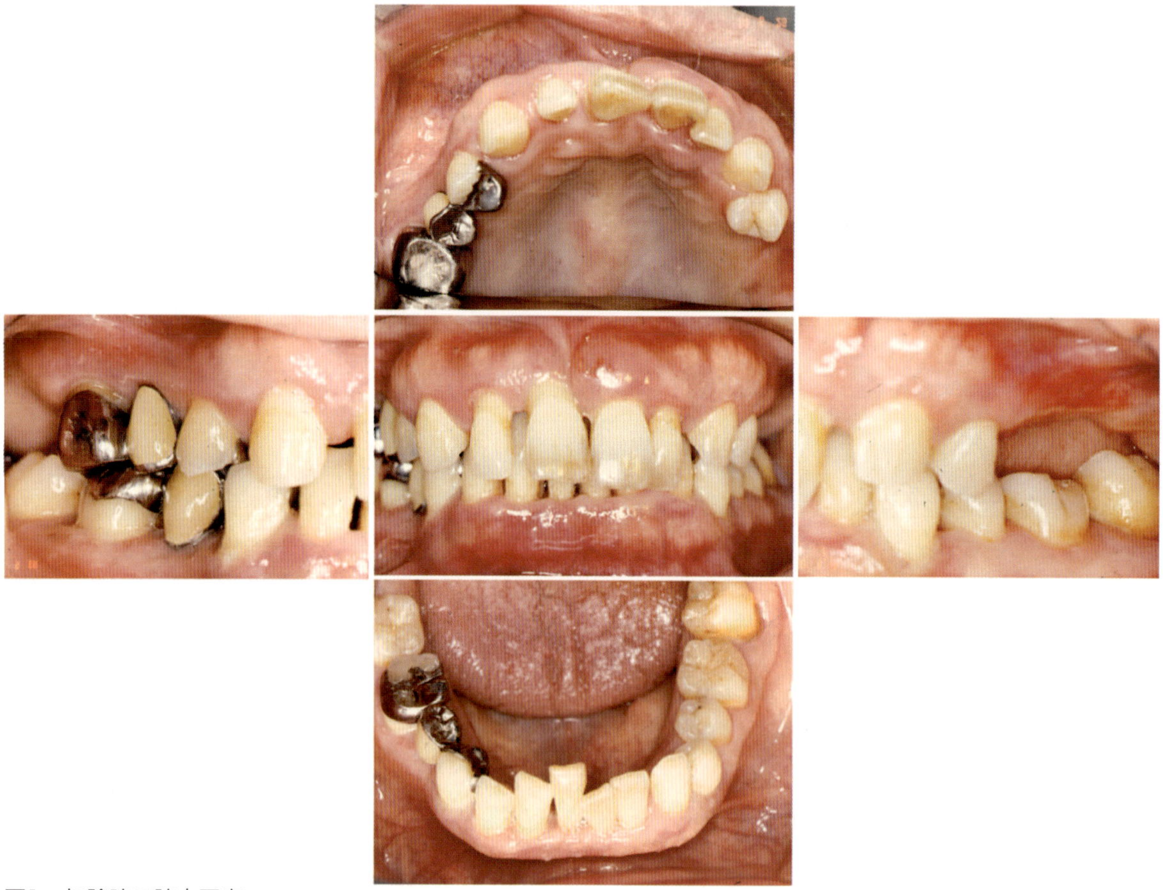

図1　初診時口腔内写真

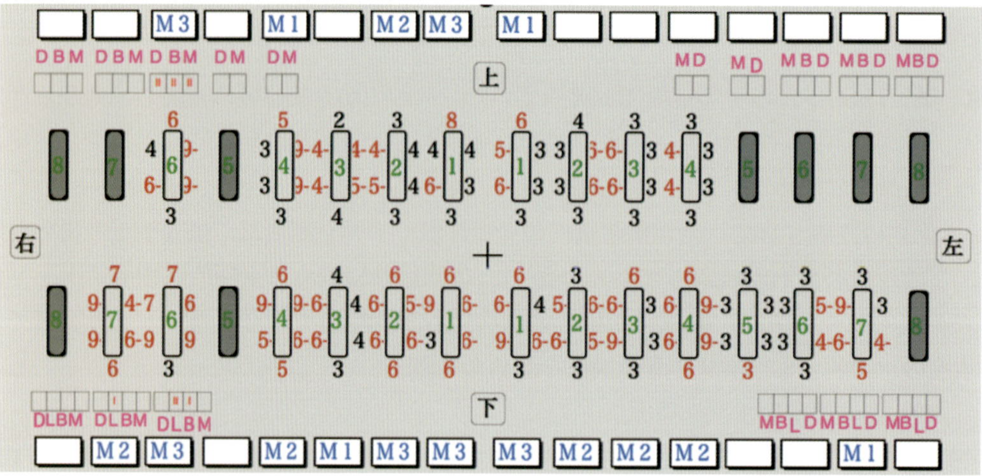

図2　初診時歯周組織検査表

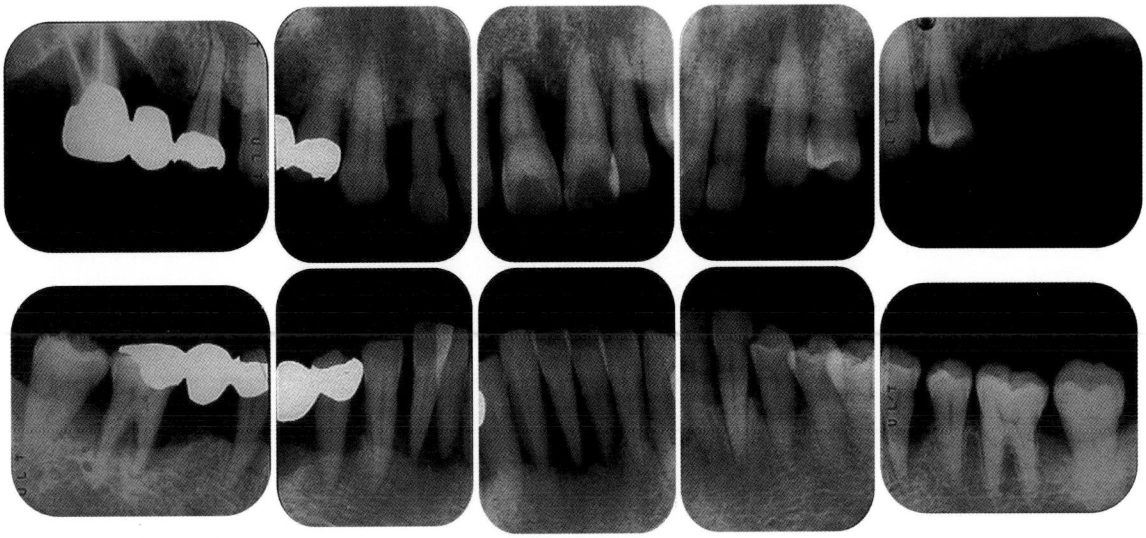

図3　初診時X線写真

【治療経過】 全顎にわたって重度の歯周疾患に罹患し，歯列不正を伴っていた．口腔清掃指導後歯周基本治療としてSRPを徹底的に行った．再評価後，保存不可能な6|，1|，|4，1|1，2|，6|を抜歯した．次に4|4，4|4に歯周外科治療を行った．さらに43|と|345部に，ブラッシングを容易にすべく角化粘膜の移植手術を行った．歯周矯正治療を行い，初診から約2年2カ月後，上下顎にそれぞれ金銀パラジウム合金を使用したハードレジン前装冠による，クロスアーチスプリントを装着した（**図4〜6**）．5|と|5部は延長ポンティックとした．上顎のクロスアーチスプリントの範囲は，動揺歯の固定と欠損部の補綴を目的としたため，ショートアーチ（短縮歯列）とした．

補綴物装着後，SPT中に43|に根管治療を行った．患者はSPT時に来院が途絶えがちであったが，その時期，心内膜炎やシェーグレン症候群を併発していた．シェーグレン症候群の口腔症状は，自己免疫現象により自らの唾液腺が破壊され，唾液の分泌量が減少することにより起こるドライマウス（口腔乾燥症）である．唾液分泌の減少は齲蝕や酸蝕症の増加を引き起こし，自覚症状としては味覚の変化や口内炎の好発，口腔内乾燥があり，他覚症状としては舌が平坦になることがある．SPT中に，これらの変化が患者の口腔内に広く認められるようになった（**図7**）．唾液の流量が減少していたため，咀嚼・嚥下障害に見舞われた時期もある．プラークが沈着しやすいため根面齲蝕傾向が高く，さらに金属の腐蝕も全顎的に認められるようになった．経済的な理由から，補綴の材質を金銀パラジウム合金に決定したのであるが，耐酸性の観点から他材料，たとえば白金加金ゴールドなどを勧めるべきだったかもしれない．SPT後17年経過時のX線写真を**図8**に，18年経過時の歯周組織検査表を**図9**に示す．

現在SPTに移行して19年経過している．このSPT期に急性炎症が起きた場合は，ペリオフィール®やペリオチップ[2)]などの局所投与（LDDS；Local drug delivery system）を行っている．

SPTに際して我々ができることは根面齲蝕に最大の注意を払うことであり，全顎のフッ素塗布と，患者によるフッ素入り歯磨剤の使用を欠かさないようにしている．また，できるだけ毎月1回PTC（Professional tooth cleaning）を行うことにしている．

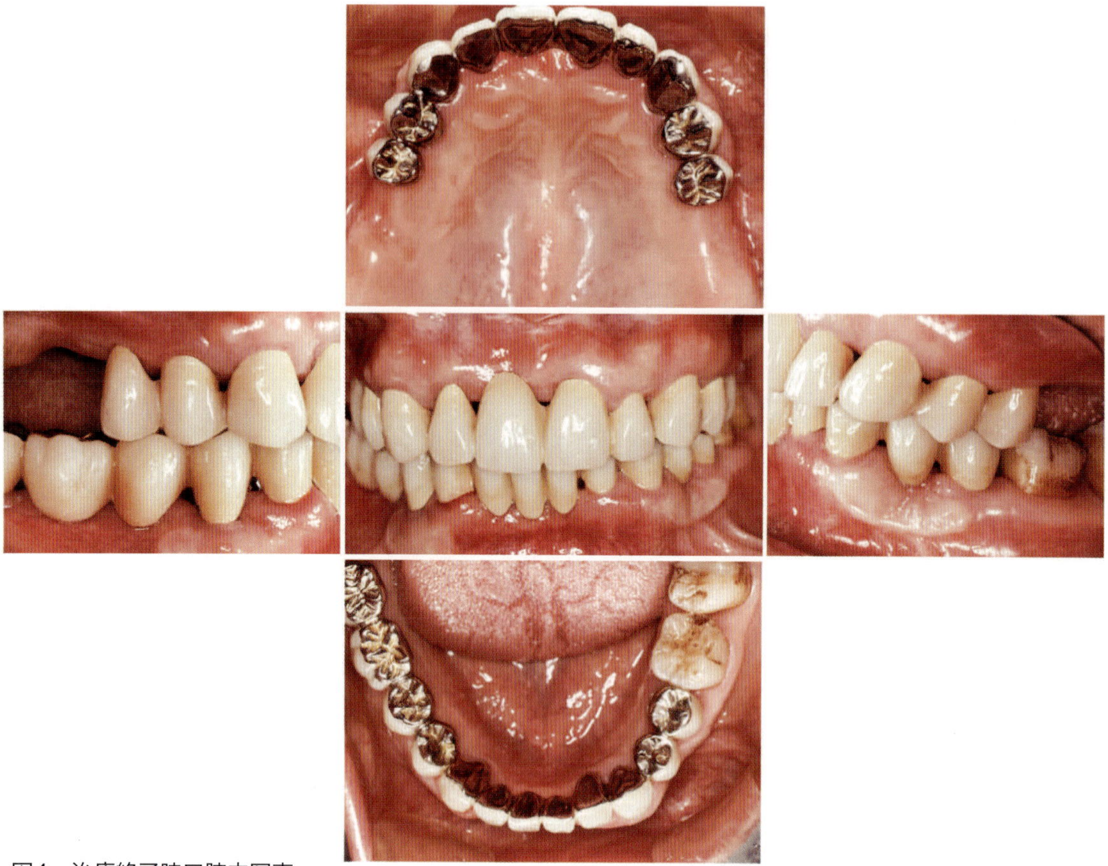

図4　治療終了時口腔内写真

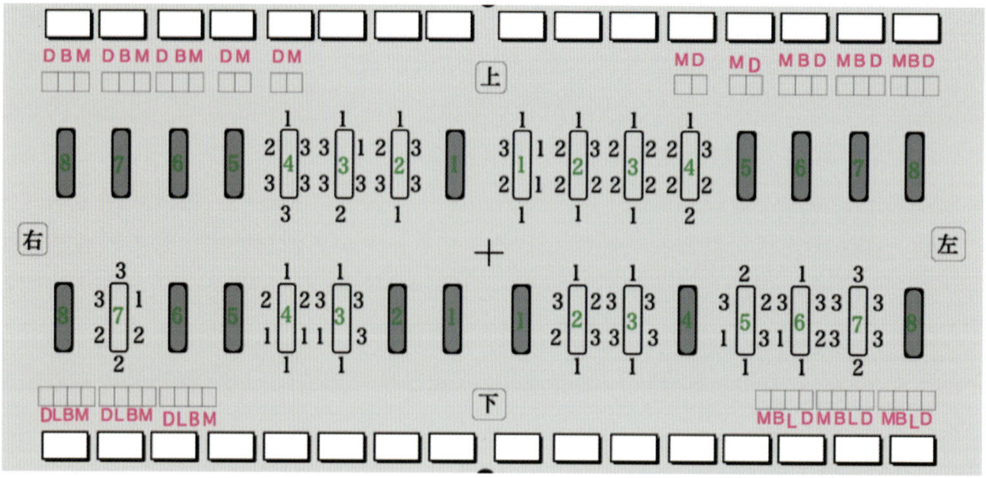

図5　治療終了時歯周組織検査表

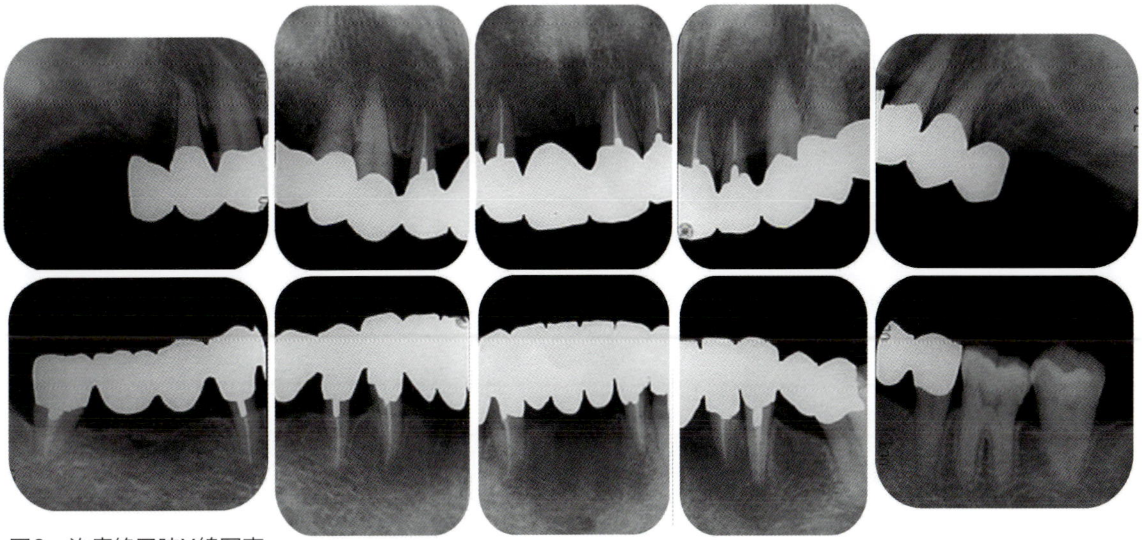

図6　治療終了時X線写真

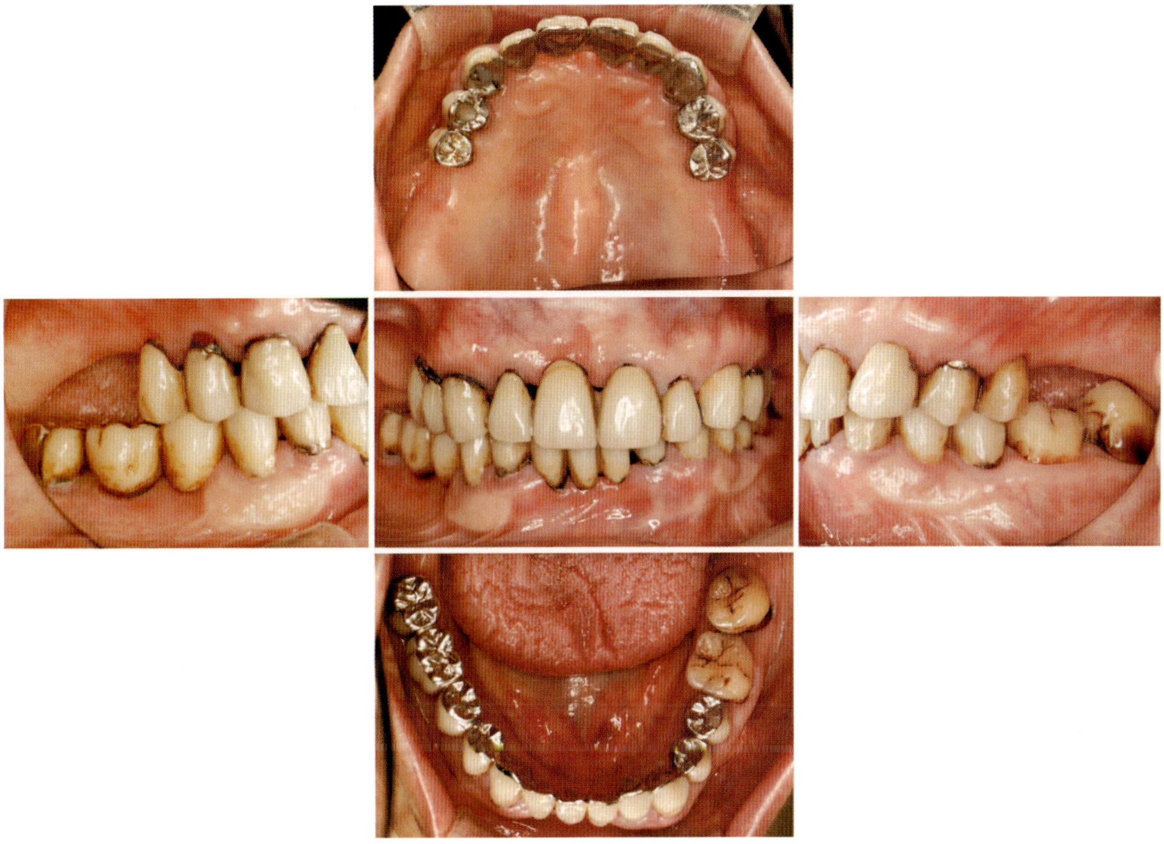

図7　術後14年後のSPT時口腔内写真

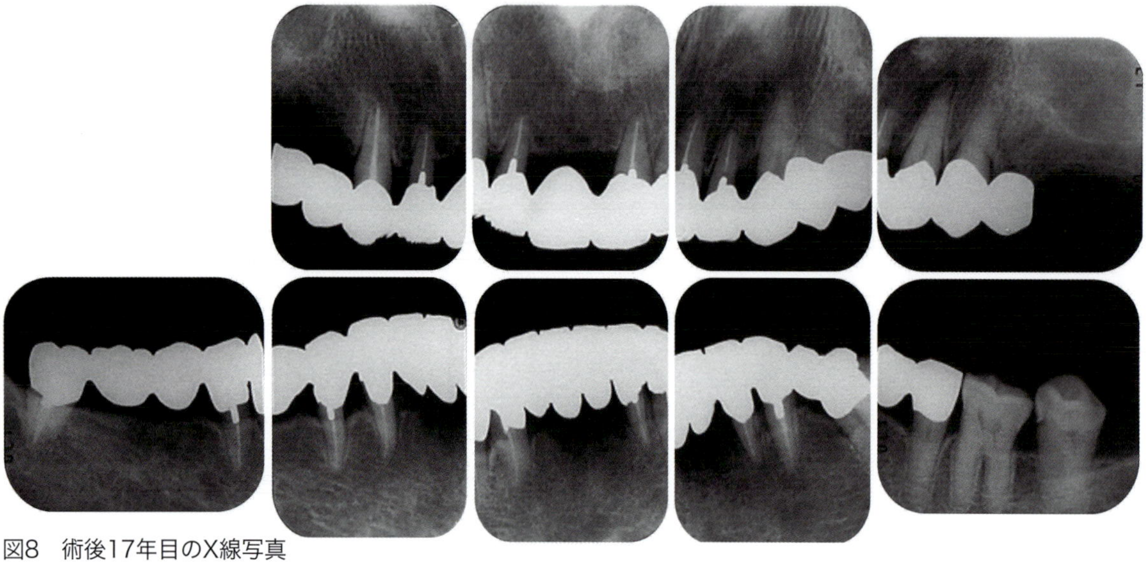

図8　術後17年目のX線写真

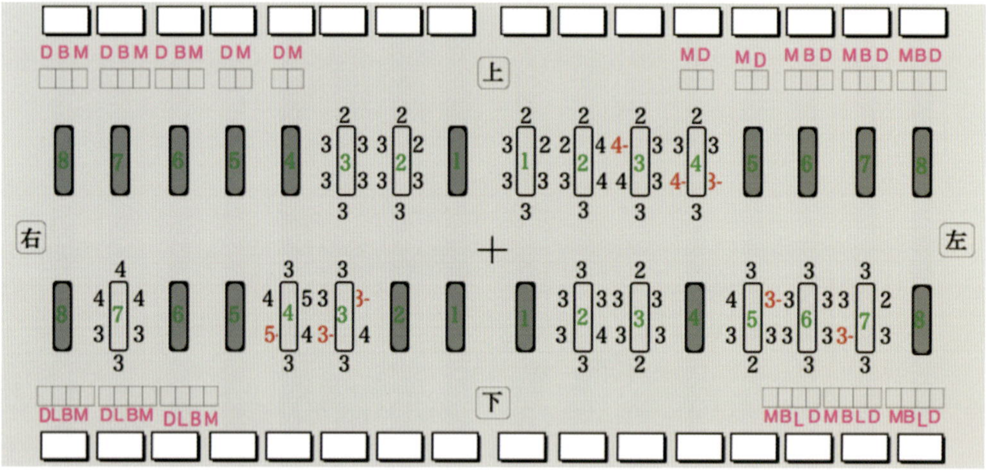

図9　術後18年後のSPT時の歯周組織検査表

【考　　察】口腔乾燥症への対応については,まず食事の改善として乾燥食品，香辛料，アルコール飲料を避けていただいた．湿潤剤や保湿剤の塗布やフッ素入り歯磨剤の使用，口腔清掃の徹底などのホームケアと月1回の術者側のPTCを続けている．また，唾液腺マッサージ指導も行ってはいるものの，なかなか改善しないものであるが，根気強く対応していきたい．根面齲蝕や腐蝕を認めたことについては反省している．根面齲蝕の原因は，唾液の流出量の減少と口腔清掃の不徹底にあると思う．腐蝕は，使用した金属のメタロージス（溶出）のせいであろう．いずれもシェーグレン症候群の口腔内症状の1つとして注意していきたい．

上顎は延長ポンティックを使用しているが，54|の2歯が延長ポンティックとなったのと同時に，3|が失活歯となったため，右側からブリッジが脱落しないよう咬合調整している．術中，SPT中を通してプラークコントロールが安定しないので，SRPを過度に行わずに，炎症が強く出ているときはPTCと抗菌薬やLDDSを併用することにより，悪化しないよう心がけている．

現在術後19年経過しているが，ずっと信頼し来院してくれる患者とともに，この状態をできるだけ長く維持していきたい．

＜参考文献＞

1）Berglundh T, Liljenberg B, et al：The presence of local and circularing autoreactive B cells in paitiens with advanced periodontitis. J Clin Periodontol, 29：281-286, 2002.

2）Heasman PA, Heasman L, et al：Local delivery of chlorhexidine gluconate（PerioChip™）in periodontal maintenance patients. J Clin Periodontol, 28：90-95, 2001.

1 疾患別対応　口腔乾燥対応症例――― ②

シェーグレン症候群の症例

吉野歯科診療所　歯周病インプラントセンター　吉野 敏明，巻島 由香里

はじめに》

口腔乾燥症は治療の難しい疾患である．特に女性は加齢とともに唾液の分泌量が減少し，閉経後は著しい[1)]．またシェーグレン症候群[2)]のように，自己免疫疾患として唾液腺の萎縮を伴うような場合は，さらに治療が困難である．

本症例は，シェーグレン症候群に罹患し，さらに心臓循環器系の疾患を持ち，歯周病原細菌の感染，そしてメンタルの問題という複雑な背景を持つハイリスク患者であり，そのリスクコントロールとして全身管理を行いながら治療を行った症例である．

症　例

【患　　者】61歳，女性．非喫煙者．2007年6月初診．

【主　　訴】下顎前歯部が食事中に突然グラグラした．

【既 往 歴】問診から，患者は30代前半に3人の子育てからくる疲労とストレスが重なり，突然胸が苦しくなったのをきっかけに循環器科を受診したところ，完全房室ブロック[3)]で徐脈となっていると診断された．その後，ペースメーカーの植え込み手術を受けており，2007年までに5度の心臓手術を受けていた．また，58歳のときに骨粗鬆症の境界値であると診断を受けている．

【現 病 歴】主訴の部位は2年前に連結クラウンを装着し，現在にいたっていた．歯科には定期的に受診しており，20～30代の頃齲蝕治療で通院していたにも関わらず，40代では二次カリエスや歯周病が原因で徐々に抜歯されてしまったようであった．その頃から，部分床義歯を装着すると口腔内が乾きやすくなり，内科を受診した際，シェーグレン症候群が疑われ，現在まで経過している．

【現　　症】口腔内所見からも，口腔乾燥症特有の歯肉や舌が確認できる（図1）．

【診　　断】口腔乾燥症を伴う，重度慢性歯周炎．

【治療方針】初診時のX線写真所見（図2）から全ての残存歯が保存不可能であり，口腔内が乾燥しやすいことや，義歯の安定が得られるだけの顎堤もなかったことを考慮し，インプラント治療を推奨した．

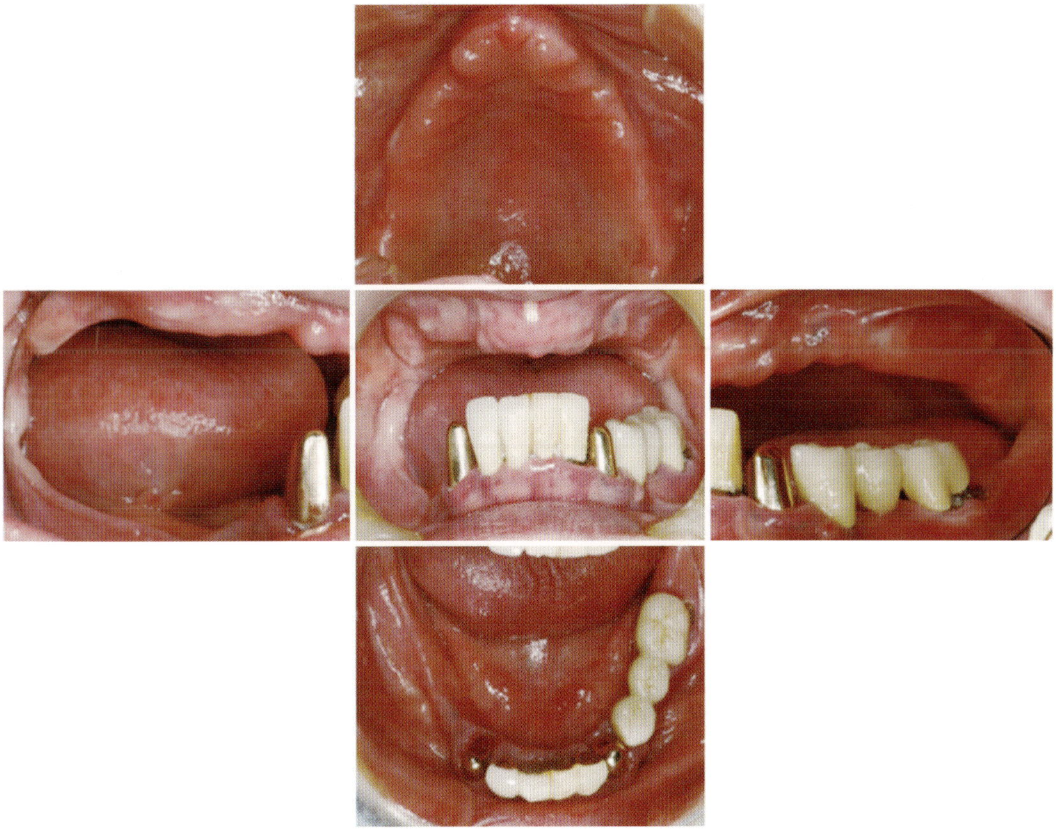

図1　初診時の口腔内所見．残存している下顎前歯部には多量のプラーク付着，歯肉の発赤，腫脹を認めた．口腔乾燥症特有の，乾燥して光った歯肉が確認できる．舌に皺がなく，プラークの付着，粘膜の乾燥状態から唾液分泌量が少ないと考えられ，カリエスリスクが高いことも推察された

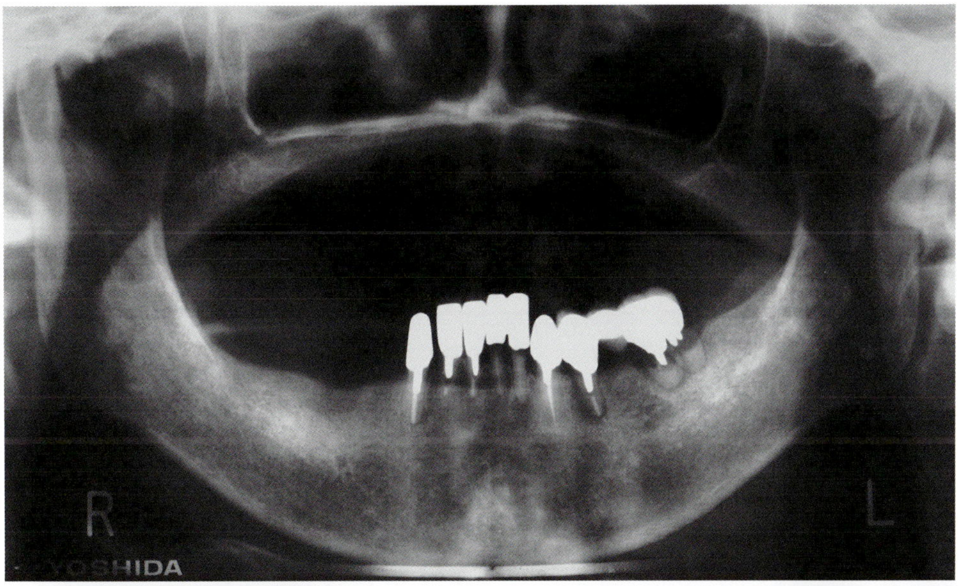

Lingual					2 1 2	2 1 1	2 2 2	3 2 2	3 3 3	4 3 2	2 2 2		2 3 5	
					3	2	1	1	2	3	4		6	
Buccal					3 2 4	3 1 2	2 1 3	4 4 4	5 4 4	4 2 3	3 2 3		4 4 4	
Mobility					1	1				0	1			

図2　初診時のX線写真および歯周組織検査表．水平的な歯槽骨吸収，縁下カリエス，コアの脱離，歯冠部の破折が認められ，齲蝕と歯周病で全ての残存歯が保存不可能であった

【治療経過】歯科治療に先立ち，全身管理のための問診と検査を行った．問診から患者の免疫傾向や薬剤に対する身体の反応やアレルギー傾向を詳細に聞き取った．これまでの歯を失ってきた経緯からも，患者は口腔乾燥症による齲蝕，および重度の歯周病に罹患していることが推察され（図3，4），この状況でインプラント治療を行ったとしても，天然歯同様にインプラント周囲炎に罹患してしまうリスクが予想された．

	医科的	歯科的
20代	特記事項なし	齲蝕治療で頻回に歯科を受診 歯周病の指摘を受けたことはない
30代	子育ての忙しさから，疲労，ストレスを強く感じるようになる 34歳 突然の胸部痛で，緊急入院 →徐脈 「完全房室ブロック」と診断を受ける ペースメーカー埋め込み手術を受ける	
40代	3度目のペースメーカー（リード線）埋め込み手術	二次カリエス，破折，歯周病が原因で徐々に抜歯部分床義歯を装着 口渇を感じる→シェーグレン症候群と診断
50代	57歳 5度目の心臓手術→経過良好 定期的に内科受診 58歳 骨粗鬆症の診断を受ける（境界値）	58歳 上顎総義歯装着．下顎前歯連結クラウン装着後，全身の関節痛が出る
60代	体調不良が続き，免疫力の低下が疑われる	下顎前歯部が動揺し保存不可能な状態

図3　全身疾患関連症例では，経時的な全身と口腔内の関連を見るためにも，このような俯瞰的な問診が重要である

全身的 ペースメーカー装着による細菌性心内膜炎のリスク，口腔乾燥症	全身管理下で治療を行い患者さんの安全を確保することができ，口腔乾燥症に対してはヒアルロン酸洗口液の使用や，術中は口腔内が乾燥しないよう頻繁な洗浄を行うこととした
局所的 特異的歯周病原細菌の検出	歯周基本治療を行い，細菌性心内膜炎のリスクも考慮し，経口抗菌療法を併用することとした
精神的 痛がり，怖がり，意志・決断力が弱い	静脈内鎮静の併用，ＯＰＥの回数はできるだけ少なくし，患者の苦痛を軽減することを考えた
費用的 全顎的にインプラント治療を希望しているが，費用に限りあり	患者とも相談した結果，最終的に上顎はフルデンチャーを再製作し，下顎のみフルインプラントブリッジにすることとした

図4　全身と口腔内，またメンタルや費用についてもカウンセリングにて対応をした

またペースメーカーを装着していることで，歯周病原細菌の存在が細菌性心内膜炎を引き起こすリスクとなるため[4)]，細菌検査を行った．結果，*P.g.*，*T.f.*，*T.d.*（=RC）が検出された．RCの検出限界値が5%未満なのに対し，比率が7.2%であったため抗菌療法を選択することとした（図5）．

患者の細菌性心内膜炎の予防と菌血症の回避を念頭に置き，早期の原因菌の除菌と進行中の歯周組織破壊からの脱却のため，抗菌療法併用のFMDを選択した．投薬は，診断によりテトラサイクリン系抗生物質のミノマイシンを4週間投与した．

また唾液腺マッサージを指導し，食事の前には飲用水に頼らずに，唾液を分泌できるように指導をした．再評価検査では，歯肉の炎症は著しい改善を認めた．患者の細菌性心内膜炎のリスクに備え，

全身管理下での手術を行った．また手術は，口腔乾燥症などからくる患者の精神的・肉体的負担を考慮して，最小限の侵襲に留めるため静脈内鎮静法を用い，2度の手術で全ての外科処置を終えることができた．

現在はメインテナンスへ移行し，経過は良好である（図6，7）．

2007. 7. 30	菌　数	対総菌数	基準値	
総菌数	680,000			
A. a.	10未満	0.00%	<0.01%	
P. i.	10未満	0.00%	<2.5%	
P. g.	22,000	3.24%	<0.5%	Red complex　7.2%（基準値<5.0%）
T. f.	25,000	3.68%	<0.5%	
T. d.	1,900	0.28%	<5.0%	

図5　細菌検査結果（PCR-Invader法）．RCが高い比率で検出された

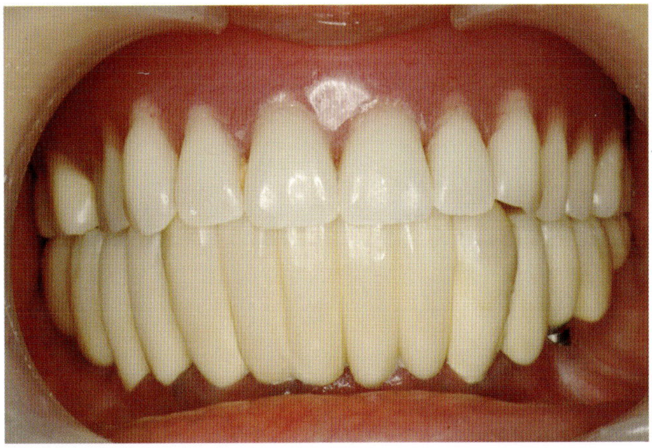

図6　2009年メインテナンス時口腔内所見．体調にも問題はなく，経過は良好である

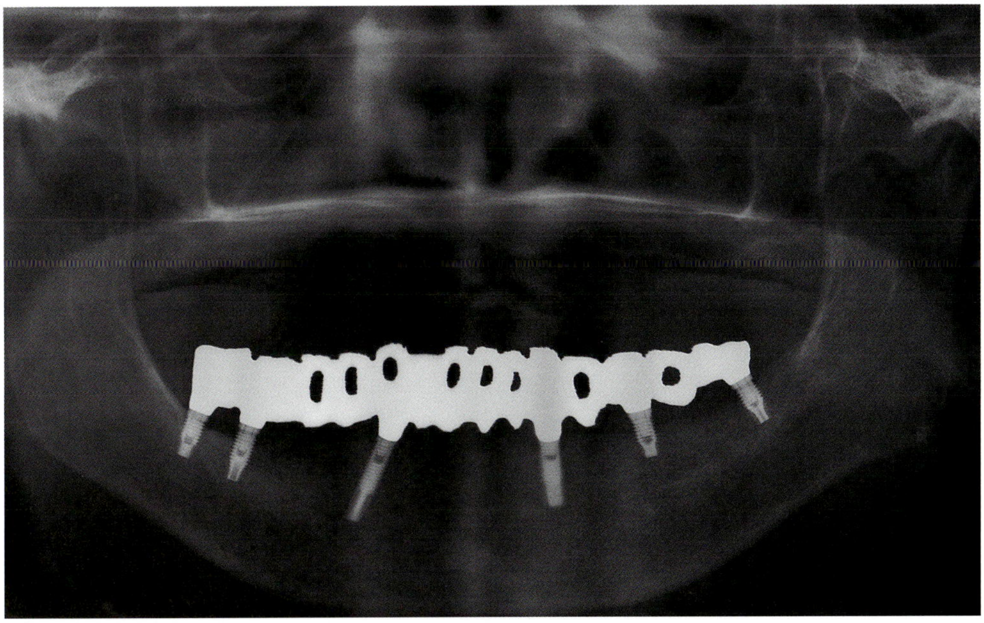

図7　2009年メインテナンス時パノラマX線写真所見．骨の状態も良好である

まとめ》

口腔乾燥症の患者は日常生活での困難のほか，手術など長時間口を開けることによってさらなる乾燥を受けるため，静脈内鎮静などの処置を行い，精神的・肉体的負担を減らしながら手術をすることも多い．また薬剤や外科治療に頼ることなく，唾液腺マッサージや食事指導など，生活習慣療法や内科的治療にも精通しておくことが重要である．

<参考文献>

1）上野正，伊藤秀夫監修：最新口腔外科学．第14章，5.唾液腺炎，医歯薬出版，東京，1999.
2）宮崎正編：口腔外科学．第12章唾液腺疾患，4.Sjögren症候群，医歯薬出版，東京，1995.
3）倉林雅彦，長谷川昭編著：ケースアプローチ内科学．Ⅰ.循環器系疾患，19.房室ブロック，中央医学社，東京，2005.
4）奥田克爾：デンタルプラーク細菌の世界．第5章プラーク細菌感染症，6.プラーク細菌による菌血症，医歯薬出版，東京，1993.

2 歯周治療効率向上のための対応

治療効率を上げるため，a-PDTとFMDを併用した症例

吉野歯科診療所　歯周病インプラントセンター　田中 真喜

はじめに

歯周治療は長い治療期間を有する治療の1つである．従来型の1/3顎ずつのSRPは処置が複数回必要となるため，処置部位への細菌の再感染の問題に加え，治療自体が複数回になることで患者の希望と医療機関の都合が一致せず，予約が思うように取れずに治療が長期化してしまうことで，効率の悪い治療法となってしまっていた．そのため高いモチベーション維持が必要で，患者の治療への意欲が持続せずにドロップアウトしてしまう場合も少なくなかった．また治療期間の長期化に伴い，歯周組織の急性発作，全身症状の悪化などのトラブルが生じる可能性が高くなることも懸念される．

そこで，治療効率を向上させる目的で1995年にQuirynenらにより，24時間以内に全顎のSRPを行うFMDが提唱された[1)]．さらに，FMDをより効率的に短時間で行うために超音波スケーラーを主たるデバイスとして行う手法[2,3)]や，FMDによる菌血症と発熱を回避する目的で，抗菌療法を併用したFMDが提唱され[4~11)]，治療効果の向上も図れるようになった．

本症例は，治療効率と治療効果を考慮しFMDとa-PDTを併用して歯周基本治療を行い，早期に感染源の除去を行った症例を報告する．

症　例

【患　　者】57歳，男性，非喫煙者．2010年11月初診．

【主　　訴】口臭が気になる．歯周病の精査・加療を希望．

【既 往 歴】痛くなったら，近医で齲蝕治療を受けていた．

【現 病 歴】数カ月前より口臭が気になりはじめた．

【現　　症】初診時，歯肉に著しい発赤・腫脹は認めないが，臼歯部は歯間部にプラークが付着し，深い歯周ポケットが存在した（図1）．X線写真検査で，上下左右臼歯部に歯肉縁下歯石の付着を認めた（図2）．今まで歯周病の指摘を受けたことはないが，妻が重度歯周病に罹患し，当診療所で全顎的な治療を行った経緯があるため，本患者も歯周病原細菌の感染を疑い，細菌検査を行った．検査の結果，RCが基準値を上回って検出された（図3）．

【診　　断】中等度慢性歯周炎．

【治療方針】歯周基本治療は口腔清掃指導後，a-PDTを併用したFMDを行うこととした．再評価後，齲蝕があり，ブラッシングが思うようにできない$\frac{8|8}{8|8}$を抜歯し，メインテナンスへ移行する．

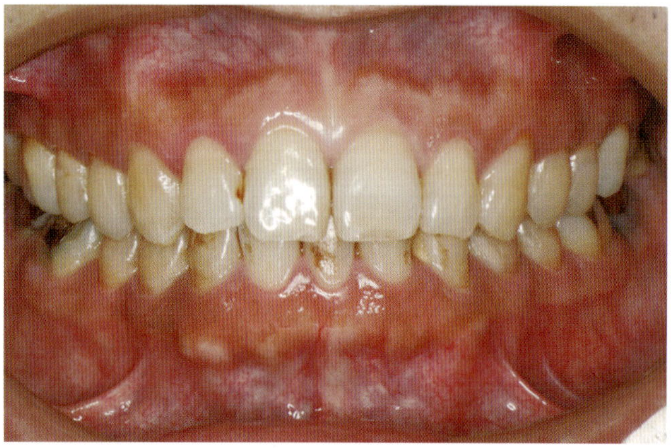

図1 初診時，臼歯歯間部にプラークの付着を認める

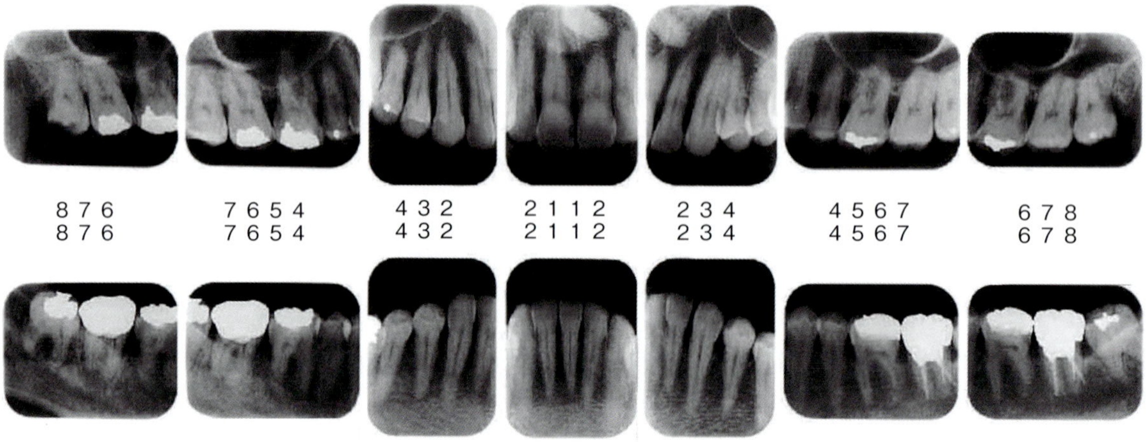

図2　初診時のデンタルX線写真．臼歯部に限局して歯肉縁下歯石の付着を認める

2010.11.30	菌　数	対総菌数比率	基準値
主な口腔内総細菌	84,000	—	—
A.a.	<10	0.000%	<0.01%
P.i.	1,400	1.67%	<2.5%
P.g.	2,500	2.95%	<0.5%
T.f.	2,100	10.45%	<0.5%
T.d.	1,100	11.14%	<5.0%
F.n.	530	0.63%	<5.0%

図3　初診時，RCが基準値以上検出された

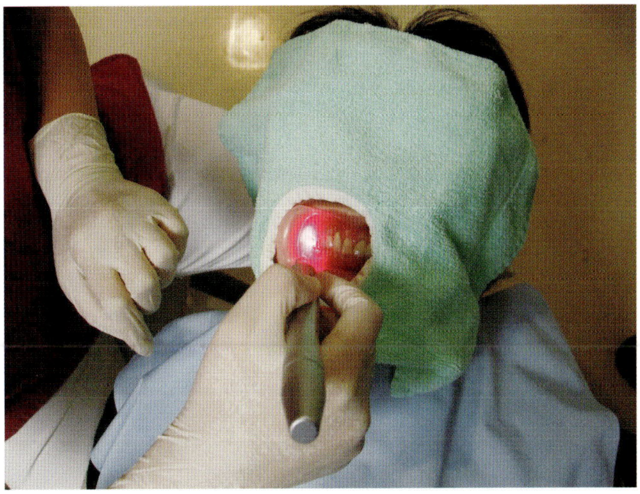

図4　FMDにa-PDTを併用し，歯周病原細菌を除菌した

2011.7.11	菌　数	対総菌数比率	基準値
主な口腔内総細菌	1,800	—	—
A.a.	＜10	0.000%	＜0.01%
P.i.	＜10	0.00%	＜2.5%
P.g.	＜10	0.00%	＜0.5%
T.f.	＜10	0.00%	＜0.5%
T.d.	＜10	0.00%	＜5.0%
F.n.	31	1.72%	＜5.0%

図5　歯周基本治療後，RCは検出されなくなった

【治療経過】歯周組織の破壊が臼歯部に限局していたため，まず口腔清掃指導を行い，初診時にプラークが付着していた臼歯歯間部への歯ブラシの当て方と歯間ブラシの使用法を指導し，歯肉縁上のプラークコントロールを徹底した．その後，歯肉縁下のデブライトメントへと移行する際に，患者から「多忙のため1回の治療時間は長くても構わないが，来院回数をできるだけ減らしたい」との申し入れがあったため，歯肉縁下のデブライトメントは通法の1/3顎ずつのSRPではなく，治療効率を重視した，1日で全顎のSRPを行うOne-stage FMDを選択した．限局した組織破壊であること，FMDによる菌血症の予防，歯周病原細菌の殺菌を目的とし，本症例ではFMDにa-PDTを併用した抗菌治療を行った[12)]（図4）．

FMD当日は，まず術者による歯肉縁上のプラークコントロールを行い，上下左右に浸潤麻酔，伝達麻酔を行い，歯周ポケット内のサウンディングを行った．歯周ポケットの深い臼歯部に対し，1部位1～2分Periowave™を用いてa-PDTを行い，歯周ポケット内の浮遊細菌と細菌毒素の殺菌を行った．その後，超音波スケーラーとハンドキュレットを用いて歯肉縁下のデブライトメントを行った．術後根面の殺菌を行う目的で，同日に再度デブライトメントした部位に2回目のa-PDTを行った．術中・術後に患者の体温上昇はなく，菌血症を疑う所見は認めなかった．

術後1カ月後に再評価検査を行った結果，歯周ポケットは改善し，歯周病原細菌も検出されなくなった（図5，6）．a-PDTを歯周基本治療に併用し，十分な治療効果があったことが認められる．

歯周基本治療終了後，$\frac{8|8}{8|8}$ の抜歯，$\overline{7|}$の再補綴を行い，メインテナンスに移行し，良好な経過を辿っている（図7）．

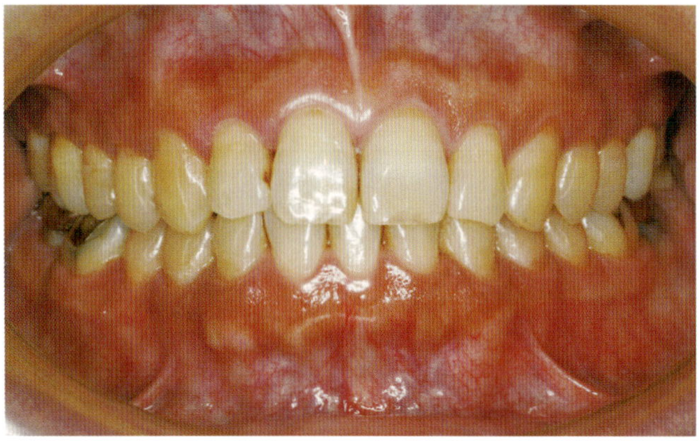

図6　メインテナンス時正面観．良好な口腔清掃状態を保てている

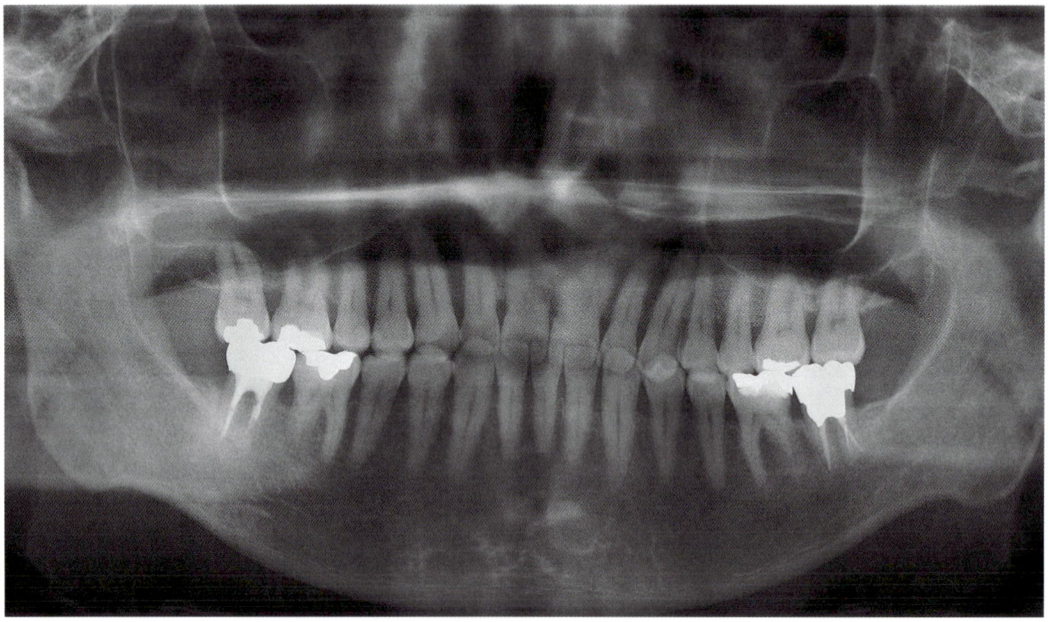

図7　メインテナンス時パノラマX線写真．良好な経過を辿っている

【考　　察】歯周基本治療にFMDを併用することにより，治療効率を上げ，短期間で治療を終了することが可能になった．また抗菌療法を併用することにより，歯周病原細菌の減少のみならず，菌血症や敗血症の予防にも繋がった．従来法のSRPは，来院回数が多く治療期間が長くなってしまうことや，非処置部位から処置部位への歯周病原細菌の再感染が懸念されていたが，FMDと抗菌療法を併用することによってこれらの問題は解決し，患者にとってもメリットの高い治療法であると思われる．

重度歯周炎患者や，全身疾患を有する歯周炎患者，来院回数が多く取れない患者にとっては，早期に感染源を除去し，短期間で歯周基本治療を終了できる本方法は，有効な治療オプションの1つといえるだろう．

<参考文献>

1）Quirynen M, et al：Full- vs. partial-mouth disinfection in the treatment of periodontal infections：short-term clinical and microbiological observations. J Dent Res, 74（8）：1459-1467, 1995.

2）Wennström JL, et al：Utilisation of locally delivered doxycycline in non-surgical treatment of chronic periodontitis. A comparative multi-centre trial of 2 treatment approaches. J Clin Periodontol, 28（8）：753-761, 2001.

3）Koshy G, et al：Effects of single-visit full-mouth ultrasonic debridement versus quadrant-wise ultrasonic debridement. J Clin Periodontol, 32（7）：734-743, 2005.

4）Gomi K,et al：Effects of full-mouth scaling and root planing in conjunction with systemically administered azithromycin. J Periodontol, 78（3）：422-429, 2007.

5）Sigusch BW, et al：Enhanced root planing and systemic metronidazole administration improve clinical and microbiological outcomes in a two-step treatment procedure. J Periodontol, 76（6）：991-997, 2005.

6）Heitz-Mayfield L,et al：Microbial colonization patterns predict the outcomes of surgical treatment of intrabony defects. J Clin Periodontol, 33（1）：62-68, 2006.

7）Mombelli A, et al：Enamel matrix proteins and systemic antibiotics as adjuncts to non-surgical periodontal treatment：clinical effects. J Clin Periodontol, 32（3）：225-230, 2005.

8）Teughels W, et al：One-stage, full-mouth disinfection: fiction or reality? Periodontol 2000, 50：39-51, 2009.

9）Guerrero A, et al：Adjunctive benefits of systemic amoxicillin and metronidazole in non-surgical treatment of generalized aggressive periodontitis：a randomized placebo-controlled clinical trial. J Clin Periodontol, 32（10）：1096-1107, 2005.

10）Dahlén G：Microbiological diagnostics in oral diseases. Acta Odontol Scand, 64（3）：164-168, 2006.

11）吉野敏明編著：新しいエビデンスに基づく歯周基本治療のコンセプト，医歯薬出版，東京，2013.

12）吉野敏明ほか：フォトダイナミックセラピーを用いた“光殺菌”歯周治療入門．医学情報社，東京，2012.

2 歯周治療効率向上のための対応

侵襲性歯周炎患者に対する抗菌療法および その後の再生療法，インプラント治療

吉野歯科診療所　歯周病インプラントセンター　吉野 敏明

はじめに

抗菌療法が適応される最も典型的な症例が，侵襲性歯周炎である．旧来の呼称である「若年性歯周炎」「急速進行性歯周炎」あるいは「難治性歯周炎」と呼ばれた時代[1]（1980年代〜2000年頃）は，主に細菌学的，あるいは免疫学的にどのような病態であるかが診断と治療の主眼であったが，現在では発達した再生療法やインプラント治療により，これら治療のリスク因子としての診断や，感染源の排除が必要と考えられる．事実，侵襲性歯周炎のほうが慢性歯周炎よりも骨吸収が多いなどの報告もあり[2]，インプラント治療および，そのための骨再生外科やサイナスリフトが普及した現在では，以前とは違った観点からの細菌検査や免疫検査，およびこれらに基づく抗菌療法が行われている．

ここでは典型的な侵襲性歯周炎患者に対する抗菌療法と，その後の再生療法やインプラント治療を行った症例を供覧して，討論したい．

症　例（図1〜18）

【患　　者】 41歳，男性，非喫煙者．2008年3月初診．

【主　　訴】 他院で受けていた治療に疑問を感じ，当院にて精査加療を希望．

【既 往 歴】 全身的特記事項なし．

【現 病 歴】 これまで度重なる歯科治療にも関わらず，歯の喪失を繰り返していた．抜歯のみならず，自然脱落もあったとのこと．その都度，歯の連結や欠損歯の補綴をし，来院時には上下ともに部分床義歯が装着されていた．

【現　　症】 口腔内写真を見てわかる通りプラークコントロールは良好で，若干の歯肉縁上歯石を認めたものの，患者は一生懸命，口腔清掃と歯科受診に努めていた（図1〜6）．初診時に行った細菌検査結果では，*A.a.*，*P.g.*，*T.f.*，*T.d.*が基準値を超えて検出された．また，これに対して行った血清抗体価検査の結果が図7である．

【診　　断】 特異的歯周病原細菌が検出されていること，家族内集積が認められること，そして歯周炎に影響する全身疾患がなく歯周炎以外では健康なことから，AAP（米国歯周病学会）の診断基準に合致する[3]，*A.a.*，*P.g.*，*T.d.*および*T.f.*感染を伴う，侵襲性歯周炎である．

【治療方針】 抗菌療法を伴う歯周治療（再生治療を含む）および，インプラント治療．

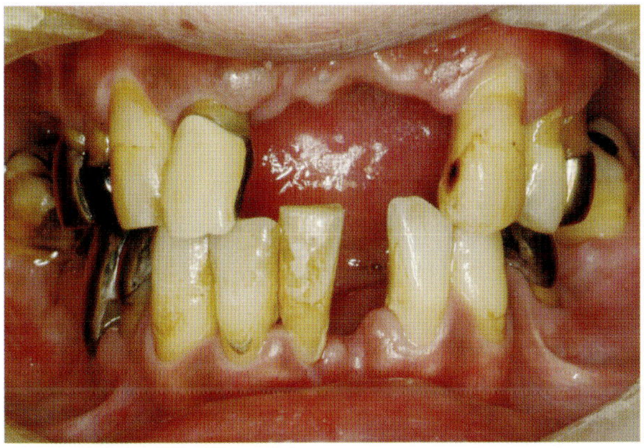

図1　正面観．良好なプラークコントロールにも関わらず，これだけの歯を歯周炎で失ってしまった．上下ともに欠損補綴は部分床義歯である

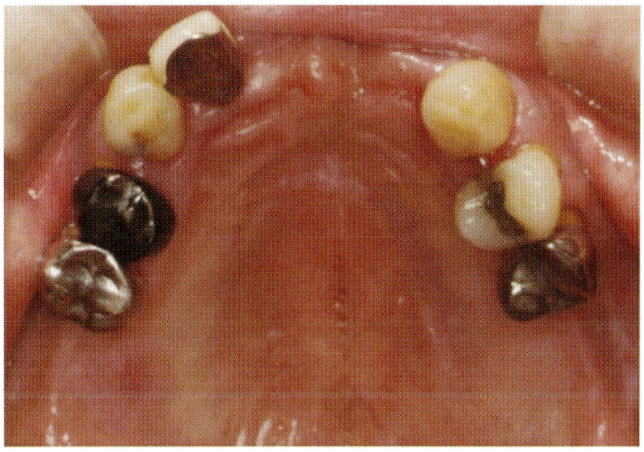

図2　上顎面観．重度の歯周炎である割には炎症が少ない所見である．免疫を抑制する*A.a.*の関与が疑われる

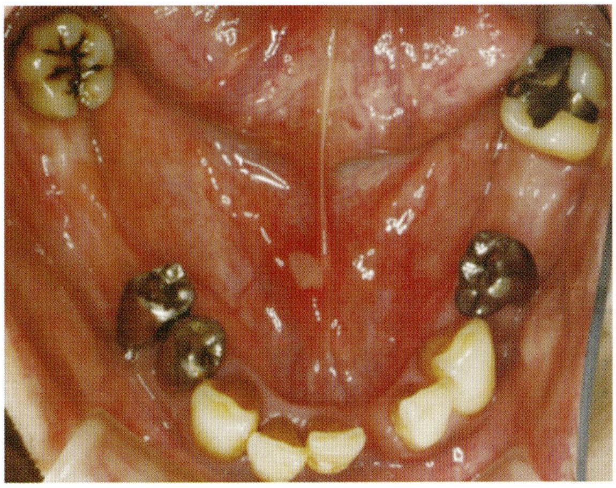

図3　下顎面観．若干の歯肉炎上歯石を認めるものの，発赤や腫脹はほとんどない

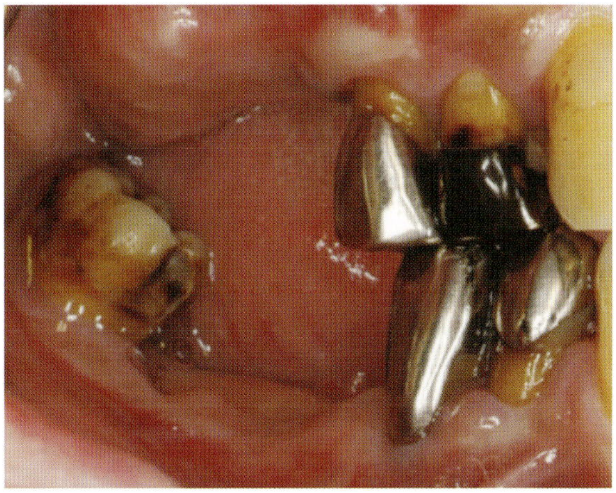

図4　右側面観．齲蝕，歯の喪失に伴う付着歯肉の不足，口腔前庭の狭小を認める．こちらも肉眼的に炎症所見は乏しい

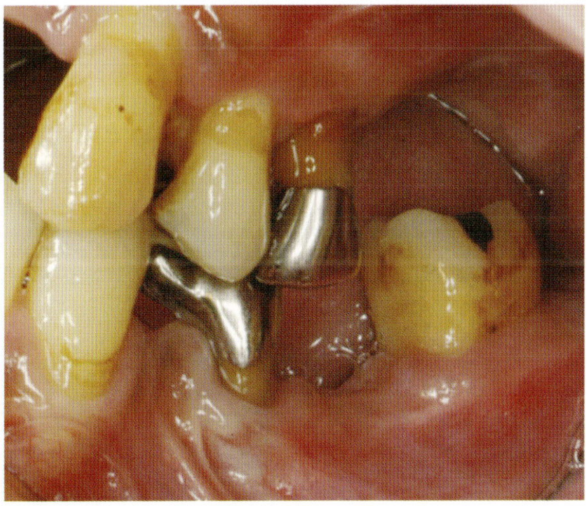

図5　左側面観．右側面観と同様の所見である

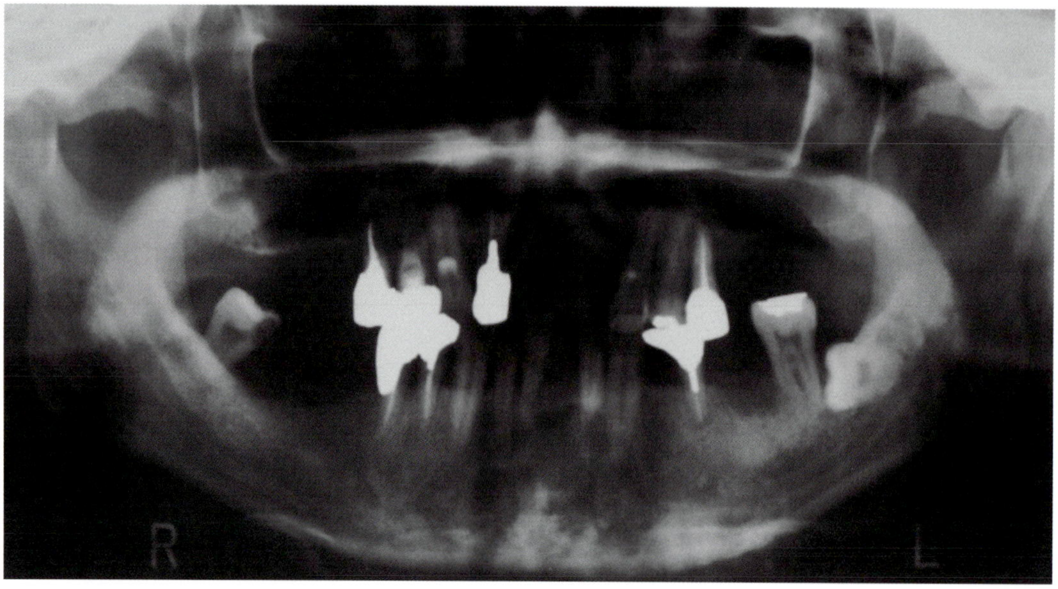

図6　X線写真．全顎的に重篤な骨吸収像を認める．左右の上顎洞と歯槽骨との距離は1～2mm程しかない．上顎前歯部は前鼻棘まで骨吸収している

2008.5.31	細菌検査			血清抗体価検査
	菌　数	対総菌数比率	基準値	抗体価
総菌数	49,000	—	—	
A. a.	510	1.041%	<0.01%	-0.5
P. i.	<10	0.00%	<2.5%	-0.4
P. g.	76,000	15.51%	<0.5%	0.0
T. f.	4,000	8.16%	<0.5%	
T. d.	430	0.88%	<5.0%	

図7　初診時に，細菌検査とともに行った歯周病原細菌に対する血清抗体価．*A.a.*および*P.g.*が基準値以上検出されているのにも関わらず，抗体価が上昇していない

【治 療 経 過】 ここで，歯周病原細菌に対するIgG血清抗体価について言及する．*P.i.*のように検出されていない細菌に対して抗体価が上がらないのは当然であるが，*A.a.*と*P.g.*は細菌が基準値以上検出されているのにも関わらず，抗体価が上がっていない．しかも*A.a.*にいたってはマイナスの数値を示しており，これは生体が免疫応答していない，あるいは病原として認識していないといえよう（図7，8）．つまり，本患者では*A.a.*，*P.g.*，*T.f.*が基準値を超えていること，また問診から家族内集積を認め，侵襲性歯周炎の定義に合致していることから，抗菌療法の適応が正当化されることは誰が見ても問題ないが，*A.a.*に関しては，細菌が残存しているとすれば免疫応答していないため，再発する可能性がある．

治療計画として，*A.a.*の検出限界以下までの徹底した除菌と，メインテナンス時の再検査による発症前診断，および抗菌療法による発症前再治療も念頭に入れた．すなわち生体が除去できない事象を抗菌薬で補って除去することが，本症例における抗菌療法の目的となる．

本症例では複合感染のため，メトロニダゾールとアモキシシリンの合剤とし，抗菌スペクトルが非常に広くなること，長期投与によって必要な常在腸内細菌も減じて，下痢や偽膜性大腸炎などの消化器疾患を予防するため，抗生物質耐性の腸内細菌剤も併せて投与した．これら薬剤の投与期間中，細菌のRecontamination（再汚染）を抑止する目的でFMDを行い，除菌に成功した（図9）．

術後は経過良好であり，発赤・腫脹や急性発作などは一切認めない．現在，全顎の再生療法，GBR，両側のサイナスリフト，インプラント埋入を終え，メインテナンス中である．治療開始より5年以上経過しているが，歯周組織と再生・再建した組織ともに問題はない．

菌　数	抗　体	歯周病	免疫機能	
多　い（基準値以上）	高　い	発　症	正　常	治療への反応性は良好
	低　い	発症（重度）	低　下	難治性の可能性あり
少ない（な　し）	高　い	健　康	正　常	過去に感染の既往あり
	低　い	健　康	正　常	現在まで感染の既往なし
	低　い	発　症	異　常	免疫疾患の可能性あり 先天的；好中球減少症 後天的；白血球・AIDS

図8　細菌検査と血清抗体価検査を併用した免疫評価．これは歯周病のみならず，感染症一般に全て当てはまることである

	2008.5.31			2008.8.30	
	菌　数	対総菌数比率	基準値	菌　数	対総菌数比率
総菌数	49,000	—	—	33,000	—
A. a.	510	1.041%	<0.01%	<10	0.000%
P. i.	<10	0.00%	<2.5%	<10	0.00%
P. g.	76,000	15.51%	<0.5%	<10	0.00%
T. f.	4,000	8.16%	<0.5%	<10	0.00%
T. d.	430	0.88%	<5.0%	<10	0.00%
F. n.	2,900	5.92%	—	<10	0.00%

One Stage Full Mouth Disinfection
with
Systemic Antibiotic (Amx. + MET. 4weeks)

図9　FMDと経口抗菌療法によって除菌を確認した．特に抗体価の上昇してない，*A.a.*の除菌が大切である

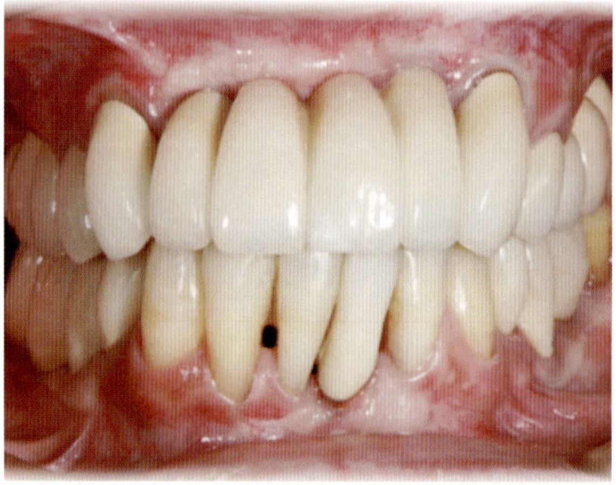

図10　メインテナンス時の正面観．全顎の再生療法，欠損部のGBR，両側のサイナスリフト，インプラント治療と咬合治療後．3|の付着歯肉の不足が今後の課題である

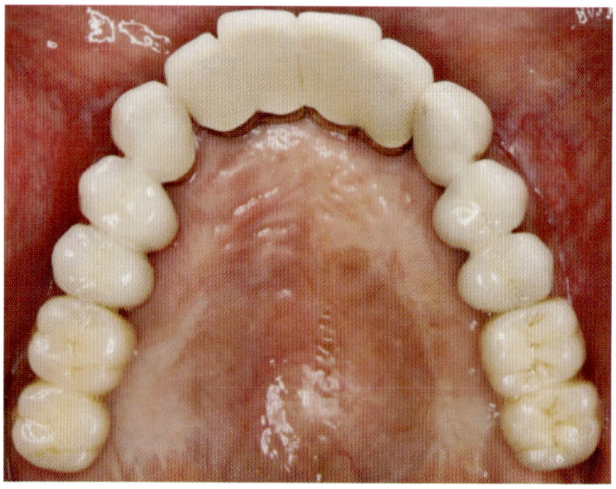

図11　上顎面観

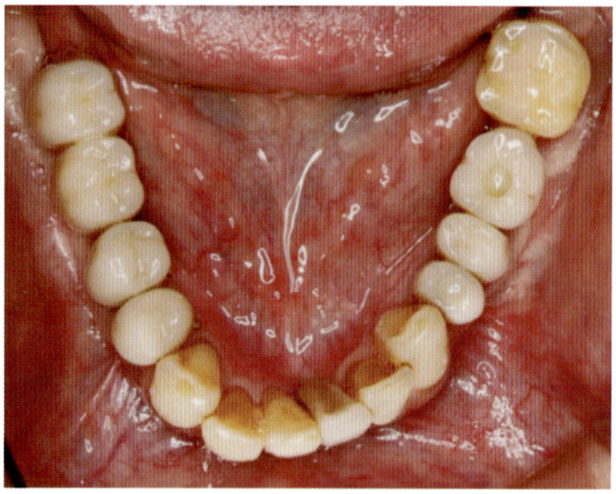

図12　下顎面観

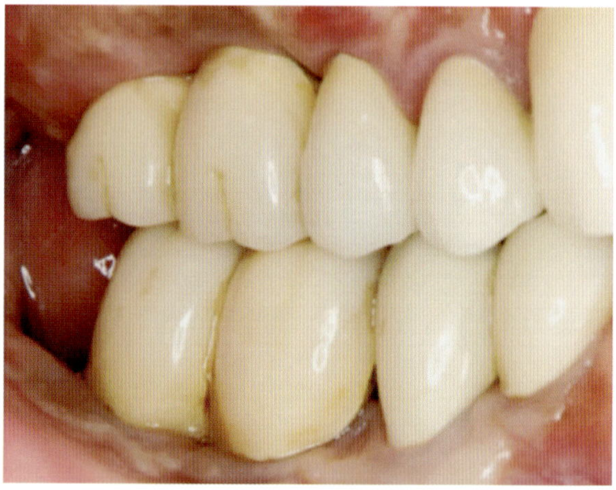

図13　右側面観．7 6|の口腔前庭が狭小であることがメインテナンス時の問題になるであろう

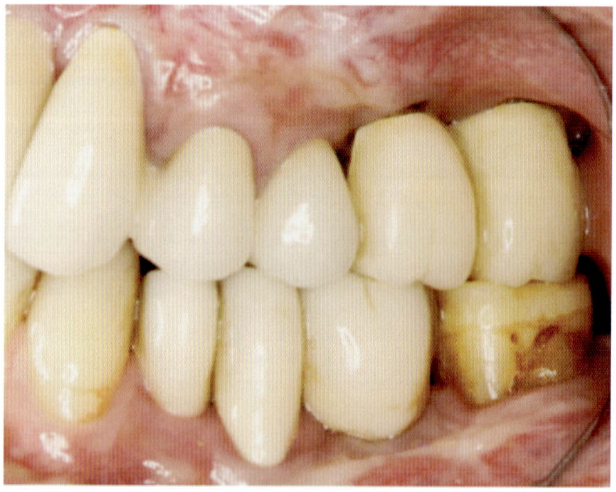

図14　|6 7 の角化歯肉不足と口腔前庭の狭小がメインテナンス時の問題である

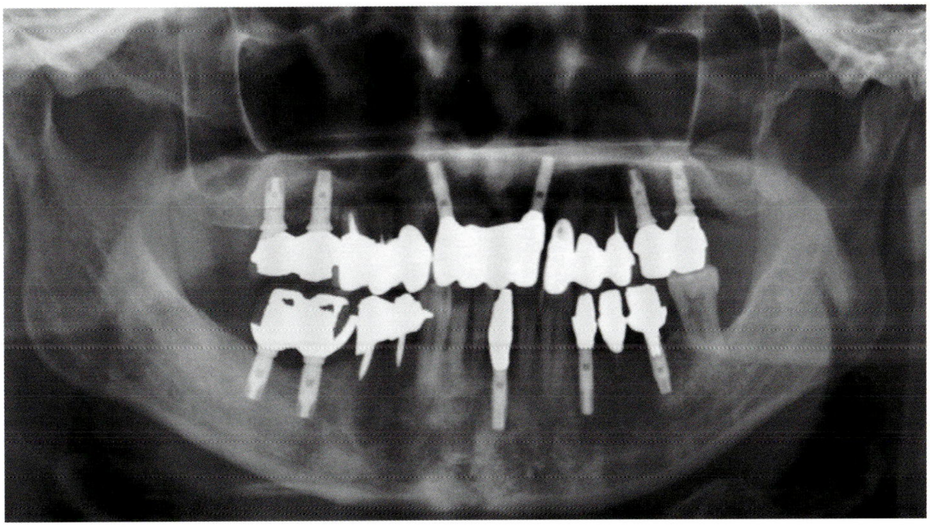

図15　抗菌療法より5年．特に問題は認められない

初　　診　2008.5.31

	8	7	6	5	4	3	2	1	1	2	3	4	5	6	7
Mobility				Ⅱ	Ⅲ	Ⅱ	Ⅱ				Ⅱ	Ⅱ	Ⅱ		
B				5 3 3	3 5 5	5 3 4	4 2 3				9 2 4	5 2 2	2 2 6		
P				4 4 3	4 5 5	5 2 5	5 2 2				6 5 3	3 2 3	5 5 7		
	8	7	6	5	4	3	2	1	1	2	3	4	5	6	7
L	5 4 5			4 2 2	3 2 4	5 2 3	2 2 2	2 4 4		2 1 2	2 3 3		4 2 2		2 2 5
B	5 4 3			4 2 3	4 2 6	2 1 2	2 2 4	3 2 2		2 1 2	2 2 3		4 2 2		1 3 7
Mobility	Ⅰ			Ⅲ	Ⅱ	Ⅰ	Ⅰ	Ⅱ		Ⅰ			Ⅱ		Ⅰ

メインテナンス　2013.5.18

	7	6	5	4	3	2	1	1	2	3	4	5	6	7
Mobility														
B	1 1 2	1 1 1	2 1 2	3 1 3	3 2 2	2 2 3			1 1 1	2 1 2	2 1 1	2 1 2	1 1 1	1 1 2
P	1 1 1	1 1 1	3 2 2	2 2 3	3 2 3	3 2 3			2 1 2	1 1 2	3 1 1	2 1 2	2 2 1	2 1 2
	7	6	5	4	3	2	1	1	2	3	4	5	6	7
L	2 2 2	2 1 2	3 2 2	2 1 1	1 1 2	1 1 1	1 1 2	1 1 1	1 1 2	1 1 1	1 1 2	2 1 3	2 1 2	2 2 4
B	2 2 2	2 1 2	3 1 2	2 1 2	2 1 2	1 1 2	1 1 1	1 1 1	1 1 1	1 1 2	1 1 1	3 1 3	1 1 1	2 1 2
Mobility														

図16　初診時とメインテナンス時のプロービング値．メインテナンス時では全て2mm以下の値を示し，良好な経過である

	初診時 2008.5.31		歯周基本治療終了時 2008.8.30		メインテナンス時 2013.5.18		基準値
	菌　数	対総菌数比率	菌　数	対総菌数比率	菌　数	対総菌数比率	
総菌数	49,000	–	33,000	–	24,000	–	
A.a.	510	1.041%	130	0.394%	10未満	0.00%	<0.01%
P.g.	7600	15.51%	10未満	0.00%	360	1.50%	<0.50%
T.f.	4,000	8.16%	10未満	0.00%	210	0.88%	<1.00%
T.d.	430	0.88%	10未満	0.00%	48	0.20%	<0.50%
P.i.	10未満	0.00%	10未満	0.00%	10未満	0.00%	<2.50%

菌　種	初診	メインテナンス
A.a.	-0.5	-0.4
P.g.	0.0	1.9
P. i.	-0.3	-0.4
E.c.	-0.4	-0.7

図17　初診時，細菌検査で*A.a.*，*P.g.*，*T.f.*，*T.d.*が基準値以上検出された．しかしながら血清抗体価検査では，*A.a.*，*P.g.*の抗体価の上昇を認めなかった．特に*A.a.*の抗体価は（－）であり，患者の*A.a.*に対する免疫機能の低下が疑われた．メインテナンス時では若干の細菌の後戻りが認められ，特に*P.g.*の対総菌数比率がやや高いものの，菌数は360と極少であり，今後の注意深いメインテナンスが必要である．一方，*A.a.*は検出限界以下まで除菌された．しかし抗体価は依然低いままなので，むしろ*A.a.*の管理にさらに注意を払う必要があろう

	細　菌	菌　数	抗　体	歯周病	免疫機能
初診	*A.a.*	多　い	低　い	発　症 （重度）	低　下
	P.g.	多　い	低　い	発　症 （重度）	低　下
メインテナンス	*A.a.*	な　し	低　い	健　康	正　常
	P.g.	多　い	低　い	健　康	正　常

図18　メインテナンス時では，これらの検査結果から患者の現在の免疫状態は正常である．歯周病原細菌の絶対数は減少したもののP.g.のわずかな後戻りがあるため，今後のメインテナンスでの注意深い観察が必要である．リスク判定として用いるこれらの検査は，治療介入前の治療反応性の予測や歯周基本治療の予後のみならず，外科処置前後のSPT，メインテナンス間隔など，来院間隔決定の目安の1つとなると考える

【考　　察】初診時の細菌検査では*A.a.*，*P.g.*，*T.f.*，*T.d.*が基準値以上検出された（図17）．しかしながら血清抗体価検査では，*A.a.*と*P.g.*の抗体価の上昇を認めなかった．特に*A.a.*の抗体価はマイナスであり，患者の*A.a.*に対する免疫機能の低下や抗原認識の低下などが疑われた．

メインテナンス時では若干の細菌の後戻りが認められ，特に*P.g.*の対総菌数比率がやや高いものの，菌数は360と極少であり，現時点では問題ないが今後の注意深いメインテナンスが必要である．一方，*A.a.*は検出限界以下まで除菌され，細菌の後戻りは認められていない．しかし抗体価は依然低いままなので，むしろ*A.a.*の管理により注意を払う必要があろう．

侵襲性歯周炎はインプラント治療に対してリスクが高いので，今後も通常のメインテナンスプログラムに加え，細菌検査や免疫検査による追跡調査が必要であろう．これらの症例の積み重ね，そして長期症例の集積により抗菌療法のエビデンスレベルを上げることで，患者の健康および歯科医療界の地位向上にも貢献したい．

＜参考文献＞

1）アメリカ歯周病学会編：AAP歯周治療のコンセンサス．クインテッセンス出版，東京，1992.
2）Heitz-Mayfield LJ, Lang NP：Comparative biology of chronic and aggressive periodontitis vs. peri-implantitis. Periodontol 2000, 53 : 167-81, 2010. doi : 10.1111/j. 1600-0757. 2010. 00348.x.
3）アメリカ歯周病学会編：AAP歯周疾患の最新分類．クインテッセンス出版，東京，2001.

2 歯周治療効率向上のための対応

歯周組織再生療法に抗菌療法を併用した症例

吉野歯科医院　吉野 宏幸

はじめに》

1980年代にGTRが歯周組織再生療法に応用されて以来20年以上が経過し，歯周再生療法もさまざまな改良が加えられてきた．吸収性メンブレンの登場，EMD（Enamel matrix protein，エナメル基質タンパク），PDGF(Platlet derived growth factor）を代表とした成長因子の登場など，材料面での開発も進んできた．また，材料面だけではなく術式も開発されており，以前に比べて予知性の高い治療になってきたが，さまざまな歯周外科処置に比べてまだ解明されていない点が多い．近年，歯周病原細菌が多く検出された歯周炎患者に対して，抗菌療法により歯周病原細菌を少なくした状態で再生療法をすることで，良好な臨床結果を示した報告がいくつか存在する[1,2]．今回の症例も，それらを参考にして再生療法を行い，良好な予後を追えているので，報告する．

症　例

【患　　者】51歳，男性，非喫煙者．2008年11月初診．

【主　　訴】歯周病を治したい．

【既 往 歴】高血圧（160/90mmHg）．

【現 病 歴】20代に，前歯部をぶつけて上下4本抜歯した後にブリッジを装着した．30代に4|，5|を破折で抜歯し，ブリッジを再装着した．その後歯科医院にはほとんど通院せず，50代になって臼歯部の動揺を自覚したために歯科医院に通院し，1カ月前に臼歯を4本抜歯するも，その後の処置の説明に納得できず，本院に来院した．

【現　　症】初診時の口腔内写真（図1）．X線写真およびポケットチャートからもわかる通り（図2），前歯部にも臼歯部にも垂直的な骨欠損が認められる患者で，細菌検査の結果，*P.g.*が2.89％と，基準値を大きく上回って検出された（図3）．

【診　　断】広汎型慢性歯周炎．

【治療方針】初診時に保存が困難と思われる歯が多く認められたが，再生療法によりなるべく多くの歯を保存する方針にした．基本治療時に抗菌療法により細菌数が少ない状態にすることで，再生療法をする際に有利な環境を整えた．また，インプラント埋入前に歯周治療を終了し，感染のリスクを抑えることもインプラント周囲炎の予防にとって重要である．

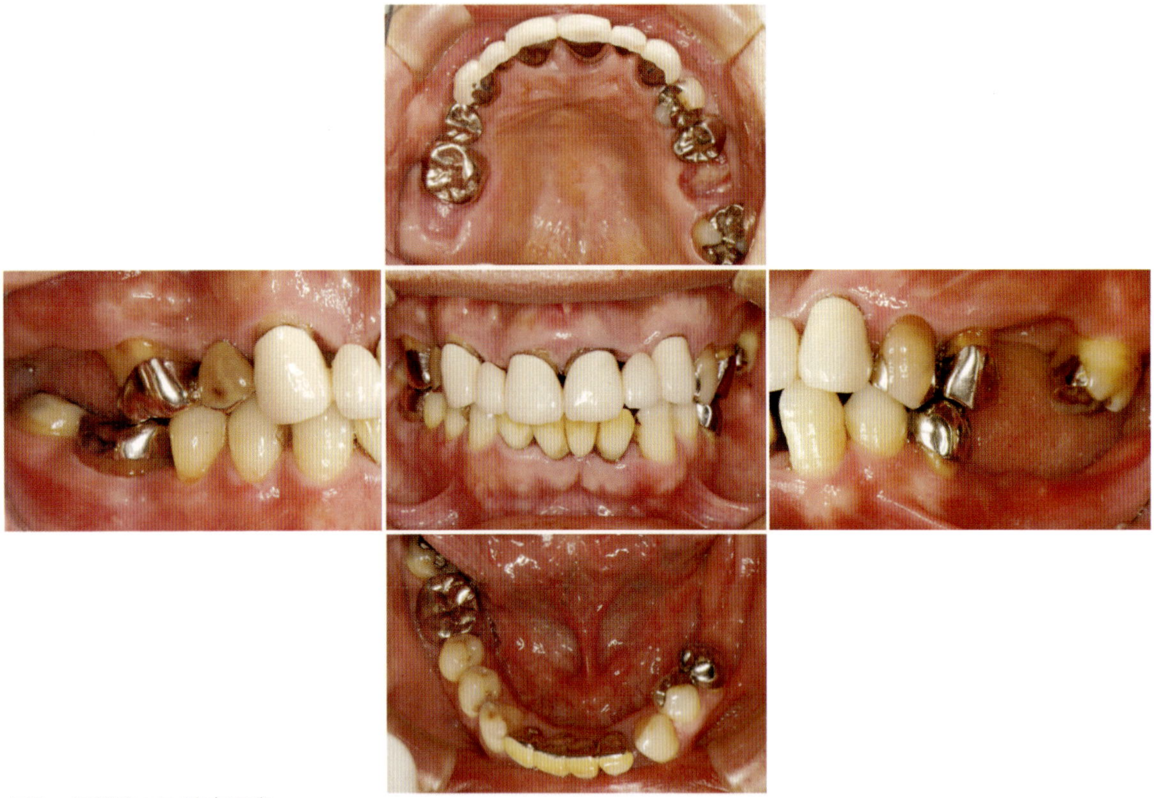

図1　初診時の口腔内写真

	8	7	6	5	4	3	2	1	1	2	3	4	5	6	7	8
Mobility			0			0		0	0		0	0	0		0	
B P.D.			3 3 3			2 2 10		3 3 8	7 3 6		2 3 3	3 3 2	2 3 3		3 3 7	
P P.D.			4 3 5			2 2 5		3 3 7	7 6 6		2 3 3	4 3 2	2 3 3		3 3 6	

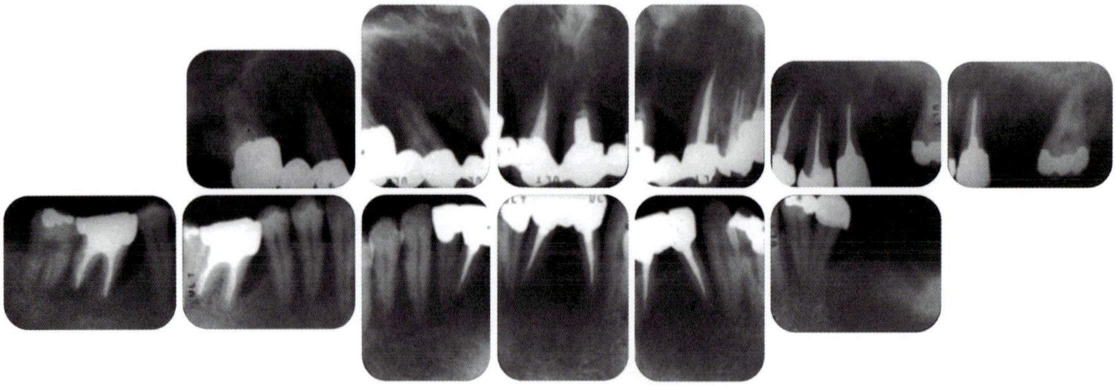

	8	7	6	5	4	3	2	1	1	2	3	4	5	6	7	8
L P.D.		6 4 3	3 3 10	3 3 3	3 3 3	2 2 2	2 2 2	3 3 3		3 2 2	4 3 3	3 3 2	2 7 8			
B P.D.		4 3 3	3 2 8	3 3 3	3 3 3	2 2 2	2 2 2	3 3 3		3 2 2	4 3 3	3 3 2	3 2 7			
Mobility		0	0	0	0	0	0	0		0	0	0	1			

図2　初診時のX線写真およびポケットチャート

	対総菌比率(%)	細菌数
A.a.	0	検出感度以下
P.g.	2.89	810,000
P.i.	0	300
T.f.	4.29	1,200,000
T.d.	0	500

総菌数：28,000,000

図3　初診時の細菌検査の結果．*P.g.*が多く検出されている

【治療経過】本症例も*P.g.*が基準値を大きく上回っていることから，FMDの際にアジスロマイシンによって細菌を減らし，再生療法へ移行した．

⌊1の遠心面，3⌋の近心面，6⌉の近心面，⌈5の遠心面に対して歯石の取り残しがないよう，拡大下でデブライドメントし，エムドゲイン®とFDBA（Freeze-dried bone allograft，凍結乾燥他家骨移植材料）による再生療法を行い，最後にコラーゲンメンブレンにて移植材を覆った（図4〜7）．いずれも1年半後にリエントリーしたところ骨様組織で満たされており（図8），3年後のX線写真では不透過性が増したように見える（図9〜11）．

またインプラント治療やそれに伴うGBR，サイナスリフトも，これら歯周治療を終了した後に治療したことで，細菌感染のリスクを減らすことができたと考える（図12〜15）．また，まだ短い予後しか経過していないが，術後の細菌検査でも歯周病原細菌が検出されておらず，よりリスクの低い状態でメインテナンスできるであろう．

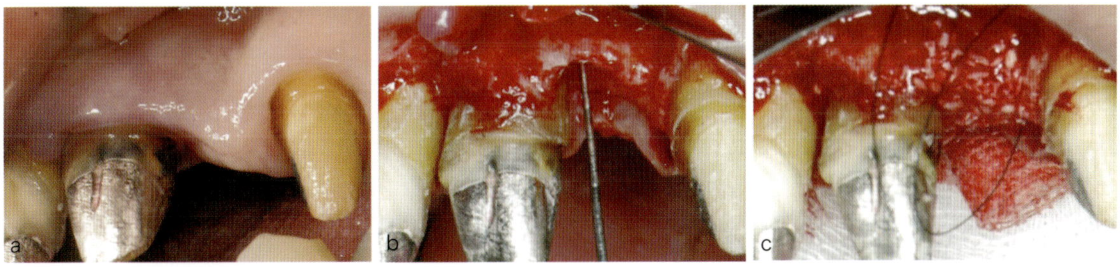

図4　a：⌊1の術前の口腔内写真　b：⌊1の遠心面に1壁性の骨欠損が存在する　c：⌊1の遠心面に対して歯石の取り残しがないよう拡大下でデブライドメントし，エムドゲイン®とFDBAによる再生療法を行い，最後にコラーゲンメンブレンにて移植材を覆った

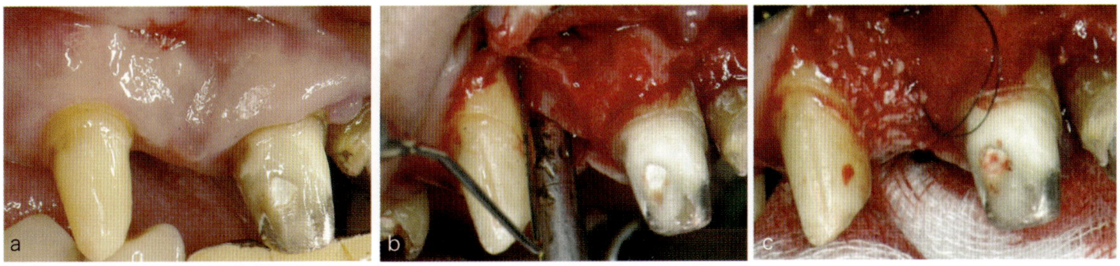

図5　a：3⌋の術前の口腔内写真　b：3⌋の近心面に1壁性の骨欠損が存在する　c：3⌋の近心面のデブライドメントを拡大下で念入りに行い，骨欠損に対して⌊1と同様の再生療法を行った

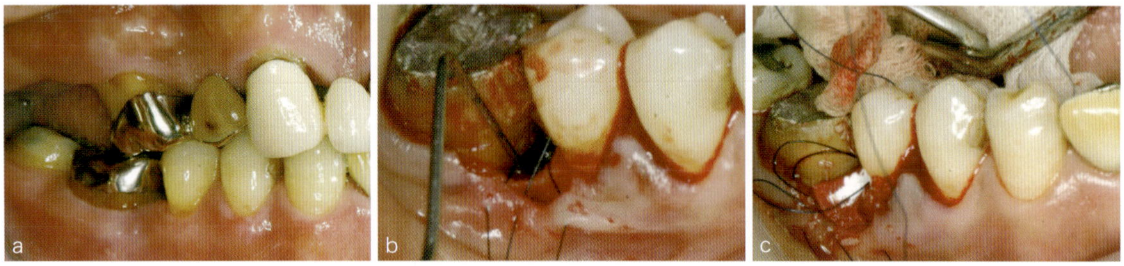

図6　a：6|の術前の口腔内写真　b：6|の近心面に3壁性の骨内欠損が存在する　c：6|の骨欠損に対して上顎前歯部と同様に再生療法を行い，最後にコラーゲンメンブレンにて移植材を覆った

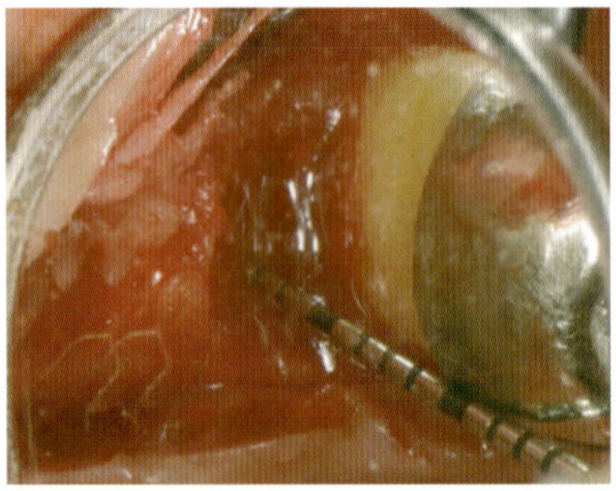

図7　|5の骨欠損に対してエムドゲイン®とFDBAによる再生療法を行った

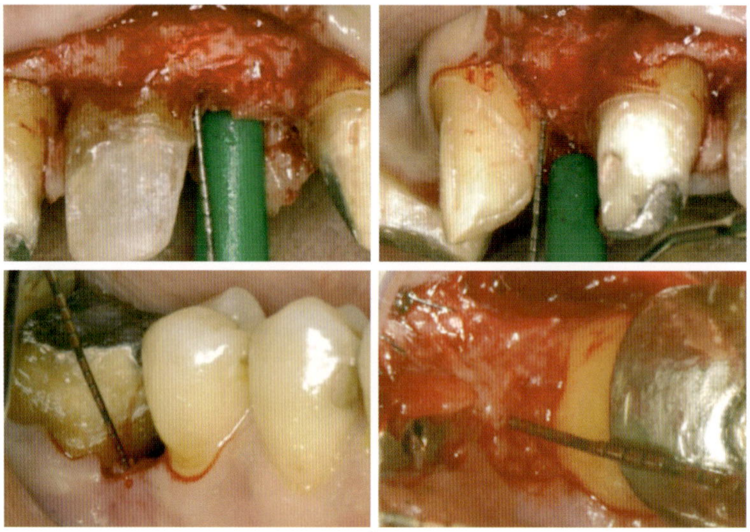

図8　1年半後にリエントリーしたところ，|1，3|，6|，|5いずれも骨様組織で満たされていた

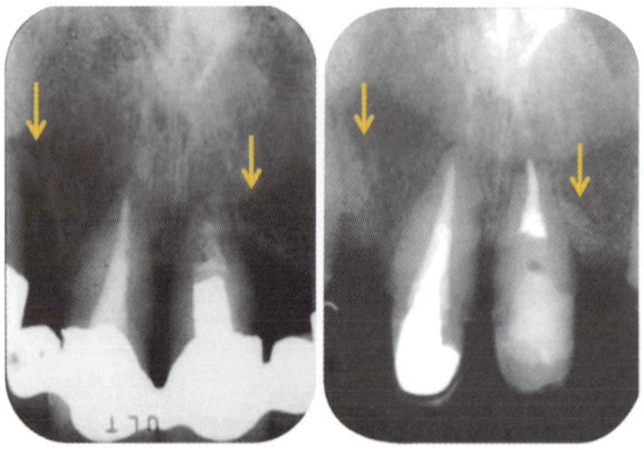

図9　|1，3|のX線写真．3年後（右）ではいずれも不透過性が増したように見える（矢印）

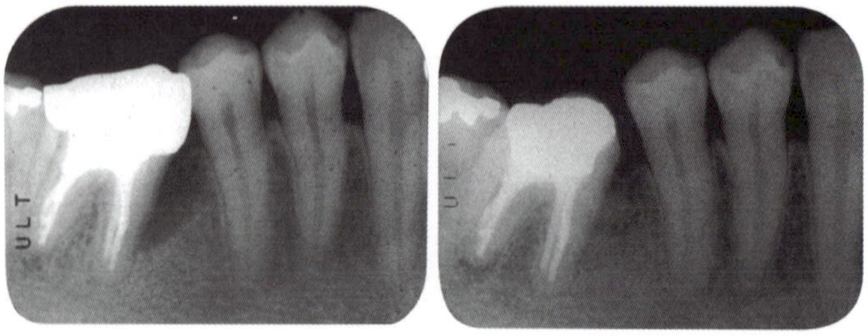

図10　6|のX線写真．3年後（右）では不透過性が増したように見える

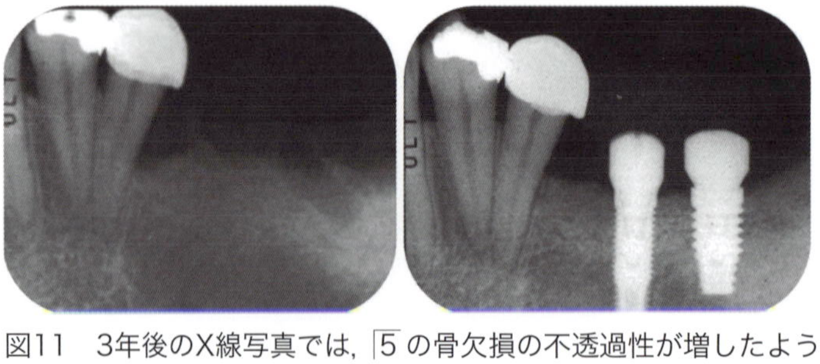

図11　3年後のX線写真では，|5の骨欠損の不透過性が増したように見える

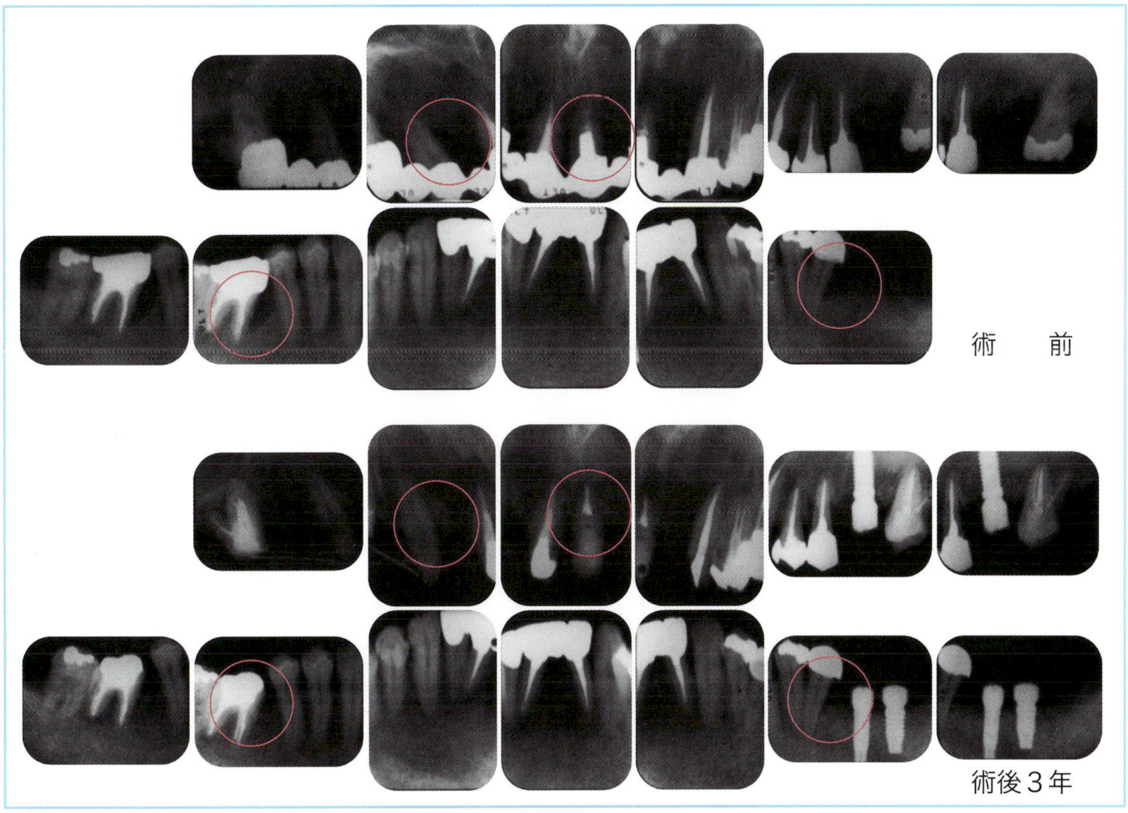

図12　術前と術後3年の，X線写真の比較．再生療法をした歯は3年後のX線写真で不透過性が増している

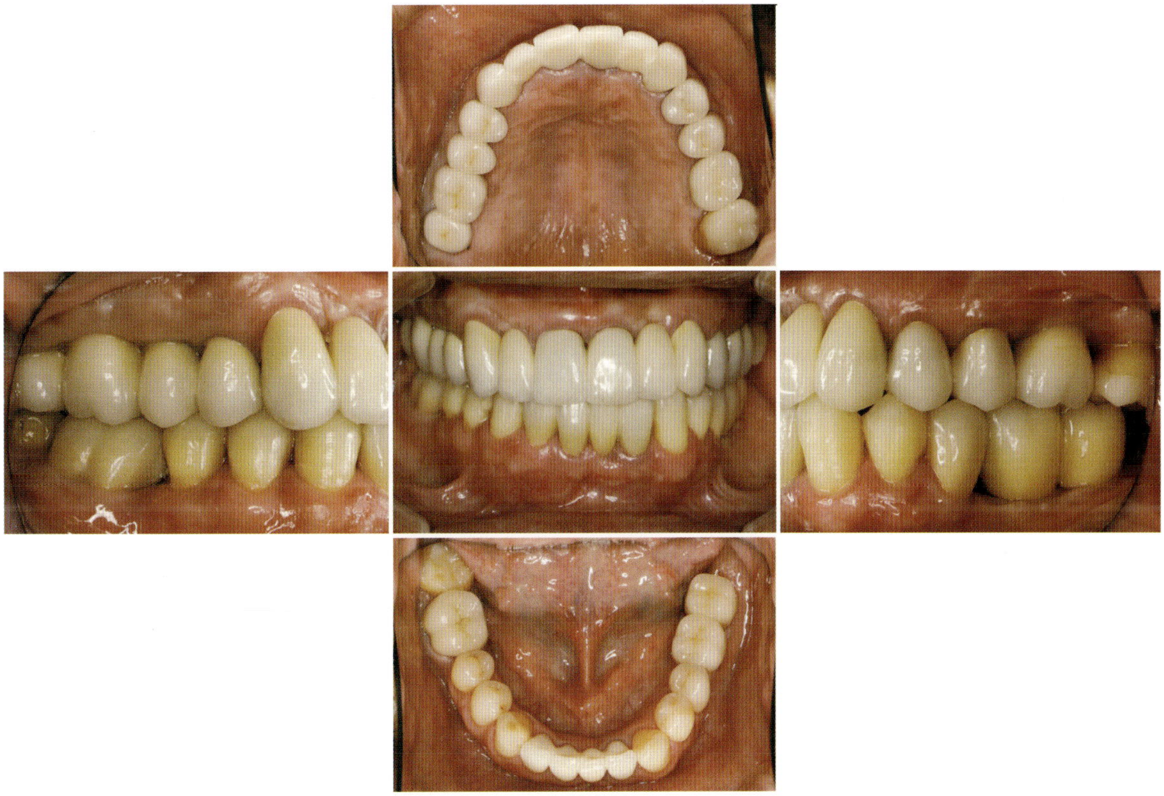

図13　補綴後1年の口腔内写真．術前に乱れていた咬合平面も揃い，前方・側方ガイドもスムーズに行えるようになった

	8	7	6	5	4	3	2	1	1	2	3	4	5	6	7	8
Mobility						0		0	0		0	0	0		0	
B P.D.						2 1 3		2 1 2	2 1 3		3 3 2	3 1 2	3 1 2		2 1 3	
P P.D.						2 1 2		2 1 2	3 1 2		2 3 3	2 1 2	2 1 3		2 1 2	

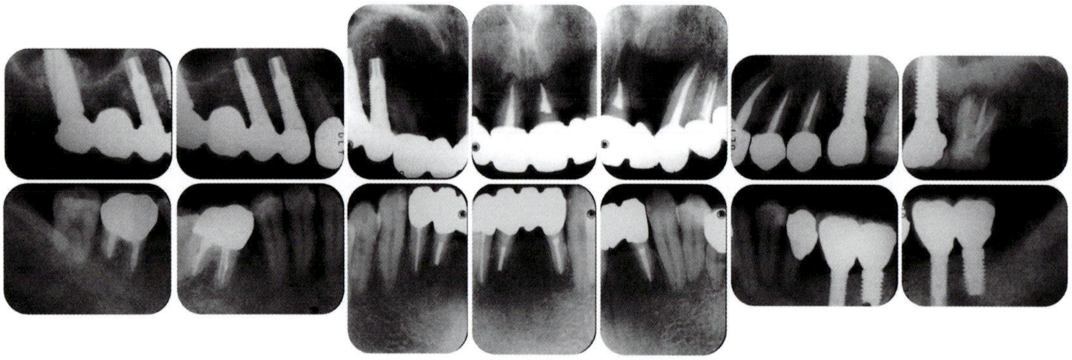

	8	7	6	5	4	3	2	1	1	2	3	4	5	6	7	8
L P.D.		2 1 2	2 1 2	2 1 2	2 1 2	2 1 2	2 1 2	2 1 2		2 1 2	2 1 2	3 1 2	2 1 2			
B P.D.		2 1 2	2 1 2	3 2 2	2 1 2	3 1 2	2 1 2	2 1 2		3 1 2	2 1 2	2 1 3	2 1 3			
Mobility		0	0	0	0	0	0	0		0	0	0	0			

図14　補綴後1年後のX線写真．補綴後も，歯周組織にX線写真上での問題は認められない

	対総菌比率(%)	細菌数
A.a.	0	検出感度以下
P.g.	0	検出感度以下
P.i.	0	560
T.f.	0.1	12,000
T.d.	0	検出感度以下

総菌数：17,120,240

図15　再生療法3年後の細菌検査の結果．歯周病原細菌が口腔内から除菌できている

【考　　察】歯周病原細菌が多く検出された歯周炎患者に対して，抗菌療法によって歯周病原細菌を少なくした状態で再生療法をすることで，良好な臨床結果を示した報告がいくつか存在する[1,2]．Rüdigerらの前向きコホート研究では，4mm以上の骨内欠損を有する慢性歯周炎患者に対してGTR法によって骨欠損部を治療したが，*P.g.*が検出された場合とされなかった場合で骨の再生量を比較している．

ボーンサウンディングにより骨再生量を比較した結果，*P.g.*が術前に検出された群は，検出されなかった群に比べて再生量が少なかった（*P.g.*(+)群1.9±1.1mm vs *P.g.*(−)群1.4±1.4mm）．また，Heitz-Mayfieldらの前向きコホート研究では，3mm以上の骨内欠損を有する重度慢性歯周炎に対して骨欠損部を再生療法で治療し，術前の歯周病原細菌数と再生量（CAL）の間に相関性があるかどうかを統計学的に計測した．その結果，術前の歯周病原細菌数が多い場合はもちろんのこと，RC,

特に*T.f.*の量が多い場合，再生療法によって獲得された1年後のCALが有意に少なかった．

また抗菌療法を基本治療に組み合わせた場合，どの程度の期間で細菌が後戻りするのか，つまり抗菌療法後何カ月以内であれば，歯周病原細菌がコントロールされた状態を保てるのかを，五味らが調べている[3)]．重度慢性歯周炎患者に対して，5週間かけて全顎を1/4顎ずつルートプレーニングした場合（SRP）と，1週間以内での全顎のルートプレーニング（FMD）にアジスロマイシンの術前投与を併用した場合で，術前と術後の歯周病原細菌数がどのように変化したかを調べている．その結果，SRP群では歯周病原細菌数が減少するものの，術直後から検出され続けるのに比較し，FMD群では少なくとも術後12週間は歯周病原細菌が検出されず，24週になって歯周病原細菌の後戻りが認められた．したがって，アジスロマイシンの術前投与を併用したFMDにより，少なくとも12週間（約3カ月間）は，歯周病原細菌を検出限界値以下の状態にコントロールできることが，この研究からわかる．

これらの研究より，歯周病原細菌が多く検出された際に，抗菌療法で菌数を減少させた状態のほうが再生療法に有利に働く可能性があり，また細菌数がコントロールされている期間は3カ月間なので，その間に再生療法を行った．

再生療法を成功に導くためには，適応症なのかどうかも含めて多くの条件がある．その中でも，技術的な要素は最も重要である．技術面で考慮すべき点は，切開から始まり，剥離，デブライドメント，そして縫合まで多くある．特に機械的なデブライドメントは歯周治療の基本であり，重要である．その補助的な役割として，重度歯周炎患者に対して抗菌療法により歯周病原細菌をコントロールすることが，再生療法にとって有利に働く場合もあると考える．

<参考文献>

1）Rüdiger SG, Ehmke B, et al：Guided tissue regeneration using a polylactic acid barrier. Part II：Predictors influencing treatment outcome. J Clin Periodontol, 30(1)：19-25, 2003.

2）Heitz-Mayfield LJA, Tonetti MS, Cortellini P, Lang NP：Microbial colonization patterns predict the outcomes of surgical treatment of intrabony defects. J clin Periodontol, 33(1)：62-68, 2006.

3）Gomi K, et al：Effect of Full Mouth Scaling and Root Planing in conjunction with systemically administered azithromycin. J periodontol, 78(3)：422-429, 2007.

2 歯周治療効率向上のための対応

歯周基本治療前・治療中に抗菌療法を行った症例

東京医科歯科大学大学院　歯科医療行動科学分野　新田　浩

はじめに》

歯周治療における抗菌療法は，機械的プラークコントロールと併用するオプションとして応用され，歯周治療の期間短縮や付加的にアタッチメントゲインが増加することが報告されている．マクロライド系抗生物質であるアジスロマイシン（ジスロマック®）は歯周組織炎としての保険適用があり，3日間の投与で臨床的細菌学的な歯周病に対する有効性が報告されていることから，歯周治療における抗菌療法の抗菌薬として応用しやすい[1]．

日本歯周病学会が刊行している『歯周病患者における抗菌療法の指針2010』[2]では，抗菌薬を投与する対象は，通常の機械的プラークコントロールでは十分な臨床的改善が見られない治療抵抗性および難治性歯周炎患者であり，また抗菌療法を行うタイミングは，歯周基本治療と同ステージあるいは終了後を基本としているが，臨床の現場ではさまざまな病態・状況により，症例に応じて応用することとなる．本稿では，歯周基本治療前・治療中にアジスロマイシンを用いた抗菌療法を応用した2症例を紹介する．

症例1　急性症状に対し，歯周基本治療前に抗菌療法を用いた症例

【患　　者】71歳，男性，非喫煙者．2009年10月初診．

【主　　訴】全顎的な歯肉の腫脹，出血．

【既 往 歴】内科的既往歴なし．

【現 病 歴】近医にて20年以上前から，かかりつけの歯科医院で治療を受けていた．1カ月前に歯肉腫脹が治まらないため受診したところ，多数歯の抜歯の診断を受けたが，納得できず当院を受診した．

【現　　症】全顎的に強い歯肉腫脹が認められ，自然出血している部位も認められた（図1）．X線写真では全顎的に歯槽骨吸収が認められ，|3は根尖部まで吸収像が認められた（図2）．歯周ポケットは全顎的に深く，平均PDは4.6mm，PD4mm以上の歯が16歯（84.2%），BOPは81.6%であった．下顎で動揺度を示す歯が多かった（図3）．プラークコントロールの状態は不良で，PCRは58.0%であった．また，患者はプラークコントロールによる全ての歯の保存を強く希望していた．

【診　　断】慢性歯周炎．

【治療方針】全顎的に自然出血を伴う強い歯肉腫脹が認められ，また歯ブラシ時の接触痛があるため，抗菌薬による炎症の軽減を図る．歯ブラシによるプラークコントロールができる状態になったところで，通常の口腔衛生指導を行う．|3は根尖まで達するPDと，デンタルX線写真像で根尖を取り囲む歯槽骨吸収像および歯石が認められたため，保存不可と診断した．ただし，ブリッジの支台と

なっているため歯根切断で対応する．⌈6の近心根は根尖まで達するPDと，デンタルX線写真像で根尖を取り囲む歯槽骨吸収像が認められ，エンドペリオ病変の疑いがあり，歯髄診断で失活している場合に感染根管治療を行う．予後が悪い場合は近心根のリセクションで対応する．歯周基本治療後の再評価後，必要な部位に歯周外科治療，保存不可の歯の抜去を行い，口腔機能回復治療，SPTに移行する．

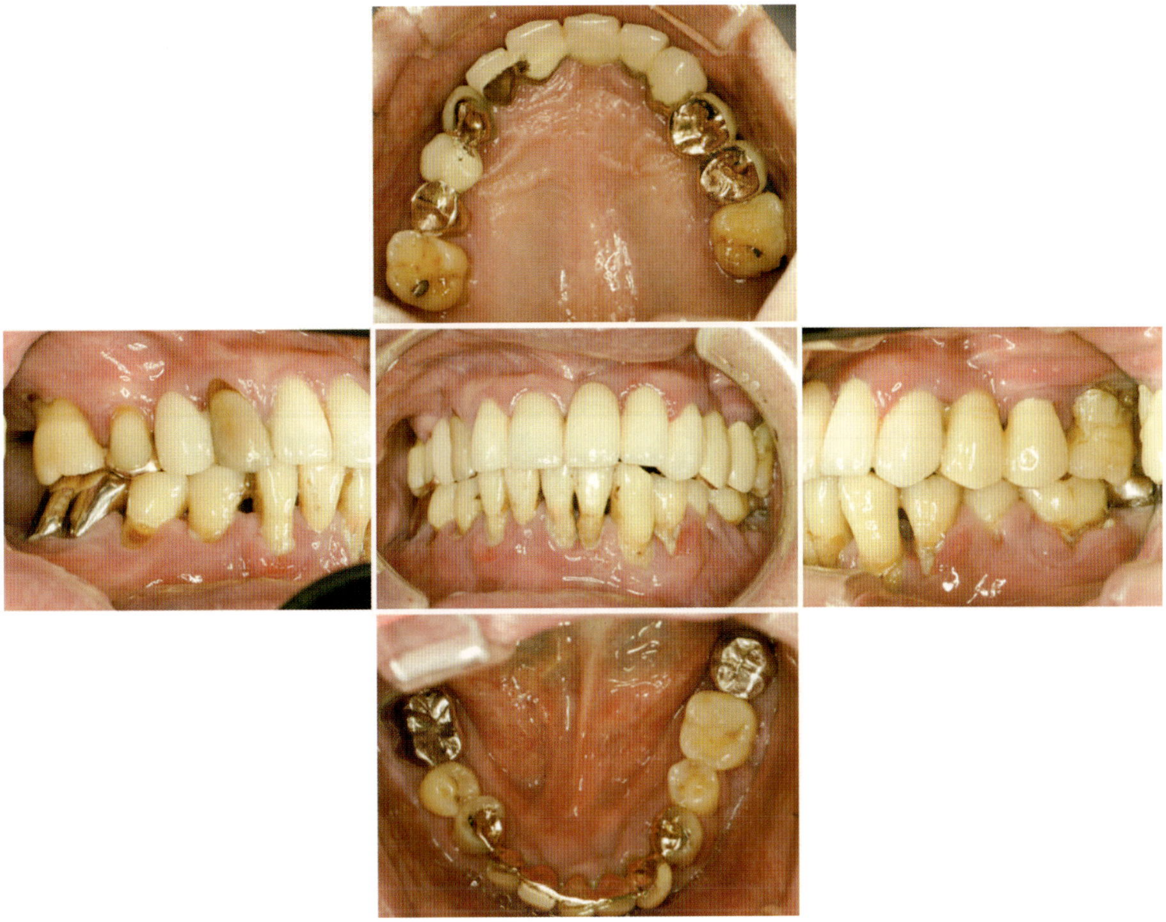

図1　初診時口腔内写真．全顎的にプラークコントロールは不良で，歯肉腫脹を伴う強い炎症を認めた

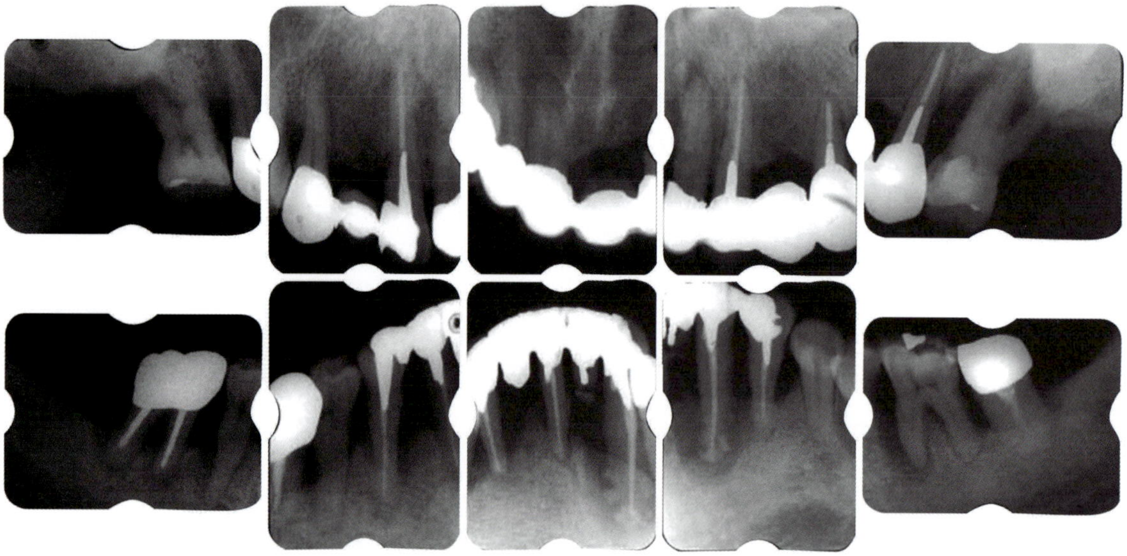

図2　初診時デンタルX線写真．全顎的に歯槽骨吸収が重度であり，|3は根尖部を取り囲む吸収像を認めた．|6，7|は根分岐部に骨吸収像を認めた

	18	17	16	15	14	13	12	11	21	22	23	24	25	26	27	28
動揺度			1	1		1	0	0		0	0		0	2		
PD			5 3 4	6 2 2		5 4 3	3 3 3	3 3 3		6 4 5	5 4 4		4 3 4	6 3 6		
BOP			x x x	x x x		x x x				x x x	x x x			x x x		
BOP			x x x	x x x						x x x	x x x			x x x		
PD			4 2 5	5 4 4		3 1 3	3 3 3	3 3 3		5 4 3	4 3 4		4 3 4	6 4 6		

	48	47	46	45	44	43	42	41	31	32	33	34	35	36	37	38
PD			3 3 4	4 6 6	7 5 10		10 5 5		6 5 6		8 7 11	4 4 3	4 4 3	4 3 5	3 3 3	
BOP			x x x	x x x	x x x		x x x		x x x		x x x	x x x	x x x	x x x	x x x	
BOP			x x x	x x x	x x x		x x x		x x x		x x x	x x x	x x x	x x x	x x x	
PD			5 6 3	10 4 3	6 7 7		8 5 4		5 3 6		8 8 9	8 4 10	4 3 5	10 3 8	3 3 3	
動揺度	1	1	2	2	2		2		2		2	1	1	1	1	

図3　初診時歯周組織検査．平均PD：4.6mm，　PD4mm以上の歯数率：84.2%，BOP陽性率：81.6%

【治療経過】 腫脹，炎症が歯槽粘膜まで広がり，また全顎的に歯周組織破壊が進行しているため，早期の炎症の除去を目的として，口腔衛生指導と並行して歯周基本治療前にアジスロマイシン（ジスロマック®500mg，1×1，3日分）を投与した．

アジスロマイシン投与後2週間で歯肉の強い炎症は軽減し，スケーリング後には歯肉退縮を伴いPDが減少し，平均PDは2.7mm，PD4mm以上の歯は10歯（52.6%），BOPは15.8%に改善した（図4）．その後SRPを実施し，歯周基本治療後の再評価の結果，平均PDが2.6mm，PD4mm以上の歯が7歯（36.8%），BOPが14.9%と，初診に比べ改善したが，スケーリング後との比較ではあまり改善は認められなかった（図5，6）．

症状の改善する可能性の低い|3の抜歯，エンドペリオ病変と思われる|6の感染根管治療を提案したが，患者はプラークコントロールのみの治療を希望したので，口腔衛生指導を継続した．

動揺度			0	0		0	0	0		0	0		0	0		
PD			3 2 3	4 1 2		2 2 2	2 2 2	2 1 2		4 2 2	3 2 3		3 2 3	3 4 3		
BOP			x - -	- - -		- - -	- - -	- - x		- - -	- - -		- - -	- x -		
	18	17	16	15	14	13	12	11	21	22	23	24	25	26	27	28
BOP			x - -	x - -		- - -	- - x	- - x		- - -	- - -		- - -	x - -		
PD			3 2 3	3 2 3		4 2 2	2 2 2	2 2 2		5 3 2	2 2 2		2 2 3	3 2 2		

PD			3 4 3	6 3 2	2 2 2		2 2 4		3 2 3		4 4 7	3 2 2	2 2 2	2 2 2	3 3 3	
BOP			- - -	- - -	- - x		- - -		- - x		- - -	x - -	- - -	- - -	- - -	
	48	47	46	45	44	43	42	41	31	32	33	34	35	36	37	38
BOP			x - -	x - -	- - -		- - -		- - -		- - x	x - x	- - -	x - x	- - -	
PD			4 4 2	3 2 2	2 2 4		3 2 3		3 2 3		6 7 8	2 2 3	2 1 2	6 2 5	2 2 3	
動揺度			1	1	1		1		1		1	1	0	0	0	

図4　スケーリング後の歯周組織検査．平均PD：2.7mm，PD4mm以上の歯数率：52.6%，BOP陽性率：15.8%

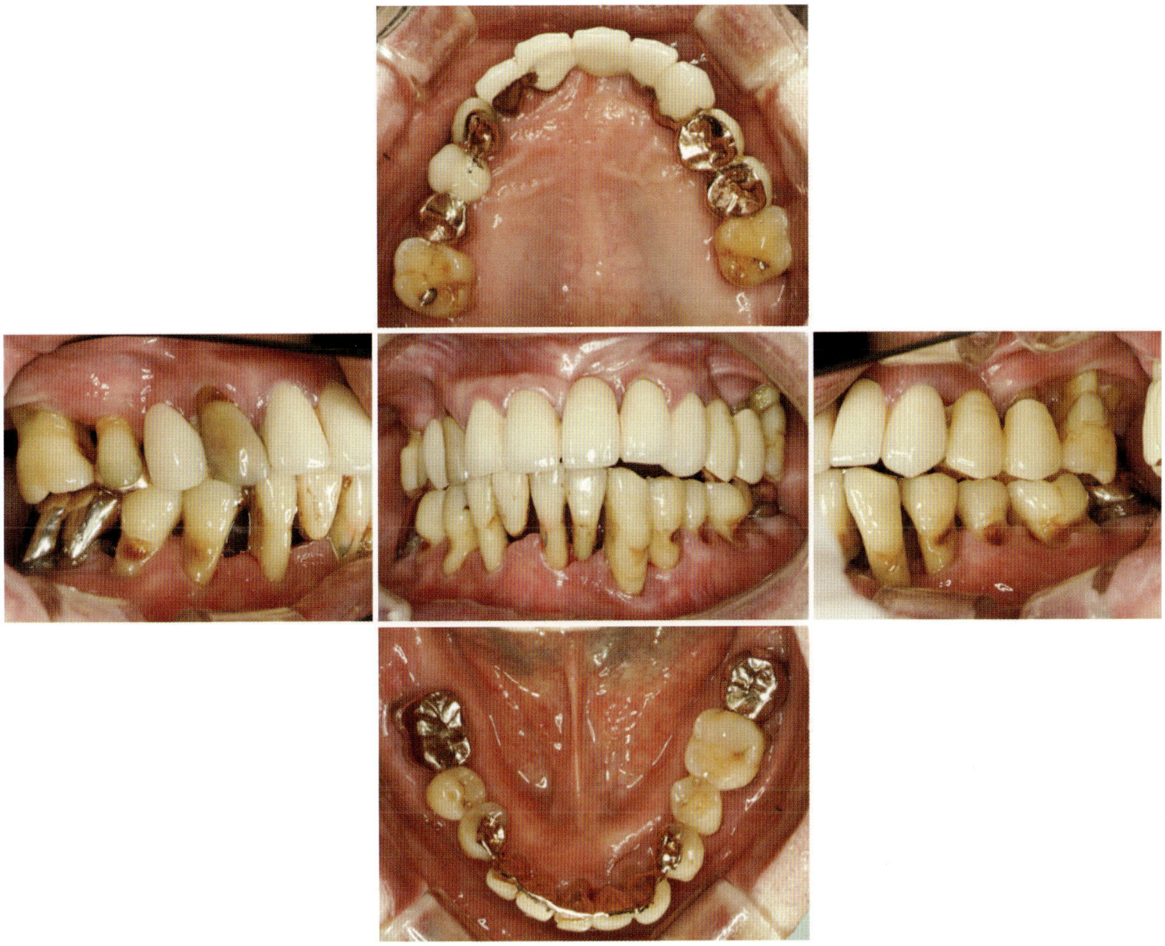

図5　歯周基本治療後の口腔内写真．強い炎症は軽減し，初診時と比較すると歯肉退縮を認める

動揺度			0	0		0	0	0		0	0		0	0		
PD			3 2 3	4 2 2		2 2 2	2 2 2	2 2 2		3 2 3	3 2 2		2 2 3	2 4 3		
BOP			- - x	- - -		- - -	- - -	- - -		x - -	- - x		- - -	- - -		
	18	17	16	15	14	13	12	11	21	22	23	24	25	26	27	28
BOP			- - -	- - -		x - -	x - x	- - -		- - -	- - -		- - x	x - -		
PD			3 2 3	3 2 2		3 2 2	2 2 3	2 2 2		2 2 2	2 2 2		2 2 5	3 2 3		

PD			3 3 3	8 3 2	2 2 2		3 2 3		2 2 2		5 6 6	3 2 3	2 2 2	2 2 2	3 2 3	
BOP			x - -	x - -	- - -		- - -		- - -		- - x	- - -	- - -	x - -	- x -	
	48	47	46	45	44	43	42	41	31	32	33	34	35	36	37	38
BOP			x - -	- - -	- - x		- - -		- - -		x - x	- x -	- - -	x - -	- - -	
PD			3 4 2	4 2 2	2 2 3		2 2 2		2 2 3		5 3 6	3 2 3	2 2 2	6 2 2	2 2 2	
動揺度			0	0	0		0		0		0	0	0	0	0	

図6　歯周基本治療後の歯周組織検査．平均PD：2.6mm，PD4mm以上の歯数率：36.8%，BOP陽性率：14.9%

【考　　察】『歯周病患者における抗菌療法の指針2010』では，歯槽膿瘍（歯周炎の急性発作）に対し，抗菌薬の経口投与は急性症状の改善に有効であるとしている．本症例のように歯肉に急性の強い炎症が認められる場合は，患者のプラークコントロールの状態に関係なく，アジスロマイシンを用いた抗菌療法により，急速に症状がよくなるケースが存在する．アジスロマイシンにはマクロファージなどの炎症性細胞からの炎症性サイトカインの産生を抑制することが報告されており，アジスロマイシンは抗菌作用のほか，抗炎症性作用を持つ可能性が考えられる[3)]．

基本治療前に抗菌療法を行い症状が改善すると，歯周病は歯科医院に行って治す病気であると誤解されやすい．歯周治療の成功の鍵は患者自身によるプラークコントロールである．安易に抗菌療法を早期に応用すると，患者が自身のプラークコントロールの歯周病治療における有効性を自覚する機会を失うリスクがあることを考慮して，使用すべきである．本症例においても図7に示すように，患者のプラークコントロールが定着していない状態となっている．

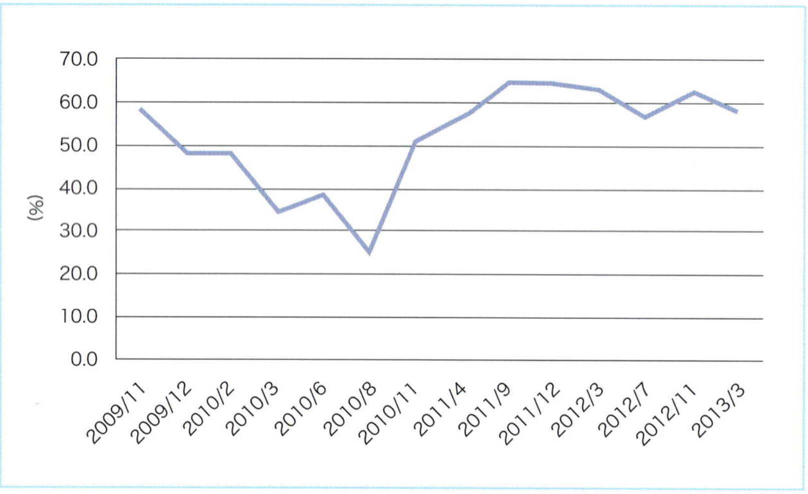

図7　PCRの推移．初診以後PCR値は下がったが，1年後には後戻りを認めた

症例 2　歯周基本治療中に抗菌療法を用いた喫煙が関連した症例

【患　　者】67歳，男性，喫煙者（15本/日，50年間）．2007年10月初診．

【主　　訴】全顎的な歯肉からの出血があり，最近歯が揺れてきた．

【既 往 歴】2001年に膠原病で入院．現在は膠原病の薬を休止し経過観察中．ほか特記なし．

【現 病 歴】近医にて歯科治療を受けていたが，歯肉からの出血，歯の動揺が増えてきたので，友人から当院を推薦され，受診した．

【現　　症】全顎的に見ための歯肉の炎症は強くないが，上顎口蓋側，下顎右側前歯部舌側に炎症が認められた（図8）．X線写真では7|，6|，|5に根尖部までの歯槽骨吸収像が認められた．|6の根分岐部に骨吸収像が認められた（図9）．歯周ポケットは全顎的に深く，平均PDは4.1mm，PD4mm以上の歯は21歯中18歯（89.5%），BOP陽性率は57.6%であった（図10）．プラークコントロールの状態は不良で，PCRは88.0%であった．特に口蓋側，舌側，歯間部には目視できるプラークが認められた．

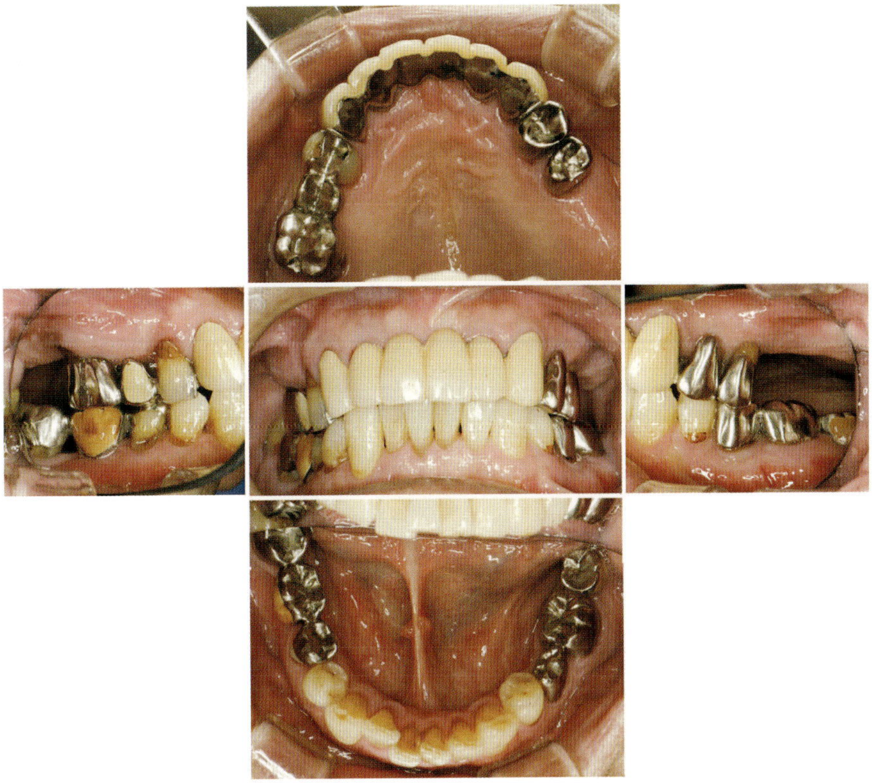

図8　初診時口腔内写真．全顎的に見ための歯肉の炎症は強くないが，上顎口蓋側，下顎右側前歯部舌側に炎症を認めた

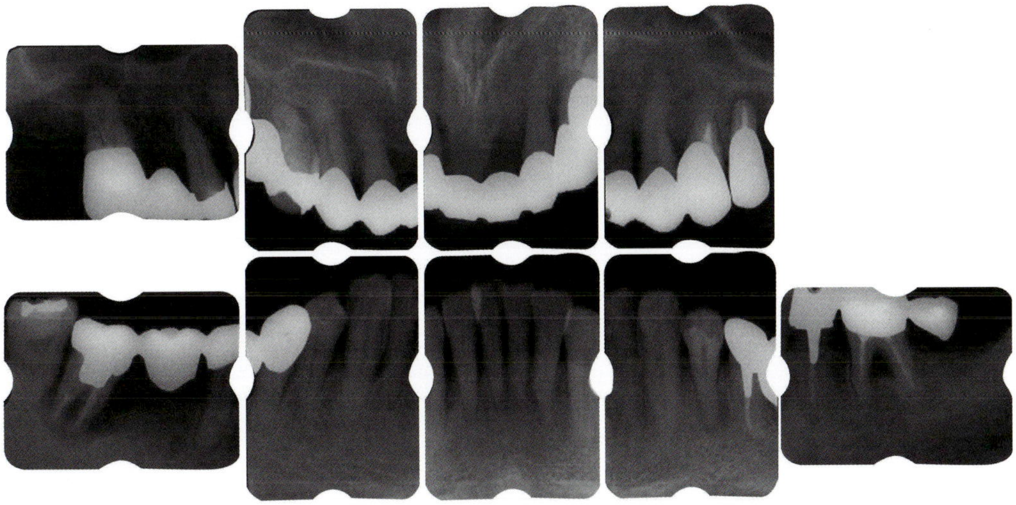

図9　初診時デンタルX線写真．7|，6|，|5 に根尖部までの歯槽骨吸収像を認める．|6 の根分岐部に骨吸収像を認めた

歯	動揺度	PD	PD	PD	BOP	BOP	BOP	BOP	BOP	BOP	PD	PD	PD
18													
17													
16	1	4	3	5	x	x	x	x	x	x	9	8	8
15													
14	2	3	2	6	x		x	x	x	x	3	5	9
13	0	6	2	4	x			x	x	x	8	4	4
12	0	6	4	7	x		x	x	x	x	6	6	5
11													
21													
22	0	4	5	6			x	x	x	x	5	5	5
23	0	4	2	8			x	x	x	x	7	8	7
24	0	5	2	4	x			x	x	x	4	3	4
25	3	4	7	8			x		x	x	4	3	4
26													
27													
28													

歯	PD	PD	PD	BOP	BOP	BOP	BOP	BOP	BOP	PD	PD	PD	動揺度
48	4	3	3	x			x	x	x	4	4	3	1
47	9	10	4	x	x		x	x	x	9	6	8	1
46													
45	3	3	4	x		x	x		x	3	2	3	1
44	3	3	4		x	x				2	2	4	0
43	4	5	7	x	x	x			x	3	2	6	0
42	3	4	5	x	x	x		x	x	3	4	6	1
41	3	2	4		x					4	2	2	1
31	3	2	3		x					2	2	2	1
32	3	2	2		x					2	2	2	1
33	2	2	3							3	2	2	0
34	3	2	4			x				3	2	3	0
35	3	3	4	x	x	x				2	2	3	0
36	4	9	2	x	x	x	x	x	x	4	7	3	0
37													
38													

図10　初診時歯周組織検査．平均PD：4.1mm，　PD4mm以上の歯数率：89.5%，BOP陽性率：57.6%

【診　　断】喫煙が関連した慢性歯周炎.

【治療方針】上顎口蓋側の歯周ポケットが深いことから，喫煙が強く影響していることが考えられ，禁煙指導または減煙指導を行う．併せて，口腔衛生指導，歯周基本治療を行う．歯周基本治療後の再評価後，必要な部位に歯周外科治療，保存不可の歯の抜去を行い，口腔機能回復治療，SPTに移行する.

【治療経過】口腔衛生指導，スケーリングと並行して，7|の抜歯，6|口蓋根のリセクションを行った．抜歯時には抗菌薬の投与はしなかった．歯肉縁上スケーリング後，アジスロマイシン（ジスロマック®500mg，1×1，3日分）を投与し，8日以内に全顎のSRPを終了した.

歯肉の炎症は軽減し，抗菌療法後3カ月で平均PDが2.6mm，PD4mm以上の歯数率は50.0%，BOP陽性率が9.2%（図11），12カ月で平均PDが2.6mm，PD4mm以上の歯数率は38.1%，BOPが6.3%で，3カ月後の状態を維持した（図12）．抗菌療法12カ月後の再評価後，上顎の4mm以上の歯周ポケットが残存している部位に対し，FOPを行った．その後，必要な補綴処置をし，SPTに移行した.

アジスロマイシン投与前・投与後1，3，6，12，18カ月に3|の歯周ポケットから歯周病原細菌を採取し，5種の歯周病原細菌についての細菌検査を行った（図13）.

SPT移行後しばらくは良好に推移していたが，上顎に再発傾向が認められ始め，歯肉の炎症，歯槽骨吸収の進行，歯周ポケットの深化が認められるようになった（図14～16）.

動揺度							1						1			0			0					
PD							3	3	5				3	2	4	4	2	3	3	2	5			
BOP							x																	
	18			17			16			15			14			13			12			11		
BOP																			x					
PD							3	3	3				3	3	4	4	2	3	3	3	3			

動揺度				0			0			0			2											
PD				4	2	3	3	2	6	3	2	3	3	3	5									
BOP																								
	21			22			23			24			25			26			27			28		
BOP					x					x	x													
PD				4	2	3	3	3	5	3	3	4	4	4	2									

PD	3	3	2							2	2	2	2	2	2	2	2	3	2	1	2	2	2	2
BOP		x																	x					
	48			47			46			45			44			43			42			41		
BOP															x									
PD	4	2	2							2	2	3	2	1	2	3	2	2	2	2	2	2	1	2
動揺度	0									0			0			0			0			0		

PD	2	1	2	2	1	2	2	2	3	3	2	2	2	2	2	2	6	2						
BOP																	x							
	31			32			33			34			35			36			37			38		
BOP														x			x							
PD	2	1	2	2	1	2	2	1	2	2	1	2	2	1	2	3	6	3						
動揺度	0			0			0			0			0			0								

図11　抗菌療法後3カ月時の歯周組織検査．平均PD：2.6mm，PD4mm以上の歯数率：50.0%，BOP陽性率：9.2%

動揺度							0						0			0			0					
PD							2	2	5				3	2	4	4	2	2	2	2	4			
BOP									x						x						x			
	18			17			16			15			14			13			12			11		
BOP																		x						
PD							3	3	3				3	4	5	4	2	3	3	3	3			

動揺度				0			0			0			2											
PD				3	2	3	3	2	4	3	1	3	3	2	6									
BOP																								
	21			22			23			24			25			26			27			28		
BOP				x		x						x												
PD				3	2	2	3	2	3	3	5	4	7	5	5									

PD	2	3	2							2	2	3	2	2	3	2	2	3	2	3	2	2	2	2
BOP																								
	48			47			46			45			44			43			42			41		
BOP																								
PD	3	2	2							2	2	3	2	2	2	2	2	2	2	1	2	2	1	2
動揺度	0									0			0			0			0			0		

PD	2	3	2	2	3	2	2	2	2	2	2	2	2	2	2	2	2	2	2	2	2			
BOP																								
	31			32			33			34			35			36			36			38		
BOP													x											
PD	2	1	2	2	1	2	2	1	2	2	1	2	2	1	2	2	2	3	4	2	2			
動揺度	0			0			0			0			0			0								

図12　抗菌療法後12カ月時の時歯周組織検査．平均PD：2.6mm，PD4mm以上の歯数率：38.1%，BOP陽性率：6.3%

	平均PD（mm）	PD4mm≦の歯数	総菌数	*P.g.*	*P.i.*	*T.f.*	*T.d.*	*A.a.*
Ｂ　Ｌ	3.38	14	2,000,000	21,000	460	13,000	29,000	10未満
１カ月	2.90	11	3,900	10未満	10未満	10未満	10未満	10未満
３カ月	2.57	10	2,000	10未満	10未満	10未満	10未満	10未満
６カ月	2.57	9	41,000	400	10未満	110	10未満	10未満
12カ月	2.46	8	360,000	24,000	490	1,600	10未満	10未満
18カ月	2.27	6	15,000	2,600	10未満	580	10未満	10未満
34カ月	2.33	6						
67カ月	2.76	9						

図13　PDと細菌検査結果の推移

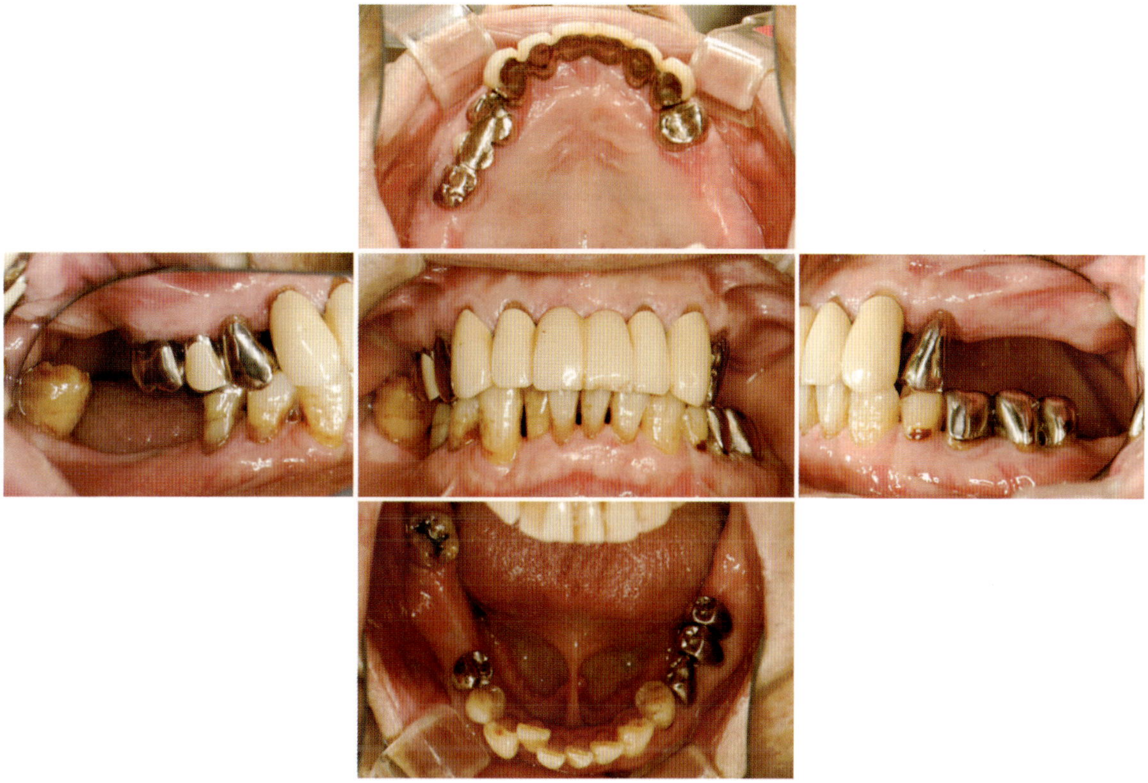

図14　抗菌療法後，67カ月時の口腔内写真

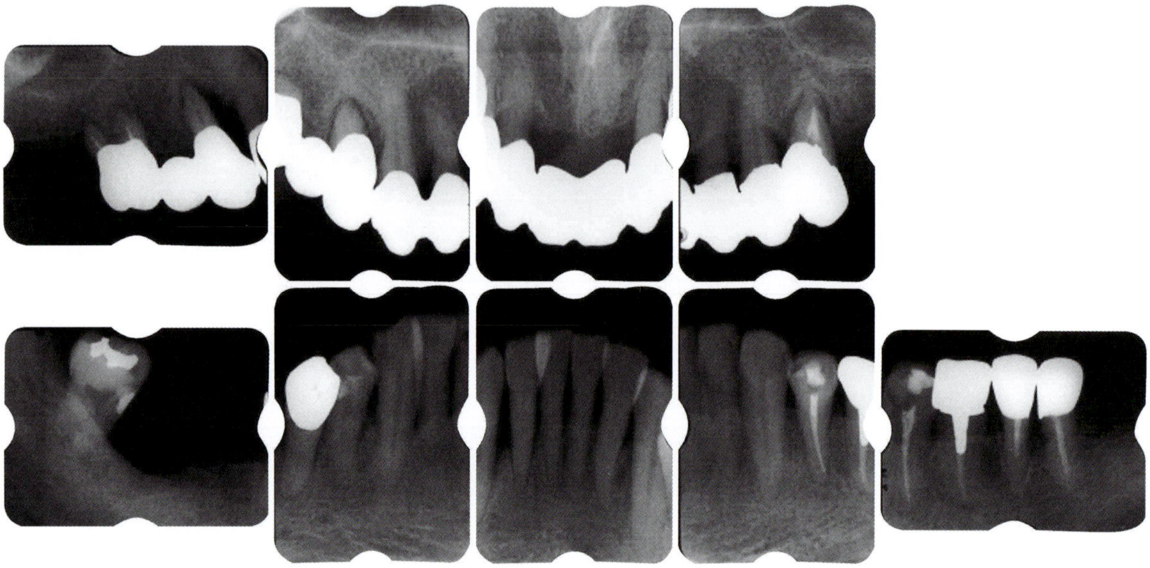

図15　抗菌療法後，67カ月時のデンタルX線写真

	18	17	16	15	14	13	12	11	21	22	23	24	25	26	27	28
動揺度			0		0	0	0			0	0	0				
PD			3 4 4		3 2 5	3 2 2	3 2 3			2 2 3	4 2 5	4 2 3				
BOP			x x							x	x					
BOP			x								x x	x x				
PD			3 4 5		4 6 8	4 2 3	4 3 5			4 3 3	3 3 6	4 4 5				

	48	47	46	45	44	43	42	41	31	32	33	34	35	36	36	38
PD	3 3 2			3 3 3	3 2 3	2 2 4	2 1 2	2 1 2	2 1 2	2 2 2	2 2 2	2 2 3	2 2 3	3 2 3	3 2 2	
BOP					x									x		
BOP													x			
PD	3 2 2			2 2 3	3 2 4	3 2 3	2 2 2	3 2 2	2 2 2	3 2 3	3 2 2	3 2 2	2 2 3	2 2 3	3 2 2	
動揺度	0			0	0	0	0	0	0	0	0	0	0	0		

図16　抗菌療法後，67カ月時の歯周組織検査．平均PD：2.8mm，PD4mm以上の歯数率：45.0%，BOP陽性率：10.0%

【考　　察】『歯周病患者における抗菌療法の指針2010』では抗菌薬の経口投与を検討すべき症例として，喫煙者があげられている．本患者は長期間喫煙を続けており，歯周治療への反応性が低いことが予想され，抗菌療法を計画した．また『歯周病患者における抗菌療法の指針2010』は経口投与を開始する時期について，良好な口腔清掃が確立した後，SRP開始時から終了直後としている．本症例では口腔衛生指導後PCRは10.0%以下となり，口腔清掃の確立後，抗菌薬を投与した．そして，アジスロマイシンの歯肉中の薬剤有効濃度が維持されるのは約1週間であり，アジスロマイシン投与1週間以内にSRPを終了すれば，FM-SRPと同程度の臨床細菌学的効果が得られることが報告されていることから，本症例では8日以内にSRPを完了した．

抗菌療法後12カ月まで，平均PDとPD4mm以上の歯数は減少した．また総菌数は抗菌療法3カ月後まで減少したが，6カ月後に増加しはじめ，12カ月後で増加傾向があった．歯周病原細菌の検出については，抗菌療法前には*P.g.*，*P.i.*，*T.f.*，*T.d.*が検出されたが，3カ月後ではいずれも検出されなかった．しかし6カ月後で*P.g.*と*T.f.*，12カ月後に*P.i.*が再検出され，*P.g.*は術前のレベルまで後戻りした．

細菌の検出については，他の症例においてもアジスロマイシンによる抗菌療法では，3カ月後まで術前に検出された歯周病原細菌が検出されないことが多く，そして6カ月後に再検出される症例を経験している．病型と歯周病原細菌の後戻りとの関連性については，今後の研究に期待している．

本症例は経過良好とはいえず，その原因として歯周病原細菌の後戻りと喫煙が考えられる．『歯周病患者における抗菌療法の指針2010』でも「喫煙患者においても抗菌薬の経口投与は有効である．しかしながら治療後の良好な予後を導くためには禁煙が必要であることを強調すべきである」としている．

<参考文献>

1）Yashima A, Gomi K, et al：One-stage full-mouth versus partial-mouth scaling and root planing during the effective half-life of systemically administered azithromycin. J Periodontol, 80：1406-1413, 2009.

2）日本歯周病学会編：歯周病患者における抗菌療法の指針2010．医歯薬出版，東京，2011.

3）Murphy BS, Sundareshan V, et al：Azithromycin alters macrophage phenotype. J Antimicrob Chemother, 61：554-1560, 2008.

2 歯周治療効率向上のための対応

広汎型重度慢性歯周炎患者に歯周補綴を行った症例

東歯科医院　東　克章

はじめに》

重度の歯周病患者に対しても，治療の基本は患者自身による歯肉縁上のプラークコントロールと，術者側が行う歯肉縁下のプラークコントロール（SRPなど）であり，それによって歯周病の進行を阻止することができるのである．しかし，実際の臨床では多くが患者自身のプラークコントロールに委ねられており，術者側の治療はそれを手助けするに過ぎなく，無力感を覚えるときがある．

本稿ではなかなかプラークコントロールのうまくいかない患者にアプローチする中で，本来の抗菌療法とはいえないが，簡易細菌検査やLDDSを行った症例を提示する．

症　例

【患　　者】47歳，女性，非喫煙者．1995年6月初診．

【主　　訴】全顎的な歯肉の出血や腫脹を治してほしい．

【既 往 歴】自律神経失調症．

【現 病 歴】数年前より歯肉がところどころ腫れていた（|6口蓋側，|6頬側，65|間の歯間乳頭部）．朝，起床時に顔面が腫れていたので心配になり，当院を受診．

【現　　症】口腔内写真では全顎的に歯肉は発赤・腫脹し，プラークや歯石が沈着していた（図1）．歯周組織検査では上顎前歯部に歯肉縁下カリエスがあった．PDは下顎前歯部を除いて全体的に深く，当然それらからBOPを認めた．Ⅱ～Ⅲ度の動揺度や根分岐部病変も同様に，下顎前歯部以外に認められた（図2）．X線写真では下顎前歯を除いて中等度～重度の水平型および楔状骨吸収を認めた（図3）．上顎切歯部と4|，|6，|6は根尖まで骨吸収しており|4は破折していた．6|と|7，|7，6|はⅡ度の根分岐部病変を抱えていた．簡易細菌検査としてペリオチェック®で細菌検査を行ったが，|5の口蓋側中央の歯周ポケットでは強陽性であった（図4）．

【診　　断】広汎型重度慢性歯周炎．

【治療方針】全体診断後，治療方針を決定するための1歯ごとの診断を行う．421|1246，|6は保存不可能と判断し抜歯，また，7|7，|7は経過観察歯とし，その他は保存歯とする．炎症のコントロールを中心に行い再評価の後，上下左右臼歯部骨縁下ポケットや根分岐部病変部に歯周外科処置を行う．経過観察歯を保存する場合は，上顎は支台歯の配置状態がよいことからクロスアーチスプリントを，下顎は|④⑤6⑦をブリッジ，6|を前装冠で補綴することとする．

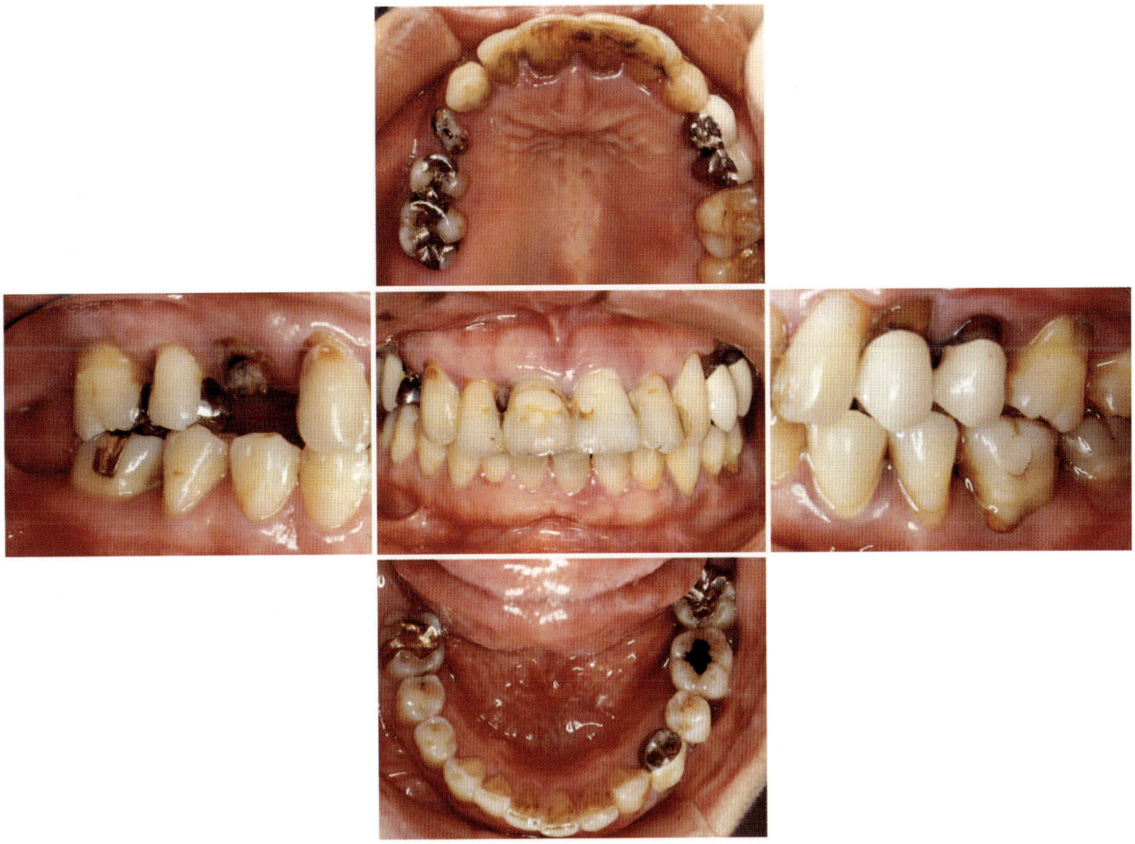

図1　初診時口腔内写真．歯肉が全体的に発赤，腫脹している．歯根が露出しており，プラークの沈着を認める

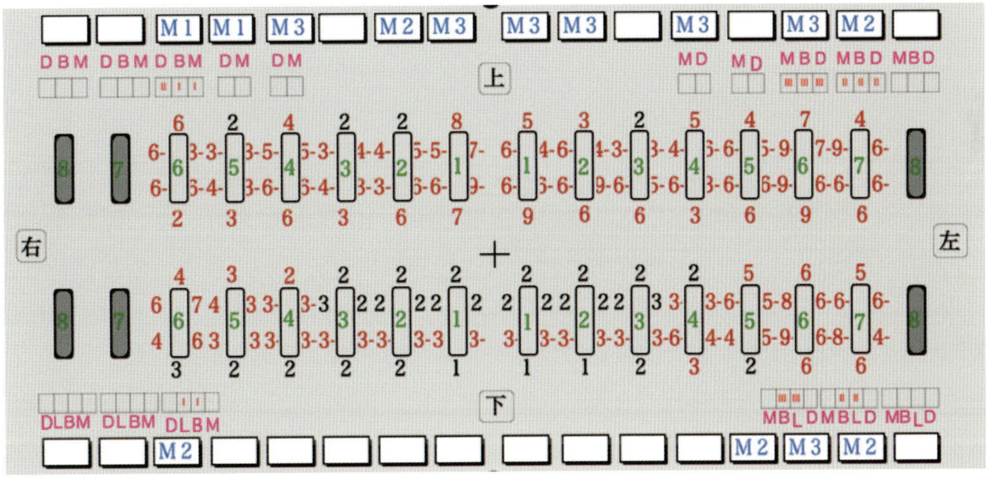

図2　初診時歯周組織検査表

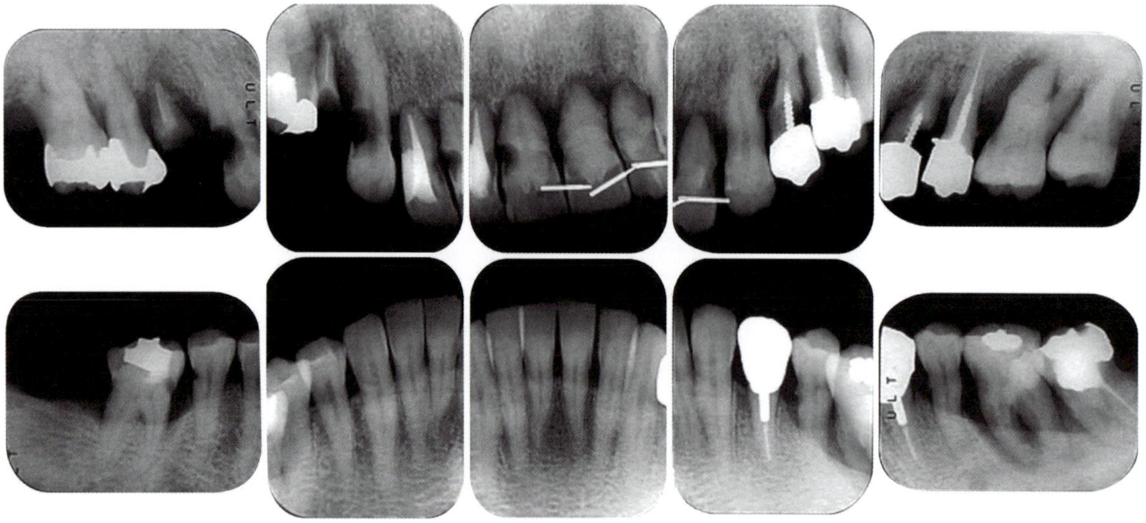

図3　初診時X線写真

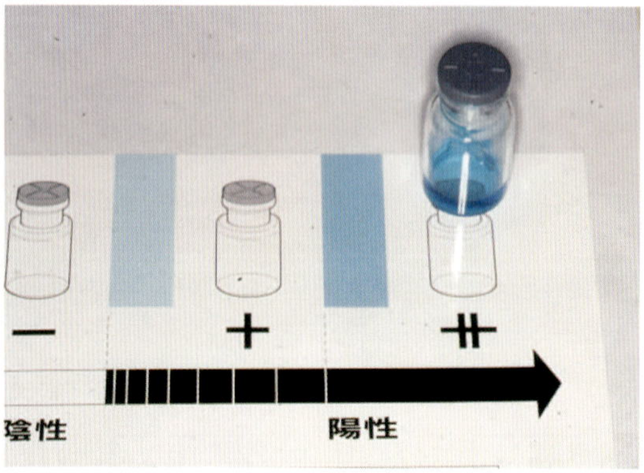

図4　初診時，ペリオチェック®による簡易細菌検査結果

【治療経過】 まず歯周基本治療として口腔清掃指導の後，全顎にSRPを行った．保存不可能と診断した4|と21|12（図5），|4，|6，|6を抜歯した．次に再評価検査を行い，修復治療に移行した．上下顎両側臼歯部に対してはフラップ手術を行い（図6），7|の遠心根は抜歯した．上顎には動揺歯の固定と審美的理由により，硬質レジン前装冠によるクロスアーチスプリントを行った．

最終再評価においては歯周組織検査とX線診査に加えて，初診時に行った|5の口蓋側の歯周ポケットにペリオチェック®による細菌検査を行ったが，陰性であった．その後，SPTに移行した．図7，8はSPT移行時のものである．

SPT中に|7が破折したため抜歯した．また|7，6|は歯周炎が再発したが，ペリオフィール®の局所投与（LDDS）を積極的に行い，それ以上の進行をできるだけ阻止している．さらに急性期には抗菌薬（アモキシシリン）を服用した（図9）．

現在SPTに移行して16年経過しているが，一部歯周ポケットの再発とBOPが認められる．3カ月に1回リコールしていたがプラークコントロールがうまくないので（図10），患者による歯肉縁上のプラークコントロールの重要性を常にアピールしつつ，月1回のSPTを継続している．

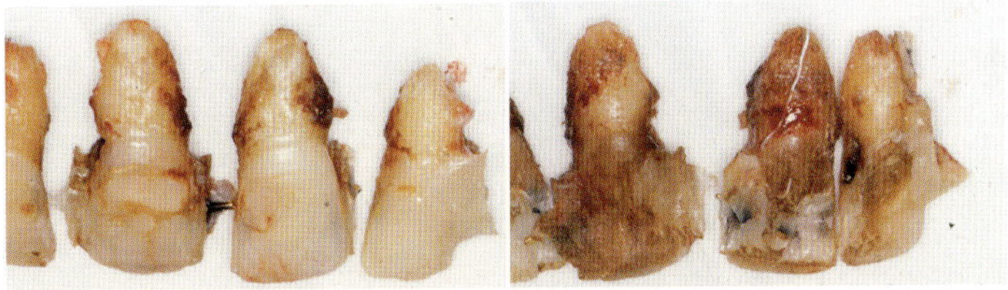

図5　抜去した 21|12 の頬側面観・口蓋側面観

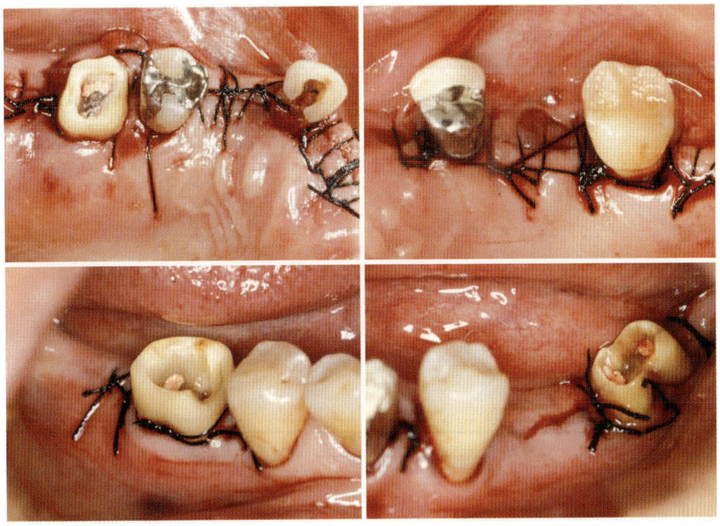

図6　歯周外科治療時の口腔内写真

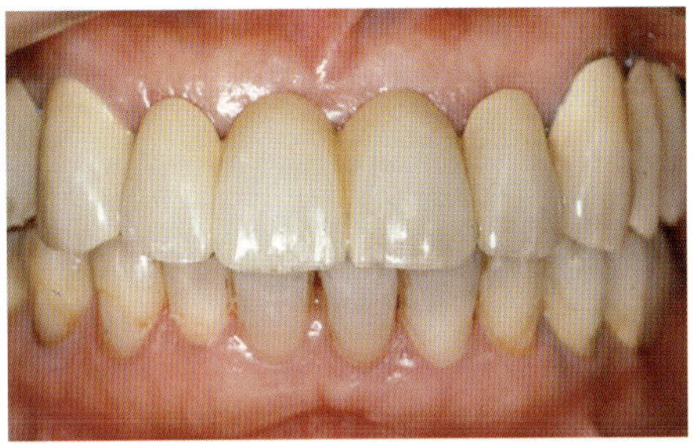

図7　SPT移行時の口腔内写真

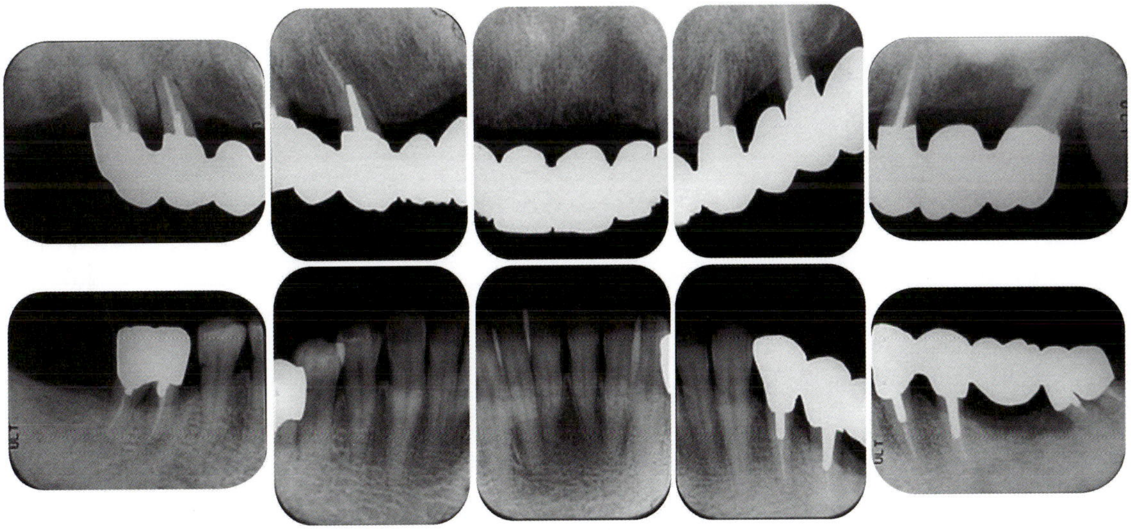

図8　治療6カ月後のX線写真

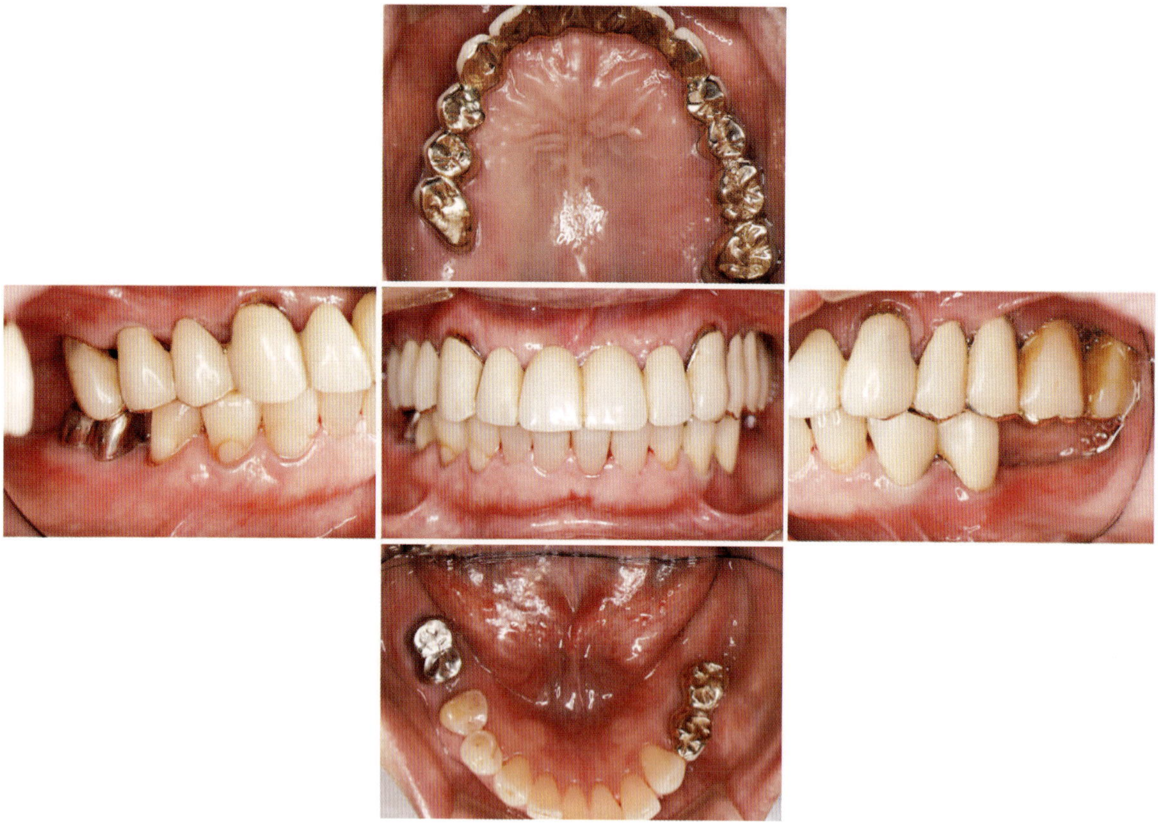

図9　術後14年目のSPT時口腔内写真

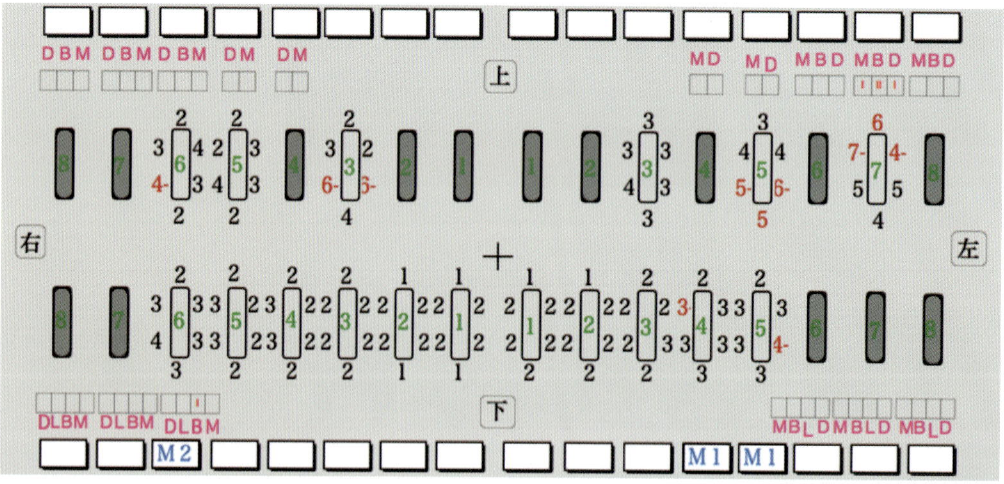

図10　術後16年時の歯周組織検査表．一部5mm以上のPDとBOPを認める．再度口腔清掃指導およびSRPを行った

【考　　察】 患者の歯肉縁上のプラークコントロールは良好とはいえないながらも，定期的にSPTを行うことによって，少しでも歯周病の進行を抑制することができればと思っている．歯肉縁上のプラークコントロールを徹底すれば，歯周ポケット内の総細菌数を減少することができるのみならず，歯周病原細菌の数や構成をも減らすことができるということは，軽視してはならない事実である[1,2)]．そのうえで，抗菌療法を併用することで相乗効果を期待している．患者もPCRは30％であるにも関

わらず，進行をコントロールできているのはSPTの頻度を月1回にしたことや，抗菌薬やLDDSを応用したことなどが挙げられよう．

上顎の歯周補綴は，動揺があり付着量の少ない歯を連結することによって保存するものであり，術後17年経過している（図11）．補綴に際しては動揺歯を多数抱えていたので，二次固定でなく一次固定にした．またブリッジや支台歯の破折が起きないように設計をすることも必要である[3]．たとえば，臼歯部では隣接面の連結部を高くとることや，前歯部ではそれと同時に頬舌的厚みもとることなどである．さらにもともとカリエスリスクが高いので（図12），SPT中に根面齲蝕を生じないように，フッ素によるカリエスコントロールを行っている．

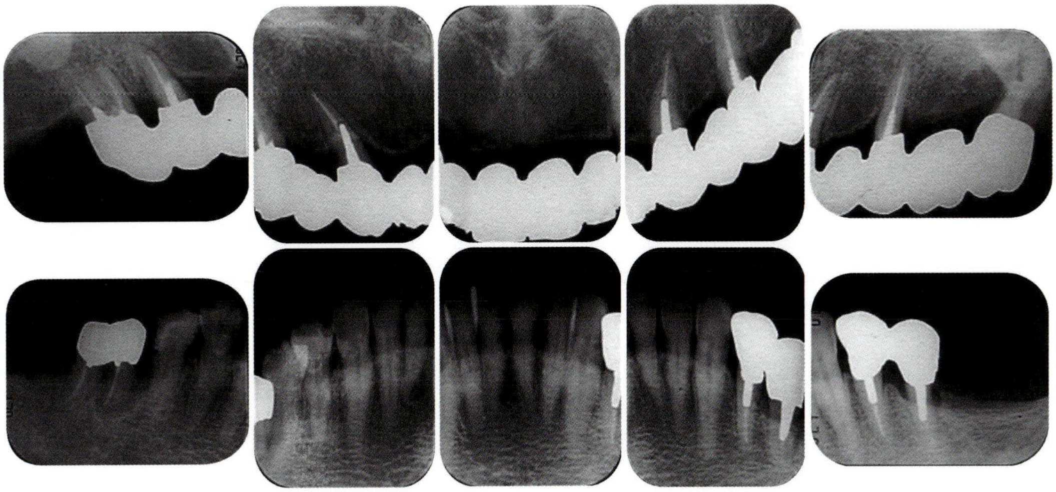

図11　術後17年時のX線写真

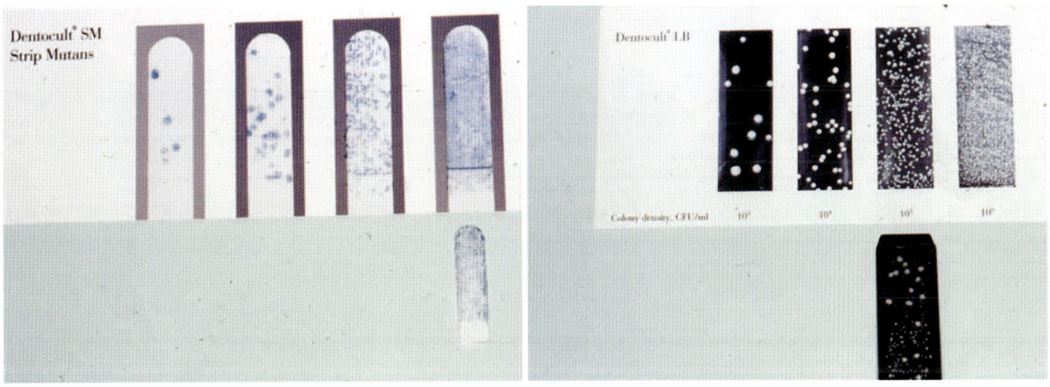

図12　初診時，唾液検査結果

＜参考文献＞

1）Hellström MK, Ramberg P, et al：The effect of supragingival plaque control on the subgingival microflora in human periodontitis, J clin Periodontol, 23：939-940, 1996.

2）Dahlen G, Lindhe J, et al：The effect of supragingival plaque control on the subgingival microbiota in subjects with periodontal disease　J Clin Periodontol, 19：802-809, 1992.

3）Nyman S, Lindhe J：Longitudinal study of combined periodontal and prosthetic treatment of patients with advanced periodontal disease. Joural of Periodontology, 4：163-169, 1979.

■編者紹介■

三辺正人（みなべ　まさと）

■略　歴

1981年　神奈川歯科大学　卒業
同大学保存第２講座（歯周病学）助手
1990年　奥羽大学歯学部保存第１講座
（修復，歯周病学）講師
1994年　文教通り歯科クリニック（千葉市）院長
2014年　神奈川歯科大学大学院歯学研究科
口腔科学講座歯周病学　教授

歯学博士，日本歯周病学会専門医・指導医
日本口腔インプラント学会専門医
日本臨床歯周病学会会員
日本口腔検査学会認定医
日本抗加齢医学会専門医
日本糖尿病学会会員

吉野敏明（よしの　としあき）

■略　歴

1993年　岡山大学歯学部　卒業
東京医科歯科大学歯科保存学第二講座入局
2006年　吉野歯科診療所　歯周病インプラントセンター開設
2010年　歯学博士（東京医科歯科大学）

日本歯周病学会歯周病専門医・指導医・評議委員
日本臨床歯周病学会認定医・指導医
米国歯周病学会会員，米国インプラント学会会員
新潟大学非常勤講師，昭和大学兼任講師，JIADS講師

田中真喜（たなか　まき）

■略　歴

2003年　日本歯科大学　卒業
東京医科歯科大学歯周病学分野　入局
2006年　吉野歯科診療所　歯周病インプラントセンター勤務

日本歯周病学会歯周病専門医
日本臨床歯周病学会認定医・理事
米国歯周病学会会員

ペリオドンタルメディスンに基づいた抗菌療法の臨床

発　行　平成26年5月15日　第1版第1刷
編　者　三辺正人，吉野敏明，田中真喜

発行者　若松明文
発行所　医学情報社
〒113-0033 東京都文京区本郷 1-4-6-303
TEL 03-5684-6811　FAX 03-5684-6812
URL http://www.dentaltoday.co.jp
印刷　株式会社シナノ

ISBN978-4-903553-49-8